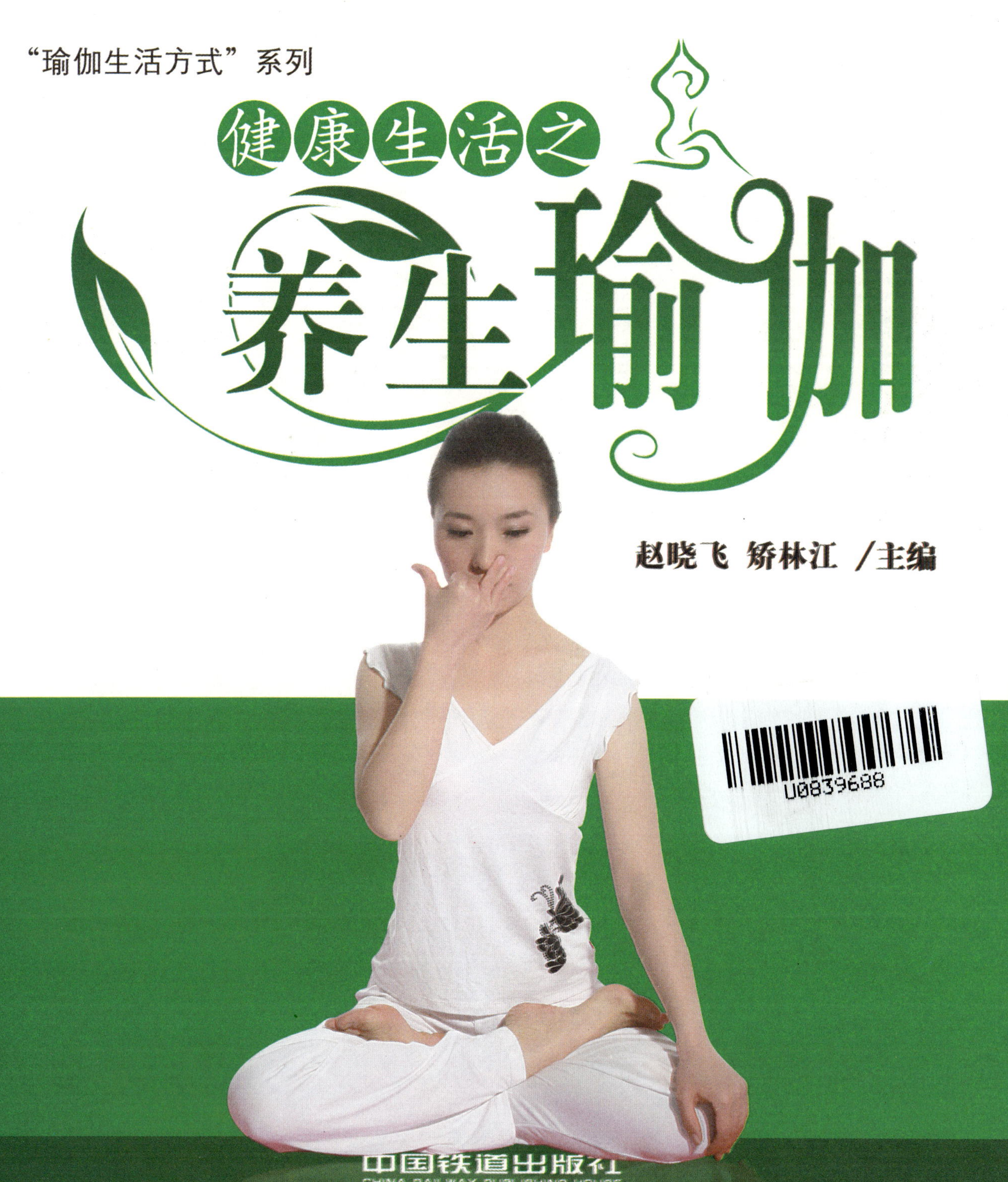
新浪网、搜狐网、北京生活频道鼎力支持
★★★权威教程，初学者和瑜伽教练的必备宝典★★★
“瑜伽生活方式”系列
健康生活之
养生瑜伽
赵晓飞 矫林江 /主编
U0839688
中国铁道出版社
CHINA RAILWAY PUBLISHING HOUSE

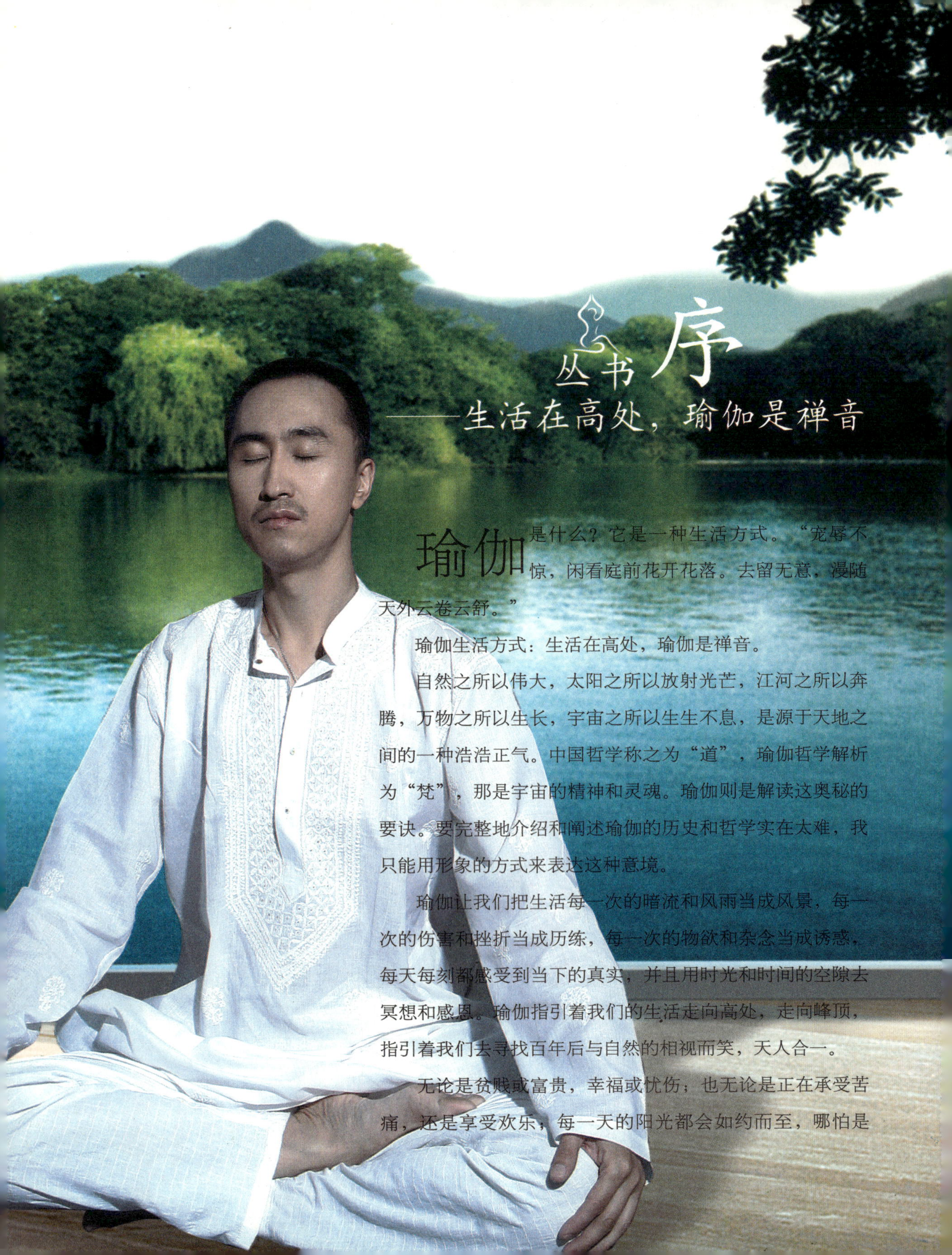

丛书序

——生活在高处，瑜伽是禅音

瑜伽是什么？它是一种生活方式。“宠辱不惊，闲看庭前花开花落。去留无意，漫随天外云卷云舒。”

瑜伽生活方式：生活在高处，瑜伽是禅音。

自然之所以伟大，太阳之所以放射光芒，江河之所以奔腾，万物之所以生长，宇宙之所以生生不息，是源于天地之间的一种浩浩正气。中国哲学称之为“道”，瑜伽哲学解析为“梵”，那是宇宙的精神和灵魂。瑜伽则是解读这奥秘的要诀。要完整地介绍和阐述瑜伽的历史和哲学实在太难，我只能用形象的方式来表达这种意境。

瑜伽让我们把生活每一次的暗流和风雨当成风景，每一次的伤害和挫折当成历练，每一次的物欲和杂念当成诱惑，每天每刻都感受到当下的真实，并且用时光和时间的空隙去冥想和感恩。瑜伽指引着我们的生活走向高处，走向峰顶，指引着我们去寻找百年后与自然的相视而笑，天人合一。

无论是贫贱或富贵，幸福或忧伤；也无论是正在承受苦痛，还是享受欢乐，每一天的阳光都会如约而至，哪怕是被遮挡在风雨和冰雪之后。而瑜伽的神奇之处就是从繁复和纷杂之中找寻事物的共同规律与和谐统一的方法，它帮助我们透过表象去看本质。在瑜伽的思想看来，所有的烦恼和快乐、爱与恨，无非都是事物的两面，所以我们要顺其自然的生活。生活就像河流，在流淌的过程中，驾驭生命之舟，让我们在风浪和波涛中保持心灵的宁静，从容地穿越湍急。所以，瑜伽就是一种生活方式。

丛书精选了最经典的常用瑜伽体位法，结合各书主题进行了深入浅出的介绍。它是中国瑜伽二十多年的经验和历程的积累，它具备了诸多高水平的瑜伽实际应用方案，对亚健康人群和一些身体、生理不适症状者有辅助治疗的作用。

我们以中国瑜伽和健康瑜伽的理念为核心。一方面学习印度的先进瑜伽方法，一方面又结合国人的体质和习惯加以改进与重新写意。我们探索中医、生理、养生、饮食和气血调整，并且取得了有目共睹的成绩和国内外的赞誉。近十年来，瑜伽已成为国人一种耳熟能详的城市化运动，无论是在健身房还是在家里，都有数百万的瑜伽练习者在体验着瑜伽那难以言表的动与静的魅力。

在此我要感谢中国铁道出版社的田军老师，是他与我的共鸣，才有了这一整套瑜伽生活书的面市。感谢我的弟子和学生们，为了演示书中的动作，他们放弃了许多宝贵的课时和工作。Marina，从美国飞回来，拍完片后连夜赶回美国；场记曲直圆，一直发着低烧工作；黄小曼老师，白天教学，晚上做统筹计划；刘宇彤，为了给教练们补妆，他背着化妆包跑来跑去一直到鞋把纤细的脚跟磨出血迹。还有李越、宜昌赶来的李芳华、邯郸来的宋静华、青岛来的川妹子玲子、宣化来的小飞、正准备律考的刘硕、兰州的李吉文、北京的庄瑞晶、张洪，以及赵晓燕、高琳、郭莲、王文丽、杰西卡、李思睿、吴娱娱等。需要特别感谢的还有那几个可爱的孩子：周岁的牛牛，六岁的婷婷，八岁的芊芊。感谢我们的摄像团队，东唐影视的唐总、陈辉、嘉宝，宇光影视的小兰、郭老师、魏老师。

我们所做的一切就是为了让您看到一套完美的瑜伽丛书，为了您身心的健康，让我们牵手共同托起中国瑜伽这轮太阳。

2010.7.20

本丛书作者之瑜伽

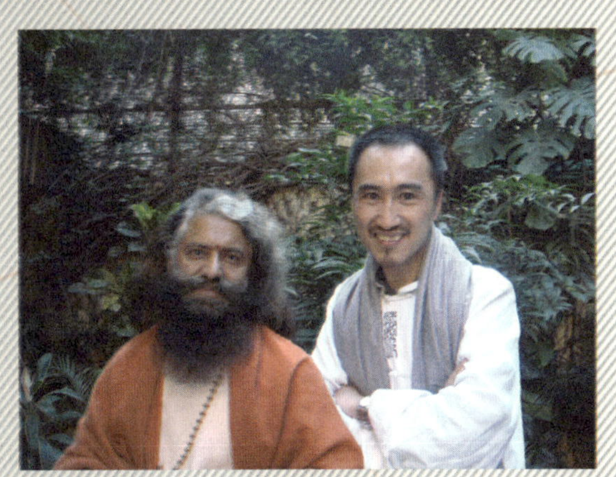

印度著名瑜伽导师H·H Rujya与娇林江导师合影

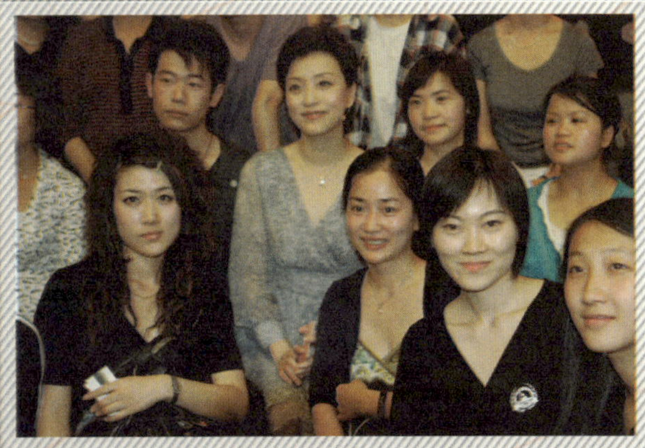

著名主持人杨澜与凭海听风教练合影

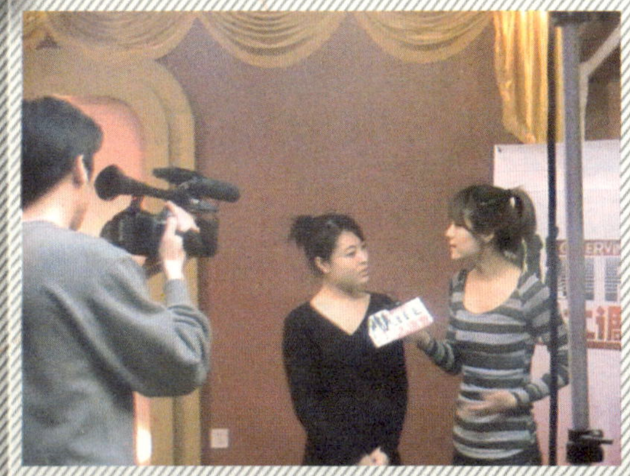

北京生活频道参访教练黄小曼

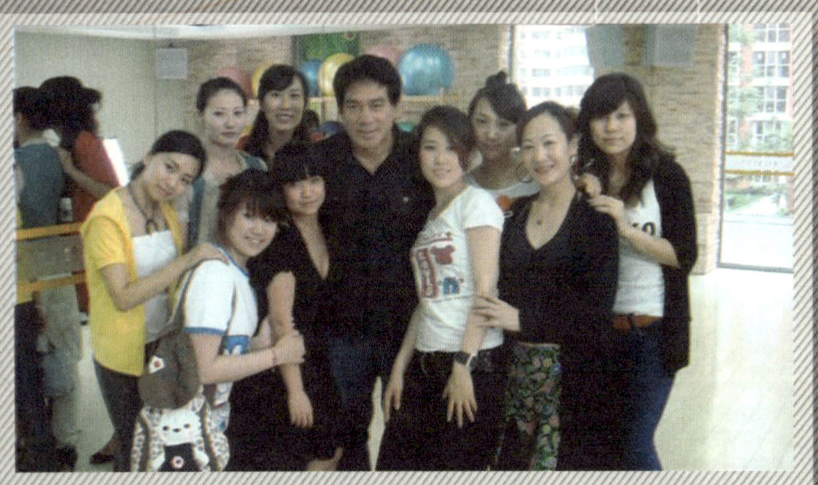

凭海听风教练参与著名演员、导演朱时茂新片拍摄

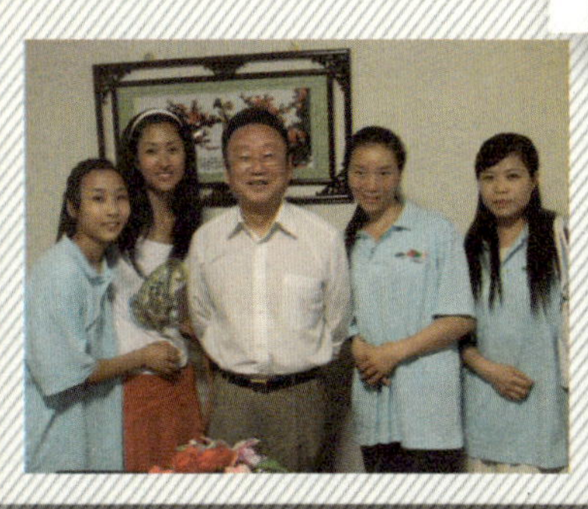

著名歌唱家蒋大为
与凭海听风教练合影

情缘

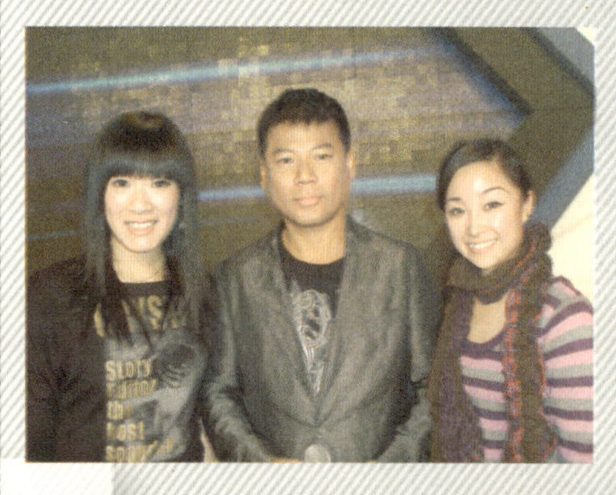

著名歌星主持人巫启贤
光临凭海听风

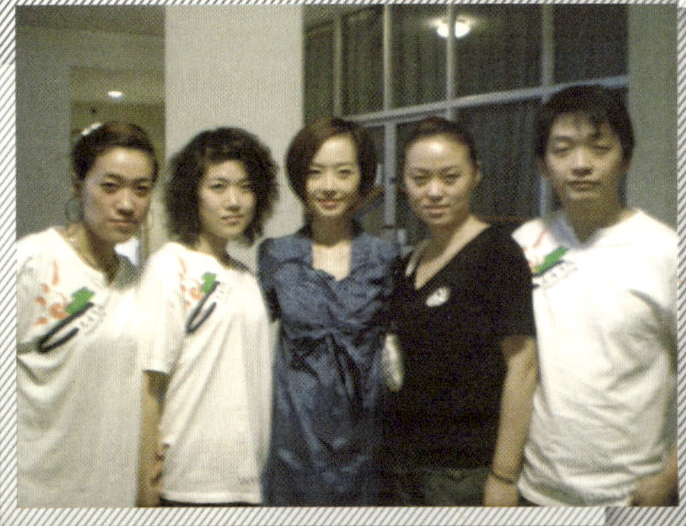

著名主持人鲁豫与凭海听风教练合影

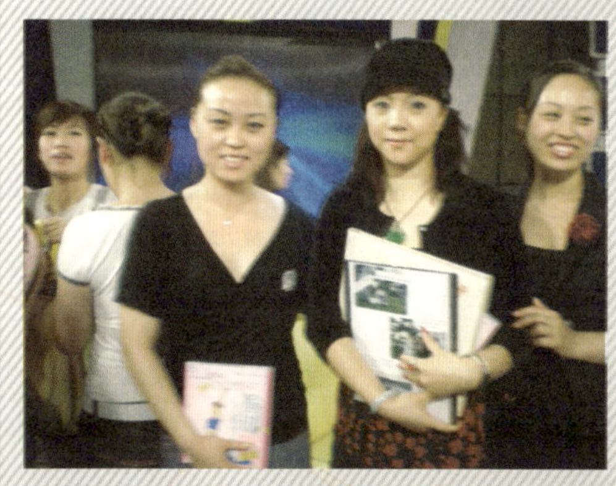

国家艺术体操部部长谢颖
与凭海听风教练合影

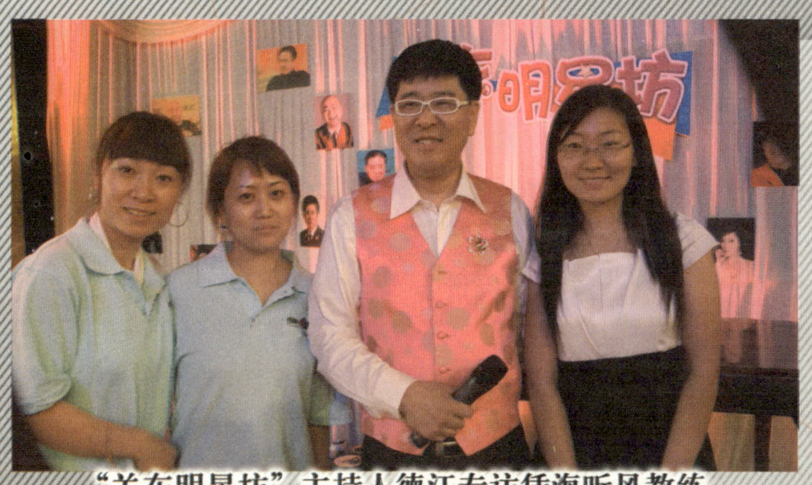

“关东明星坊”主持人德江专访凭海听风教练

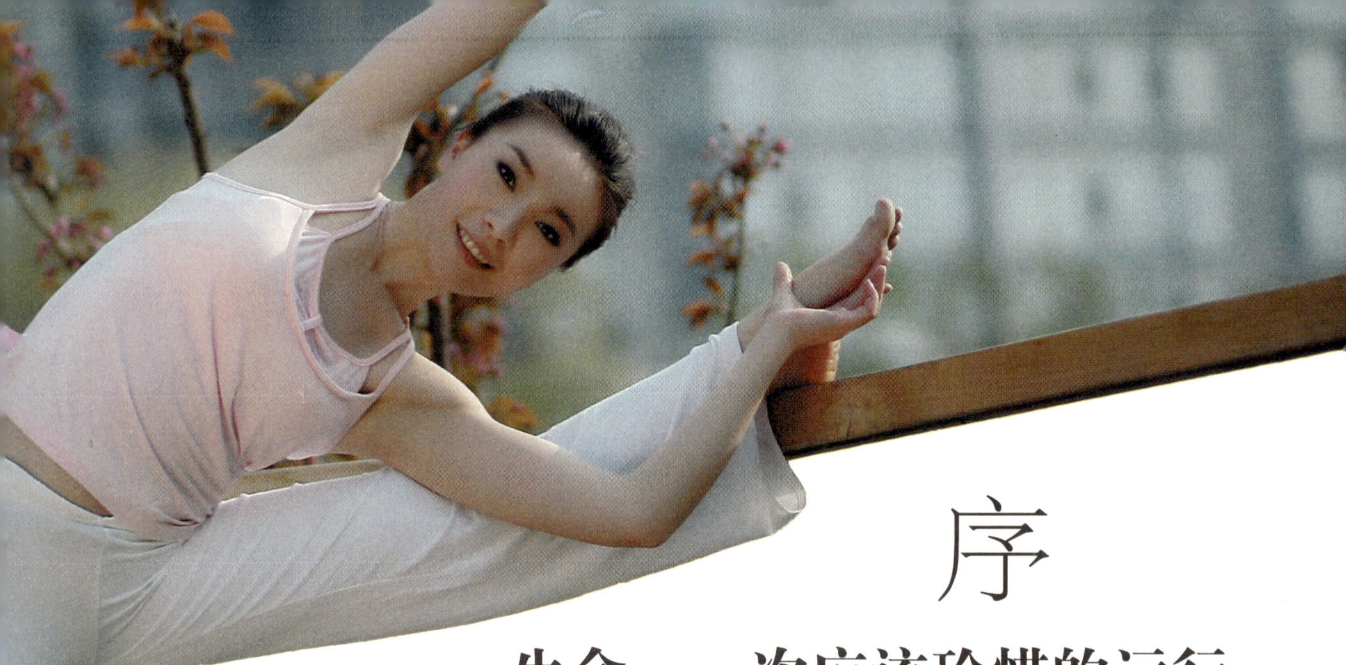

序

生命，一次应该珍惜的远行

养生就是养身体吗？生命难道仅仅是身体吗？假如身体有些损伤，我们的生命就注定也要残缺吗？显然，答案是否定的。著名科学家霍金，他四肢靠轮椅，说话靠机器，但大脑却比计算机还要敏捷；还有能扼住命运咽喉的贝多芬；能画出世界上最温暖最绚丽色彩的画家凡高。

生命不仅仅是我们的身体，我们的心灵也需要呵护和滋养，还有我们的灵魂需要擦亮和唤醒。我们要关注的不仅是身体，还有我们的心、还有我们的灵魂。

瑜伽则是身、心、灵合一的运动。瑜伽养生，既注重养身，还注重养心，更注重养灵魂！瑜伽有其无法言表的神奇，五千年的历史证明了它的存在价值。当这本书面对大家的时候，我们无需惶恐。书中的精选动作是久经考验的，是经得起推敲的。

什么样的药最好，不用吃药最好！而瑜伽就是那剂不用口服的药方，它要用身体和心灵去感受，用静和动来带给你健康！

身体就是那辆载着我们向远方疾驰的火车，一路上让我们体会不同的月台和风景。有人上车，有人下车，有时穿过遂道，有时开过茫茫沙漠，有时会遇上风雪，而更多的时候则是窗外不断更换的岁月沧桑，那同样是我们生命中最美好的记忆。

我们有幸在亿万年的宇宙星河里体验一次起航和到达终点的旅程。

所以，生命，一次应该珍惜的远行！

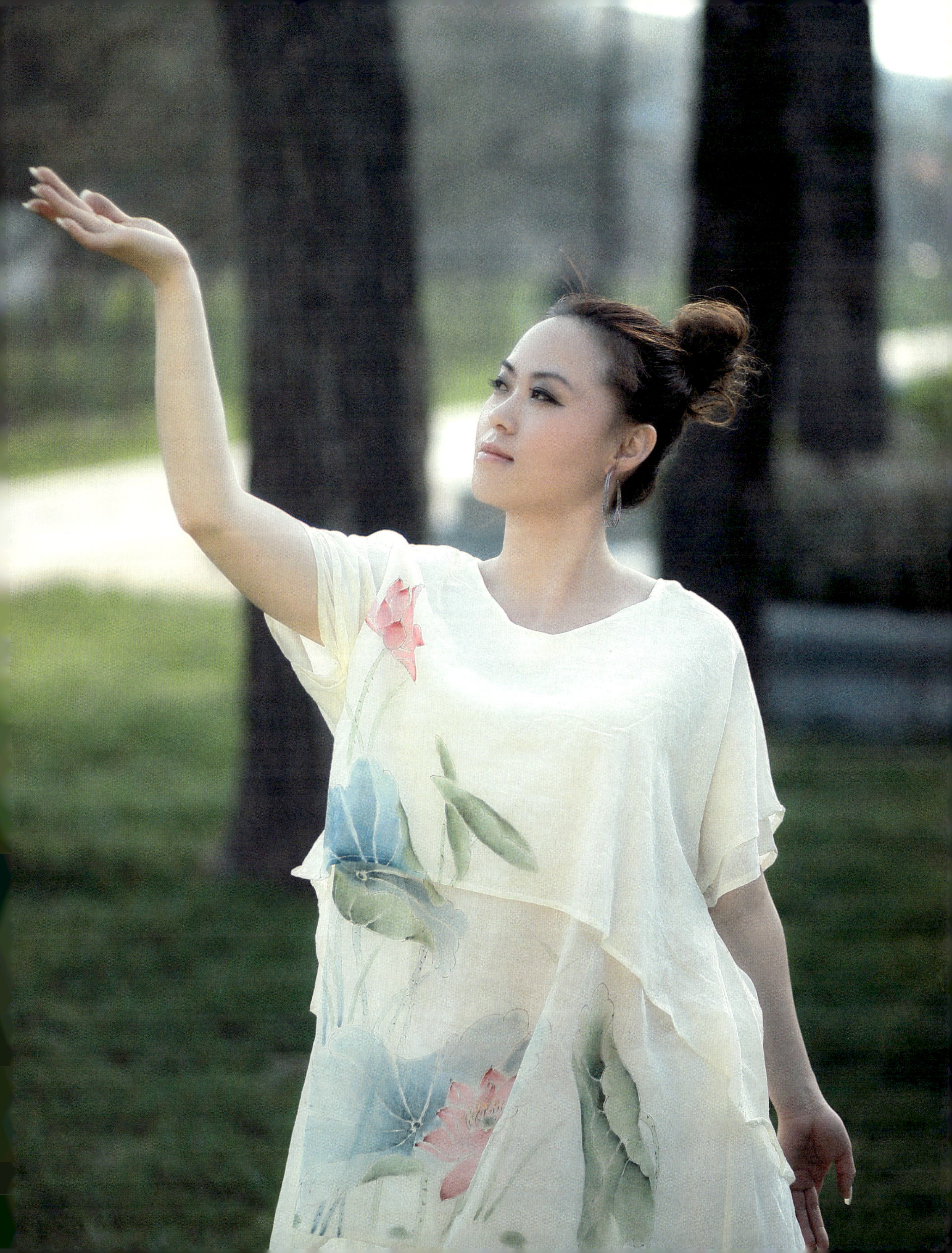

目录 | CONTENTS

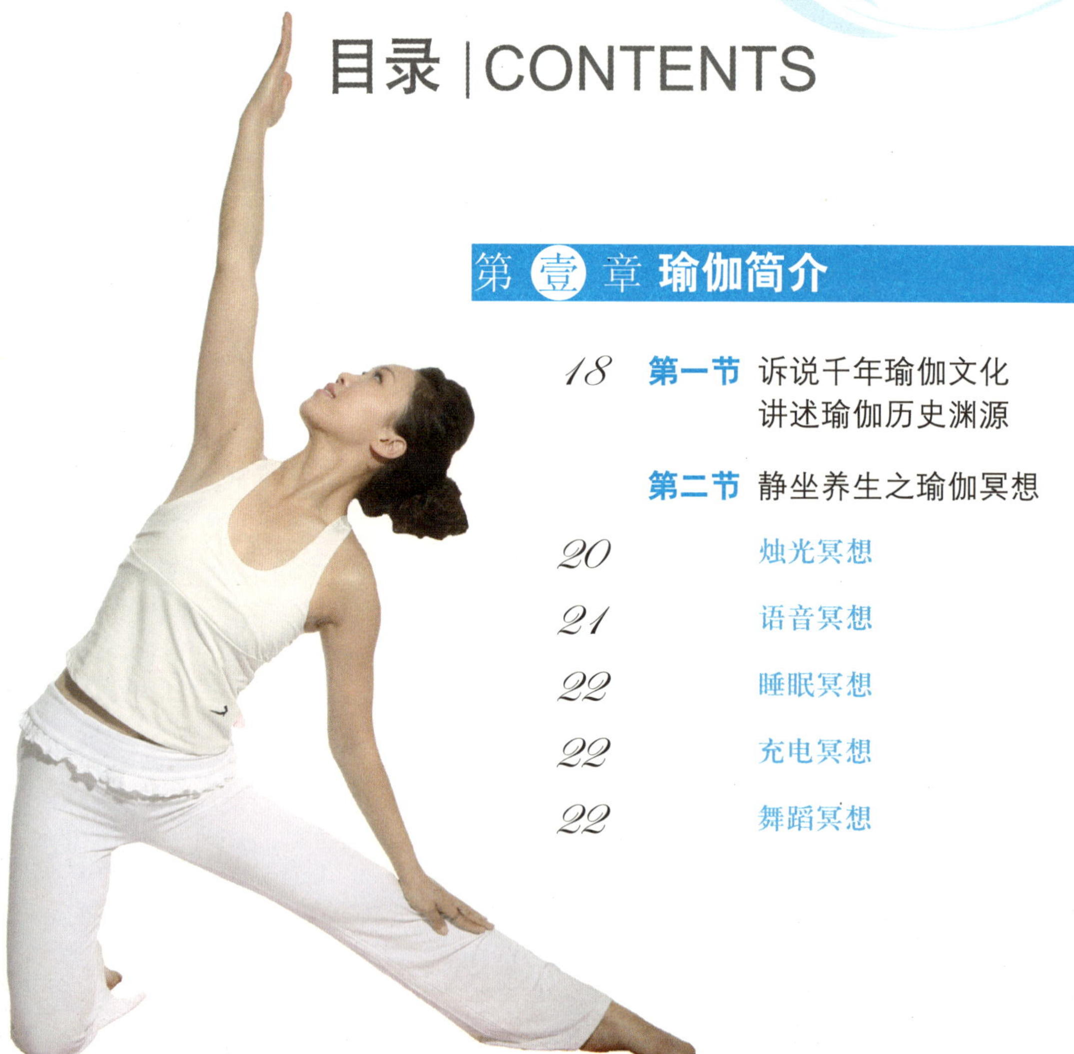

第壹章 瑜伽简介

18 第一节 诉说千年瑜伽文化 讲述瑜伽历史渊源

第二节 静坐养生之瑜伽冥想

20 烛光冥想

21 语音冥想

22 睡眠冥想

22 充电冥想

22 舞蹈冥想

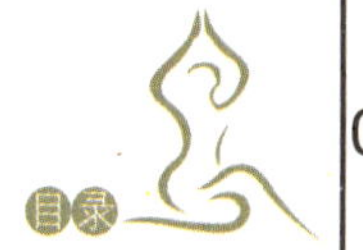

第贰章 一呼一吸全世界——养生瑜伽的呼吸法

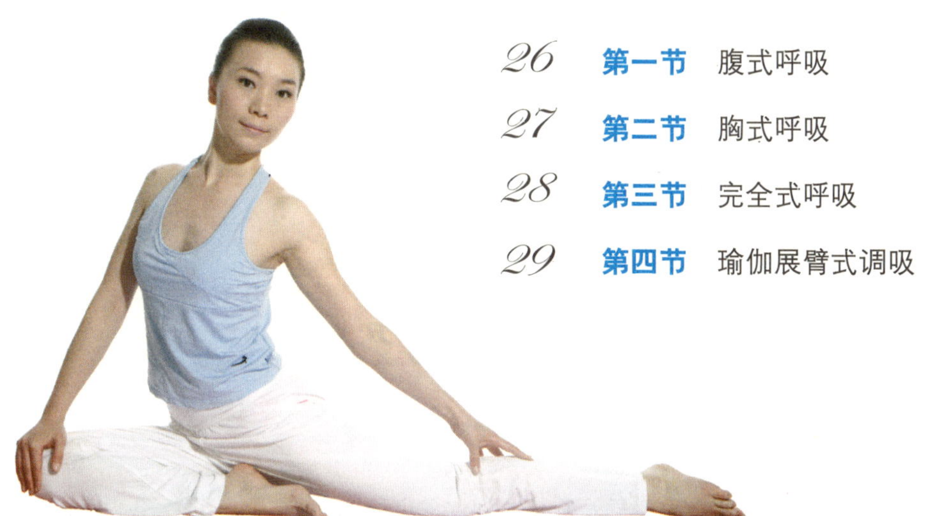

26 第一节 腹式呼吸
27 第二节 胸式呼吸
28 第三节 完全式呼吸
29 第四节 瑜伽展臂式调吸

第叁章 养生瑜伽——你准备好了吗

32 第一节 养生瑜伽——你来问，我来答
33 第二节 养生瑜伽七必知
34 第三节 我所需要的养生小物件

第肆章 养生堂
——瑜伽三脉七轮

38 第一节 三脉
38 第二节 七轮

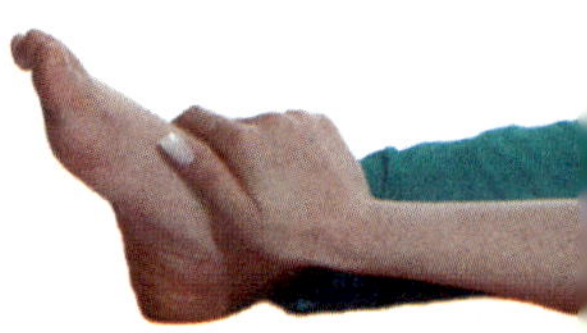

第伍章 阳光明媚，开始我的美丽养生之旅

42 第一节 初级拜日式
47 第二节 中级拜日式
54 第三节 高级拜日式

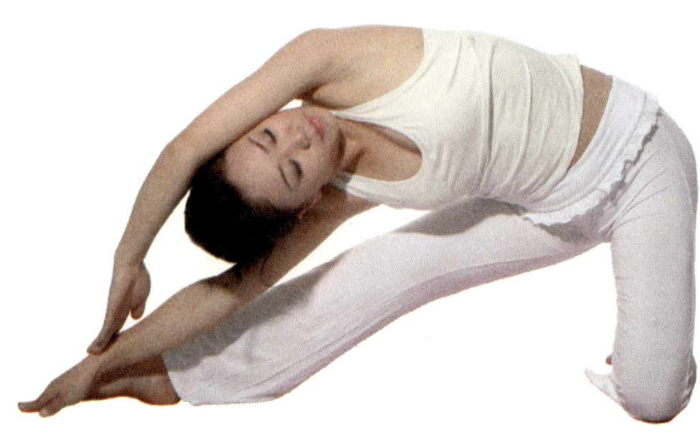

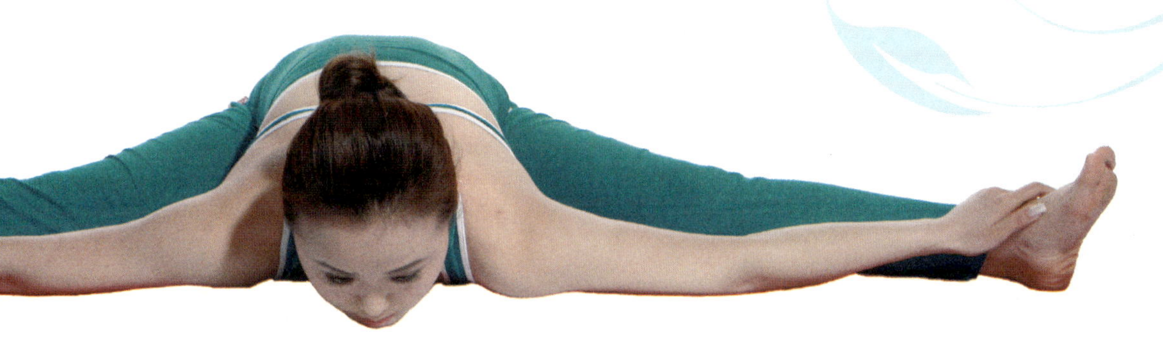

第陆章 静心养生之告别更年期

60 第一节 滑颈式

62 第二节 肩颈式

64 第三节 扭脊式

66 第四节 坐角式

68 第五节 坐立前伸展

70 第六节 战士一二三连贯式

73 第七节 顶礼式

75 第八节 半蝗虫

76 第九节 轮式

78 第十节 屈膝压腹

第柒章 舒心养生之心神合一期

82 第一节 三角式

84 第二节 乾坤扭转式

88 第三节 双角式

90 第四节 鸟王式

92 第五节 英雄式

94 第六节 门闩式

96 第七节 骆驼式

98 第八节 眼睛蛇扭转

99 第九节 仰卧扭脊式

100 第十节 船式

102 第十一节 简易倒立

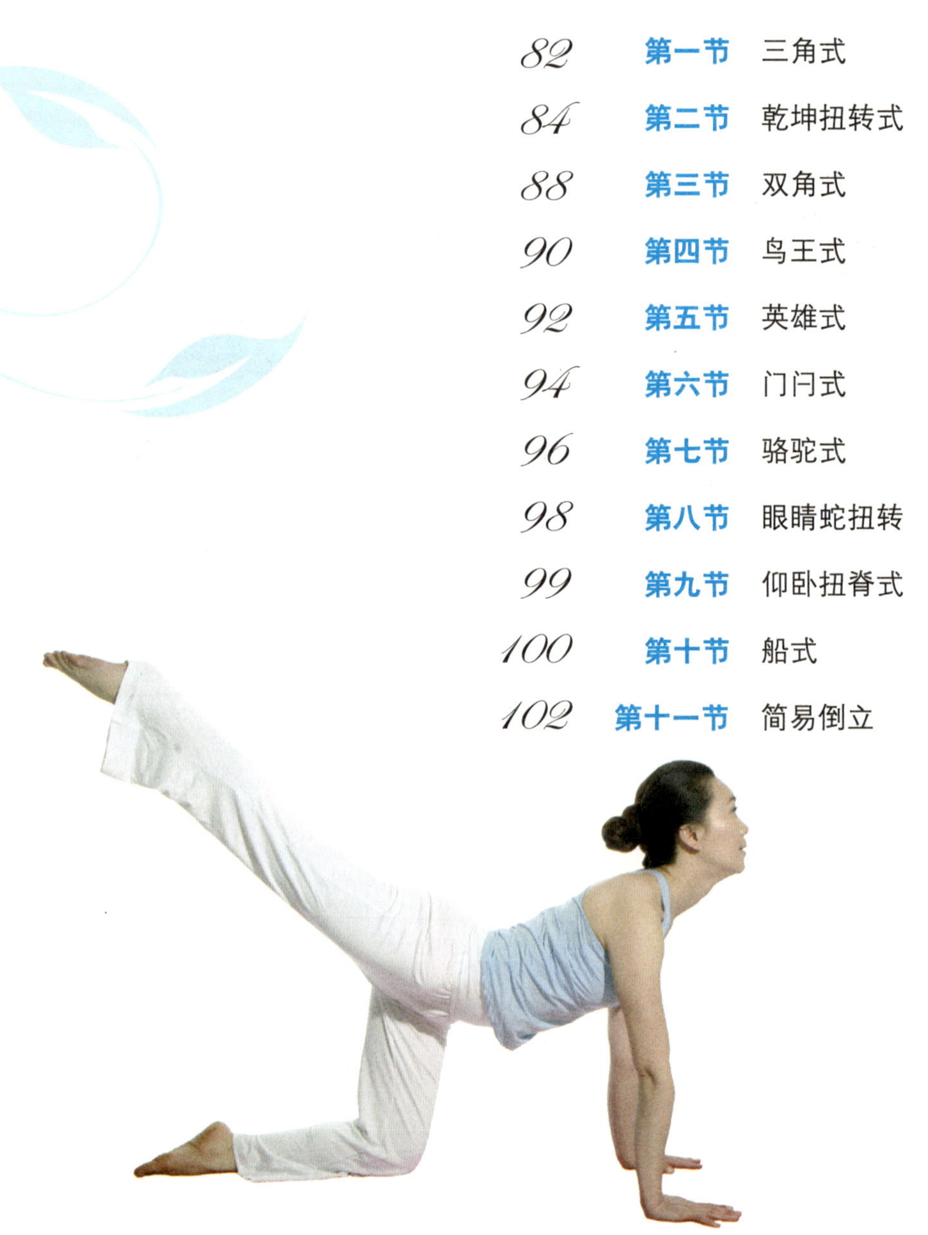

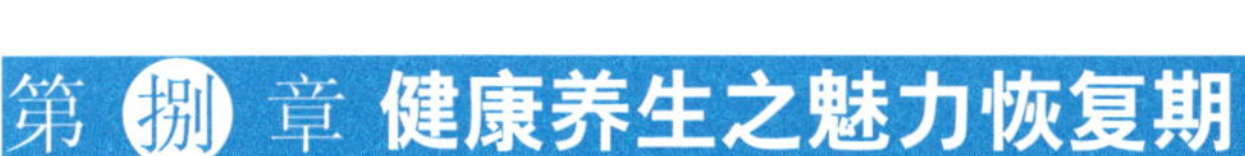

第捌章 健康养生之魅力恢复期

106 第一节 摩天式

108 第二节 半月式

111 第三节 头入双腿式

113 第四节 牛面式

116 第五节 鸽子式

118 第六节 虎式

120 第七节 奔马式

121 第八节 弓式

122 第九节 犁式

124 第十节 肩肘倒立式

126 第十一节 摇摆式

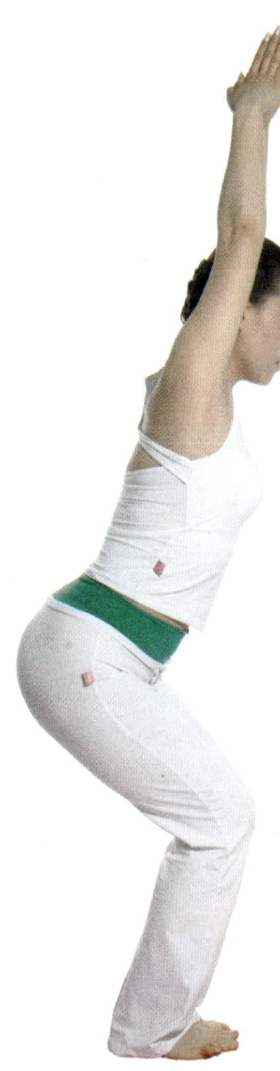

第玖章 魅力养生之青春重现期

130 第一节 坐山式

132 第二节 背部伸展式

134 第三节 半舰式

135 第四节 花环式

136 第五节 塌式

138 第六节 顶峰式

140 第七节 三角转动式

142 第八节 直挂云帆式

144 第九节 蛇击式

145 第十节 上犬式

146 第十一节 桥式

148 第十二节 鱼式

150 第十三节 叩首式

第拾章 美丽养生之青春无敌期

154 第一节 盘坐伸展式

156 第二节 回望式

158 第三节 V字式

160 第四节 幻椅式

162 第五节 侧腿平衡式

164 第六节 鸵鸟式

166 第七节 舞者式

167 第八节 剪刀式

168 第九节 单腿压腹式

170 第十节 双手蛇式

172 第十一节 侧乌鸦式

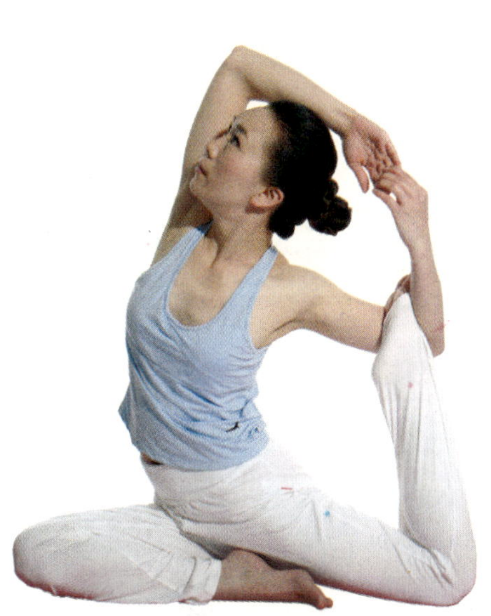

第拾壹章 瑜伽美人吃出来

176 第一节 瑜伽饮食

178 第二节 养生食谱——四款特色养生菜

178 （一）绿豆汤

178 （二）清炖乌鸡

179 （三）手撕包菜

179 （四）牛奶窝蛋莲子汤

180 第三节 养生小常识

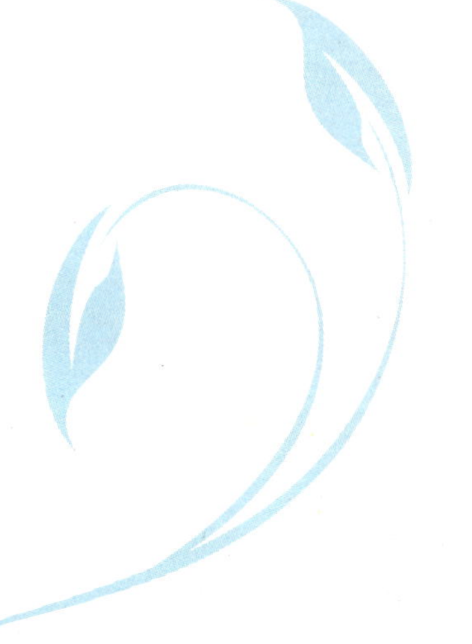

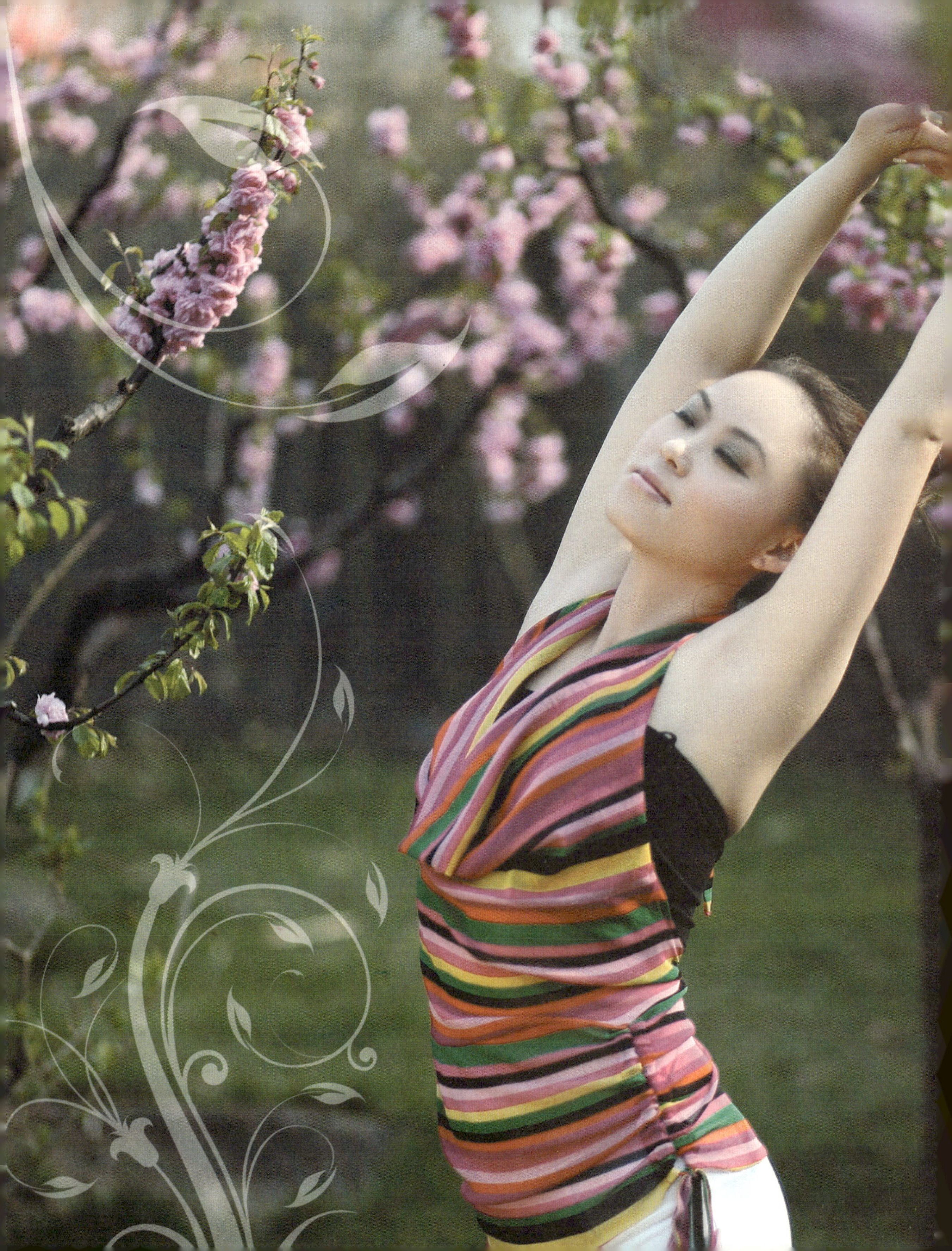

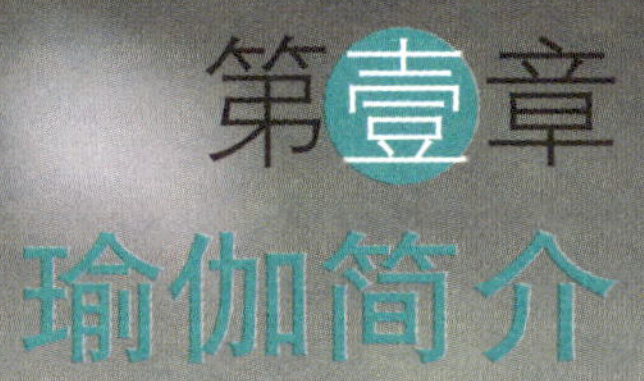

瑜伽，千年的传承；
瑜伽，来自印度的上古神话；
它的魅力席卷全球；
它的神秘令人想往。

盘膝而坐，四肢放松，缓慢绵长，柔和温暖，在冥想中放松自己，神秘而圣洁，它背靠几千年的时光，脚踏一个笃信神的国度。是一个古老民族的生命图腾。

它绝缘于政治，亦与宗教无关，是一种荣辱不惊、去留无意的生活方式。撇弃妄想与梦幻，提升思维与心智，是修身养性，重塑自我的修行方式。

一、诉说千年瑜伽文化，讲述瑜伽历史渊源

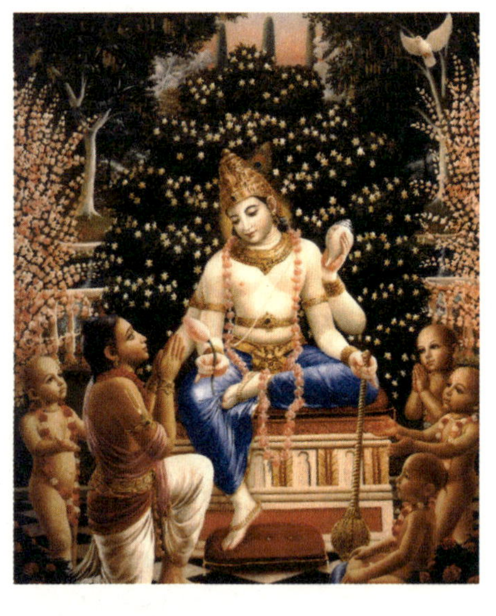

瑜伽起源于印度，流行于世界。瑜伽一词原初的意思是驾驭牛马，从遥远的古代起她也代表设想帮助达到最高目的的某些实践或是修练。在古圣贤帕坦珈利所著的《瑜伽经》中，准确的定义为“对心作用的控制”。

瑜珈在印度有着渊远的历史。在我们所知道的古印度婆罗门体系中与其有着密切的关系，在印度，人们相信通过瑜伽可以摆脱轮回的痛苦，内在的自我将与宇宙的无我合一；通过瑜伽将产生轮回的种子烧毁，心的主体被证悟，一切障碍都将不存在。

瑜伽是东方最古老的强身术之一。它产生于公元前，是人类智慧的结晶。瑜伽也是印度先贤在最深沉的观想和静定状态下，从直觉了悟生命的认知。瑜伽修持秘要是理论和实践互相参证。传说古印度高达8000米的圣母山上，有人修成圣人，亦有人成为修行者，他们将修炼秘密传授给有意追求者，因而沿传至今。

瑜伽修持者开始只有少数人，一般在寺院、乡间小舍、喜马拉雅山洞穴和茂密森林中心地带修持，由瑜伽师讲授给那些愿意接受的门徒。以后瑜伽逐步在印度普通人中间流传开来。

而今的瑜伽，已经是印度人民几千年来从实践中总结出的人体科学的修炼法，再也不是只限于少数隐居人仅有的秘密。目前瑜伽已在全世界广泛传播。印度有很多专门研究瑜伽的学校。瑜伽有他一套从肉体到精神极其完备的修持方法，当今的瑜伽不仅只属于哲学和宗教的范畴，它有着更广泛的含义，千年不衰，有强大的生命力。

当瑜伽的修持者在深沉的静坐中进入最深层次时，就会觉醒人生自性与生命的至善境界，从而获得个体意识与宇宙意识的结合，唤醒内在沉睡的能量，得到最高开悟和最大愉悦。

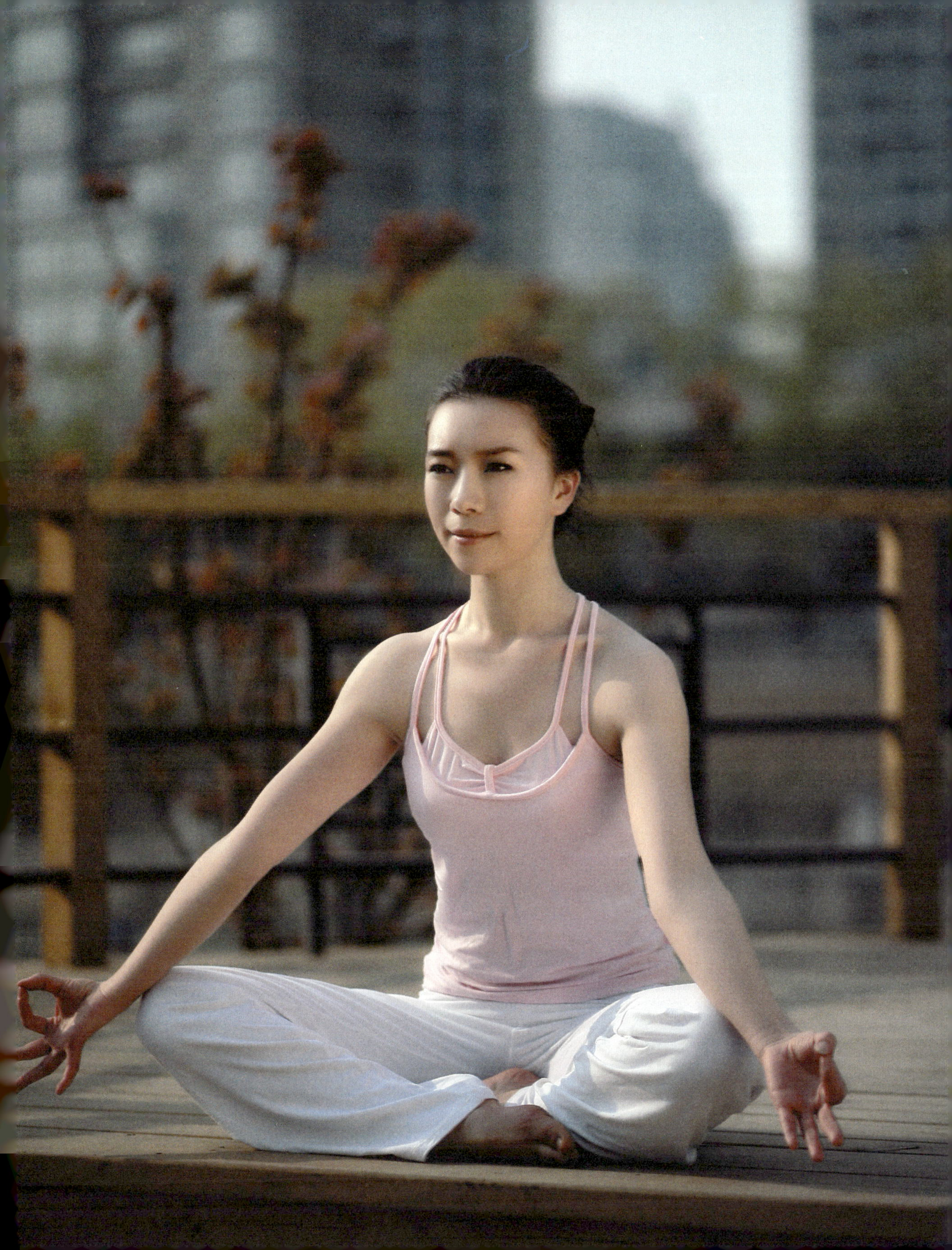

二、静坐养生之瑜伽冥想

1. 烛光冥想

凝视烛光：

稳定不眨眼的凝视某一点或某一物体，通过把意识或者说注意力专注在烛光，凝视可以加快眼部的血液循环，而流出的眼泪又可以排出眼中的杂质清洁眼睛，同时提高专注力。

它是一种极好的放松冥想方法，通过凝视烛光和在脑海里捕捉火焰的影象，逐渐进入冥想状态，常练习可以使人解除压力，从而心灵更加平静、精神饱满，自信心无形增强。练习后会明显感觉眼部疲劳得到解除，视力得到加强，眼睛明亮而灵敏，还可以有效治疗各种眼睛疾病。

练习步骤：

选择自己舒服的坐姿坐好，盘坐或者跪坐的姿势都可以，但是要注意不要弓腰驼背。如果选择盘坐姿势，要让膝盖低于髋关节，柔韧性差的人可以用垫子将臀部垫高，这样能保证腰背部在练习过程中是伸直的。闭上眼睛，深深的吸气，缓缓的呼气，腰背挺直，全身放松。唱颂：吸气OM……10分钟，静坐冥想，让身体和内心安静。

首先将头转向左侧，视线落在左肩后方，然后是右侧，当我们的眼睛朝上看的时候，我们的视线应集中在鼻子上，最后是下方，尽量让你的下颚抵住锁骨。注意动作缓慢、均匀，然后做五个深呼吸，睁开双眼。接着是活动眼球，上下左右连续转动，每个动作的间隙，可以闭上眼休息一会儿，感觉心是完全的静止状态。

睁开眼时，我们的视线不要直接落在烛光上，而是逐渐地从你的膝盖移到面前的地上，再抬高视线至烛台的下方，最后落在蜡烛的中心，开始注视烛光，观察它的内焰、外焰，以及大小、颜色、形状，尽量不要眨眼，让泪水尽情流淌……

然后，当双眼实在太疲劳，就轻轻合上双眼，让眼睛稍作休息，这个时候如果你够专注，你的眉心会出现蜡烛的火光，用意识将它牢牢的抓住，火光会越来越小，当眉心的火光消失了，你再睁开双眼继续观注烛光……这样反复注视烛光。

最后，让自己平躺下来，全身放松。

注意：

1）练习过程中，摘下眼镜，不戴隐形眼镜。因为练习中流泪会让隐形眼镜移动，刺激角膜；做过眼部手术的人（如近视眼手术）最好先咨询医生，一般是术后三个月可做“烛光冥想”。

2）练习者可能会有流泪或眼睛酸胀的感觉，这是正常的现象。如果感觉非常难受且的确无法集中精神，可以放弃而选择其它冥想方法。

3）练习过程中，请注意手心不要碰触眼睛，此时眼睛非常敏感，让眼泪自然流即可。

4）蜡烛火苗的高度要和眼睛保持水平，身体距离蜡烛一臂半左右。视力较弱者对烛光的刺激更为敏感，所以要稍微远离烛光。对于近视的人来说，如果单眼的度数高于400度，那么距离要在2米左右。

练习时遇到的问题：

1）不会流眼泪，因为不适应眼睛酸胀，而不断眨眼睛。

2）只有左眼或仅是右眼掉眼泪。

3）感觉到腿部酸疼或者身体不适。

任何情况，都属正常现象，当练习次数增多的时候，所有问题将会渐渐改善，并且每一次的体验，感觉上都会改变。

2. 语音冥想

（1）曼特拉冥想：“曼特拉冥想”又称瑜伽语音冥想。梵语词“曼特拉”可分为两部分：“曼”的意思是心灵，“特拉”的意思是引开去。“曼特拉”的意思是能把人的心灵从其种种世俗的思想、忧虑、欲念、精神负担等等引离开去的一切特殊语言。“冥想”的意思是意念和意境的结合，冥想可以帮助修炼者的精神进入高境界，有助于身心的协调。一个人冥想时把注意力集中在他的瑜伽语音上，就能逐渐超越愚昧无知等不良因素，而处身在善良品质的高度上。

（2）噢姆冥想：舒适坐位，作瑜伽呼吸，高度注意呼吸，每次吸气和呼气，自觉自己的呼吸；做完5次完全的呼吸，继续做完全呼吸，但每次呼气时，以感到舒适为限度，配以最深沉的、可以听见的声音念语音“噢姆”，这个语音应念得与呼气过程一样长：噢－姆－，这时把注意力集中到语音上，吟诵练习约10次；然后呼气和吸气时都在心里对自己念“噢姆”语音，同时感到身体的每一个毛孔吸入数十亿个“噢姆”音节，想像这几十亿个音节进入整个心身的最深处，带来和平、安宁和无畏的心情。每次吸气，感到身体每一个细胞都充满了这种和平、宁静和力量。每次呼气，感到无数的“噢姆”音节把这和平传播到整个环境、整个宇宙、以至一切生灵上去，此练习至少50次。此冥想的结果是入定。

（3）噢姆·哈瑞·噢姆冥想：舒适坐定，闭合双眼，深长呼吸，注意每次呼吸；每次呼吸，用可听和声音念诵“噢姆·哈瑞·噢姆”，专注地听此音，每次吸气，心理对自己默念瑜伽语音“噢姆·哈瑞·噢姆”，继续做此练习至少50次。如果心灵游离开去，不注意语音，就把它轻轻地引回来，既不要强行集中注意力，也不要让心灵毫无控制地东游西荡，散漫无归。

（4）哈里波尔·尼太－弋尔冥想：梵文中的“哈里”为壮美、吸引的意思；“波尔”为语音、说话的意思；“尼太”为永恒、长存的意思：“弋尔”为灿烂、纯洁的意思。先按瑜伽坐式坐定，两眼闭合，呼吸深长，每次呼气，用可听声音反复诵念“哈里波尔·尼太—弋尔”，诵念时，贸神倾听此语音；每次吸气，在心里给自己诵念同样的瑜伽语音；诵念时，试保持心灵专注在瑜伽语音上，但不要变成一种紧张注意。此法练至少50次。经常练此功，心会逐渐得到洁净而纯化，有时候也许会流下爱和幸福的眼泪。

温馨提示：

瑜伽语音冥想也可以无须和呼吸同步配合着练习。人们只须把心专注到语音的吟诵上面，而对呼吸则任其自然，不加留意。有时则呼气与诵念一部分语音同时进行，有时吸气和默念另一部分语音同时进行。有时在呼气时兼做出声诵念整个语音。有时候吸气短促而深长，而在延长呼气过程中吟诵整个语音。做法可以因人而异。无须严格姿式，瑜伽语音冥想甚至可以在站立、行走、跑步、躺下等时候练习。瑜伽语音冥想术既可按以上方法采取瑜伽坐式严格练习，也可不拘一格采取其他任何形式练习，当然练习时可合眼亦可睁眼，语音可诵念以上任何一种。

3. 睡眠冥想

仰卧在地上，让全身各部位保持放松状态。闭上双眼，从脚趾到头顶扫描你的全身，越慢越好，然后再扫描整个背部。如此效法，做周身扫描11次。睡眠冥想能帮助人在短时间让身体和大脑进入极度放松状态，有效地习练，能够保障自如地进入深层的睡眠，30分钟的冥想补充3个小时的睡眠。

4. 充电冥想

采用坐或卧姿，以舒服为主。开始观察你的呼吸——脑中没有任何思绪，不断地观察呼吸，10—30分钟。充电冥想可以更接近自己身体的能量源，帮助更有效地发掘和激活自身的潜层能量。

5. 舞蹈冥想

选择自己对其有特殊感受的音乐，能很快带人进入平静的音乐，双目合上，身体随着旋律随意舞动。舞蹈冥想30分钟后，平躺在地，开始观望全身15分钟。可以有效地改善抑郁情绪，帮助摆脱自闭。

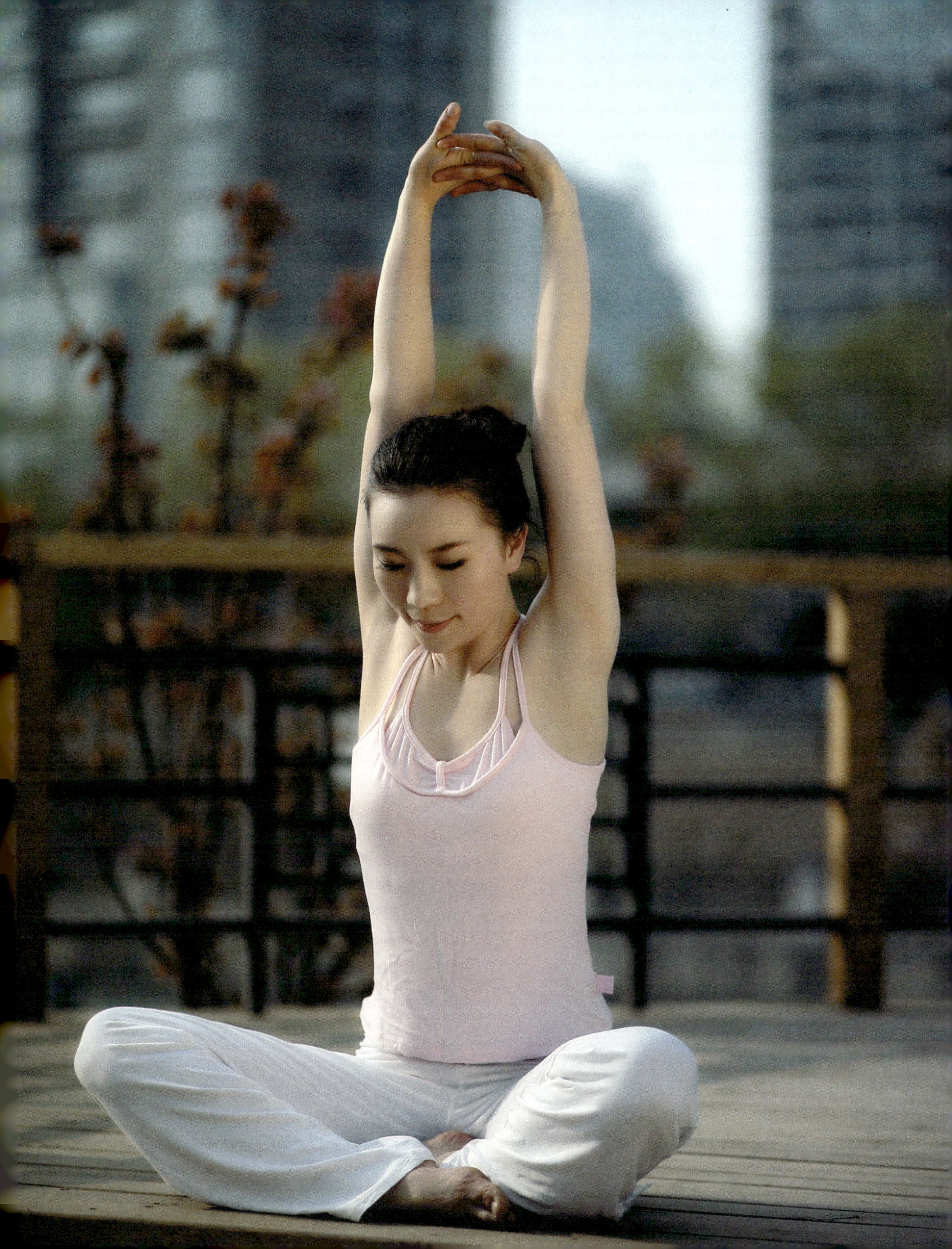

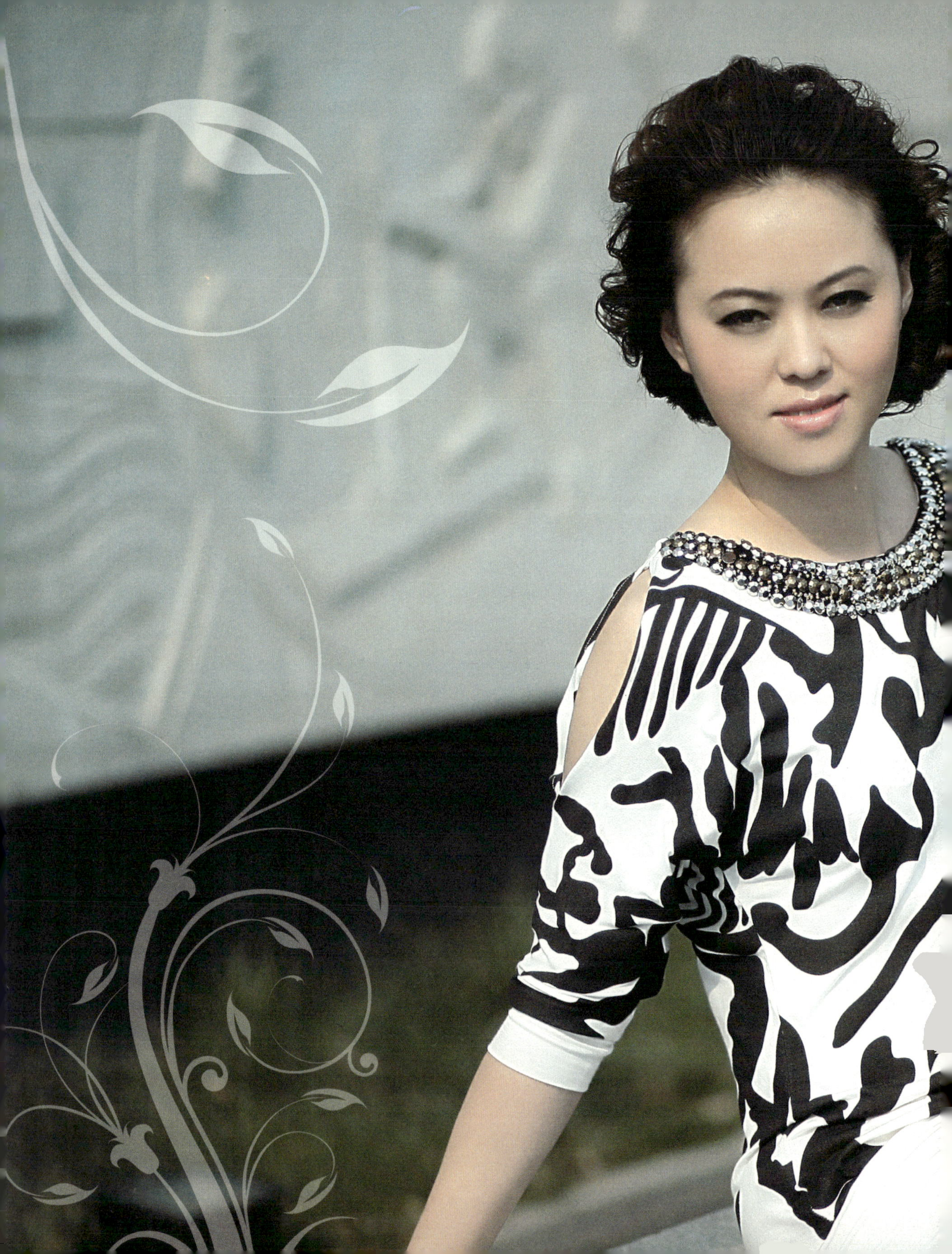

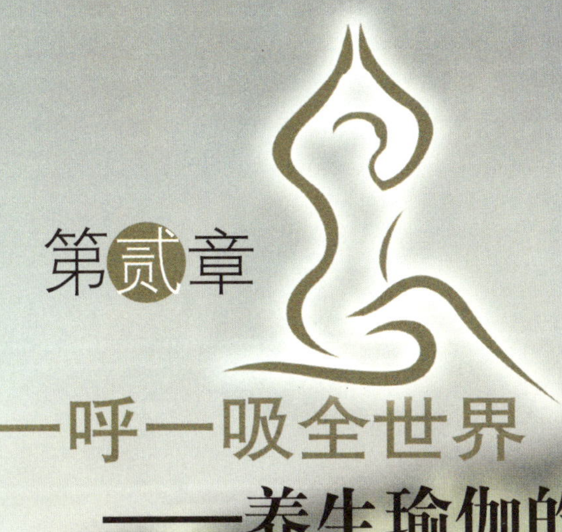

第贰章

一呼一吸全世界
——养生瑜伽的呼吸法

瑜伽呼吸法可以洁净呼吸系统排除身体毒素，从而达到思想纯净的状态，给头部和血液足够的氧分，使大脑更加清醒，促进血液循环的同时还能增强免疫系统的机能，有规律的深呼吸能使神经系统平静下来身体和大脑都能得到放松，能很好的预防失眠的症状，还能有效的治疗哮喘和支气管炎，摄入生命之气。

瑜伽呼吸是瑜伽练习的重要部分，也是瑜伽练习能否收到效益的关键所在。呼吸是联系人的生理与精神的纽带，正确的瑜伽练习必须先从呼吸的练习开始而不应先从体位法开始。吸气，就是获取宇宙能量，它净化身心，引导人们达到真实。它能使无限的灵性和有限生理互相结合起来。要象悄然嗅着花朵的芳香一样，尽量柔和地、缓慢地吸入生命的“气息”，并使之遍布全身。

Chapter 02

瑜伽罗盘：腹式呼吸

吸气时，用鼻子把新鲜的空气缓慢深长的吸入肺的底部，随着吸气量的加深，胸部和腹部之间的横膈膜就向下降，腹内脏器官下移，小腹会像气球一样慢慢鼓起。呼气时，腹部向内、朝脊椎方向收紧，横膈膜自然而然的升起，把肺内的浊气完全排出体外，内脏器官复原位。

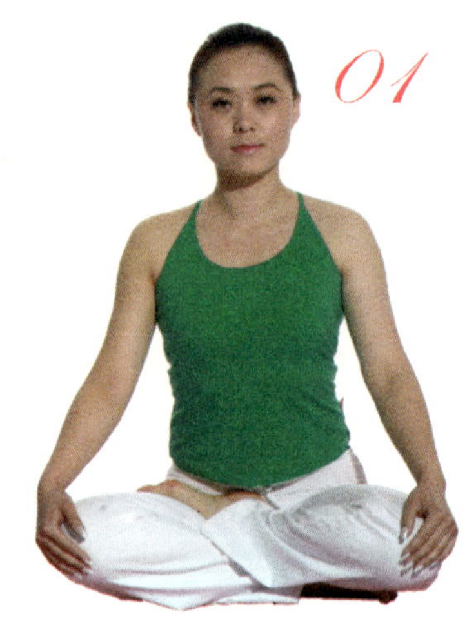

01

温馨提示：

在进行呼吸法时，意识必须集中呼吸，就象母亲怀着爱心，关怀着孩子的一举一动。在进行瑜伽呼吸法之前，必须通过体位法来锻炼肺、横膈膜、肋间肌和膈肌，以便进行有韵律的呼吸。呼吸变得正确而有韵律之前，意识始终同呼吸成为一体。意识指导呼吸如何将吸入的气息通过有关渠道，分配到全身的细胞。呼吸最终通达内在的自我。意识的作用就在于把内在的自我同呼吸、身体连结下来。

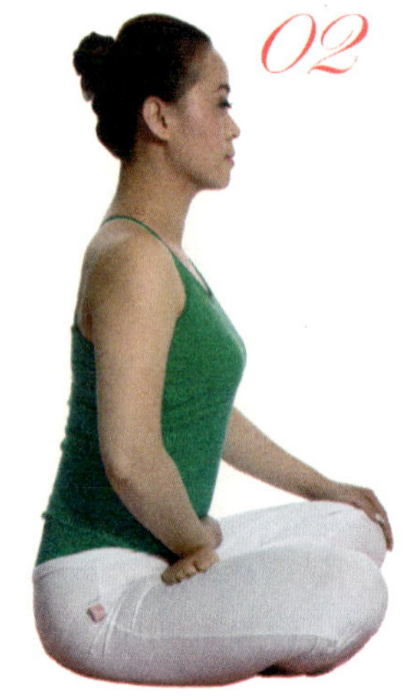

02

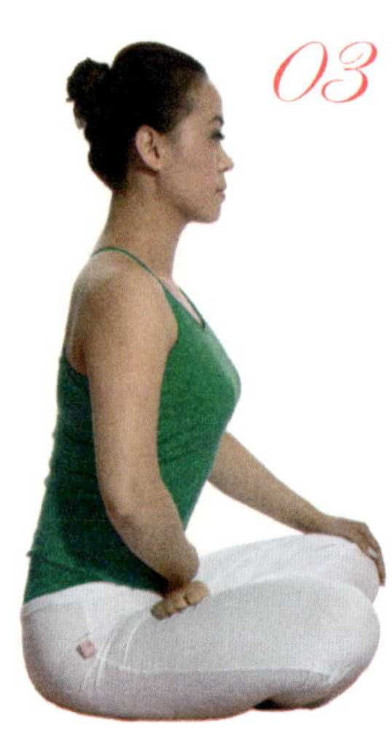

03

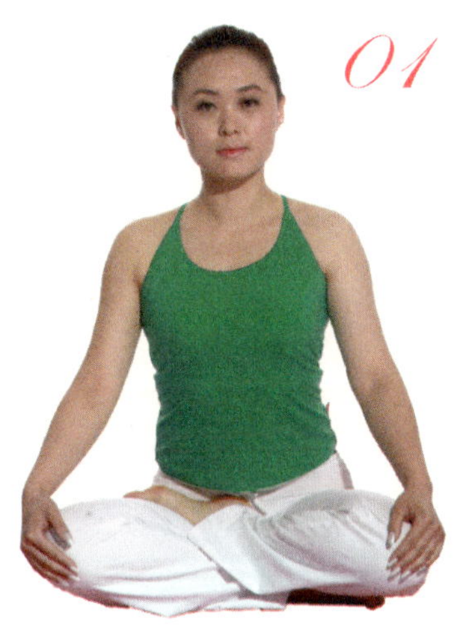

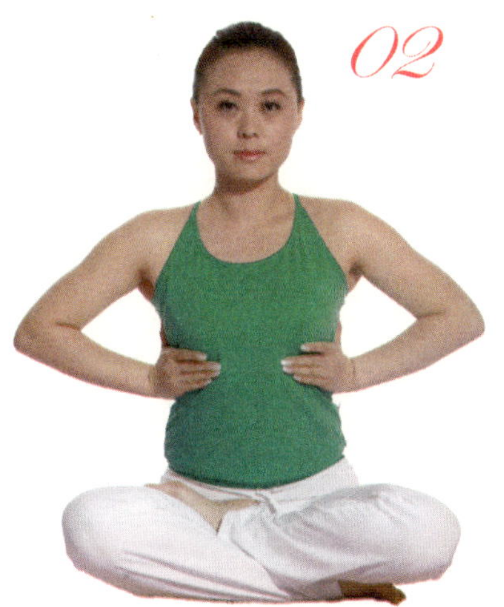

瑜伽罗盘：胸式呼吸

慢慢吸气时，把气体吸入胸部区域，胸骨、肋骨向外扩张，腹部应保持平坦。当你吸气量加深时，腹部应向内收紧。呼气时，缓慢的把肺内浊气排出体外，肋骨和胸部回复原位。

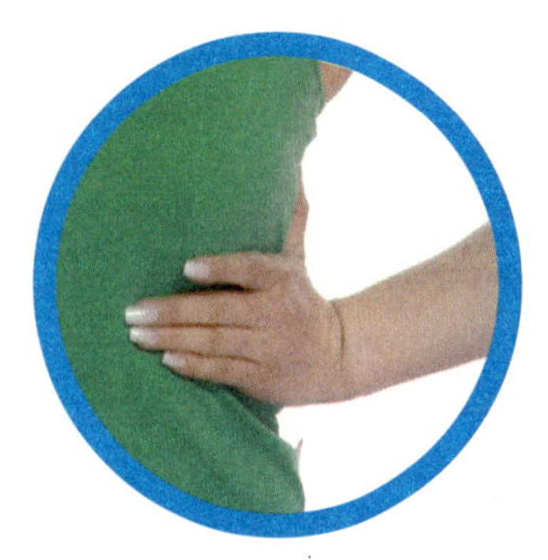

瑜伽罗盘：完全式呼吸

是把胸式呼吸和腹式呼吸结合在一起完成的正确自然的呼吸。轻轻吸气时，首先把空气吸入到肺的底部，腹部区域起涨，然后是空气充满肺的中部、上部，这时，就是从腹式呼吸过渡到胸式呼吸。当你已经吸入到双肺的最大容量时，这时你会发觉腹壁和肋骨下部向外推出，胸部只有些微移动。呼气，按相反的顺序，首先放松胸部，然后放松腹部，尽量把气吐尽，然后有意使腹肌向内收紧，并温和地收缩肺部。整个呼吸是非常顺畅的。

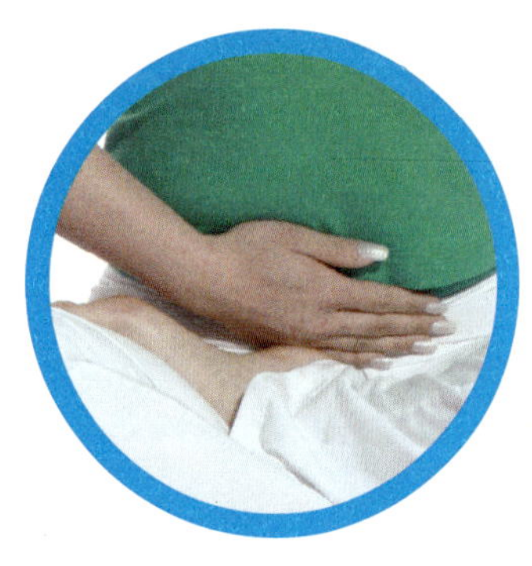

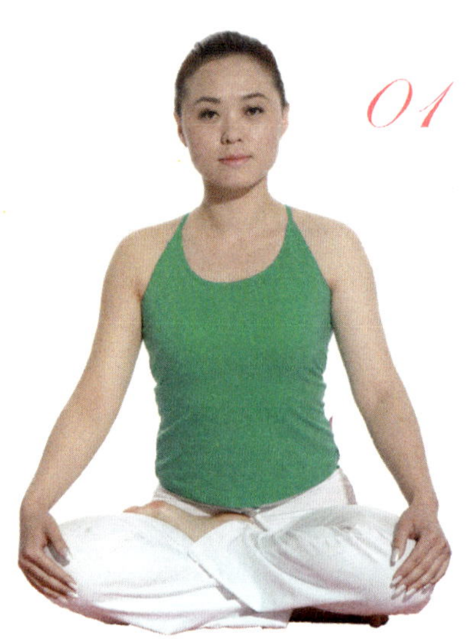

01

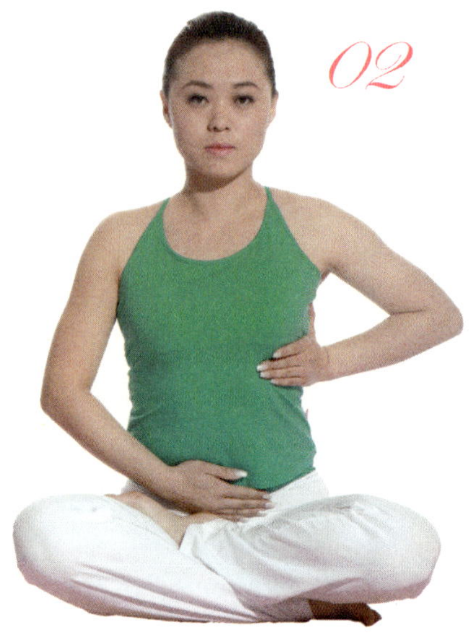

02

瑜伽罗盘：瑜伽展臂式调吸

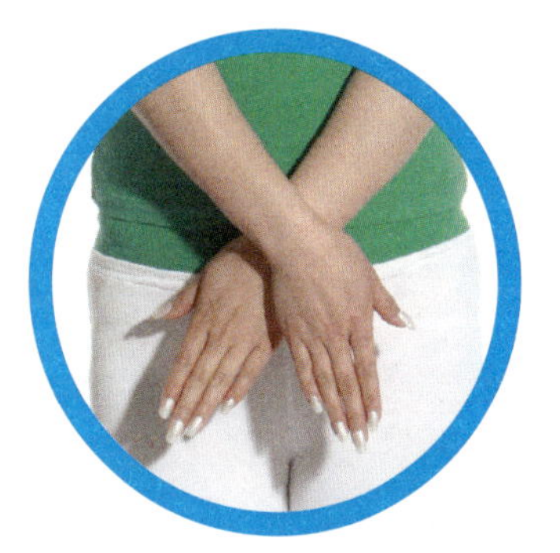

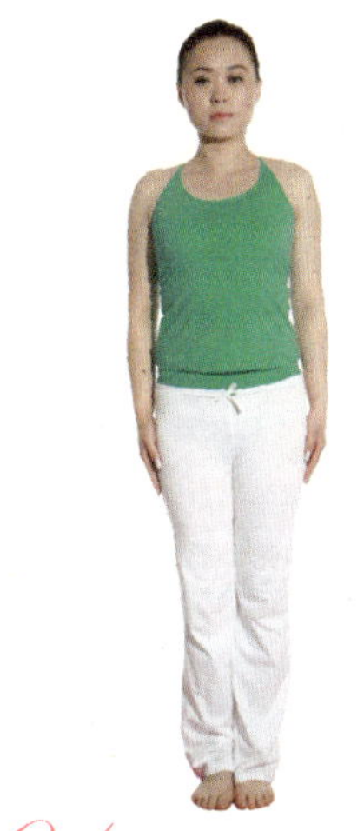

01 瑜伽基本式站好。

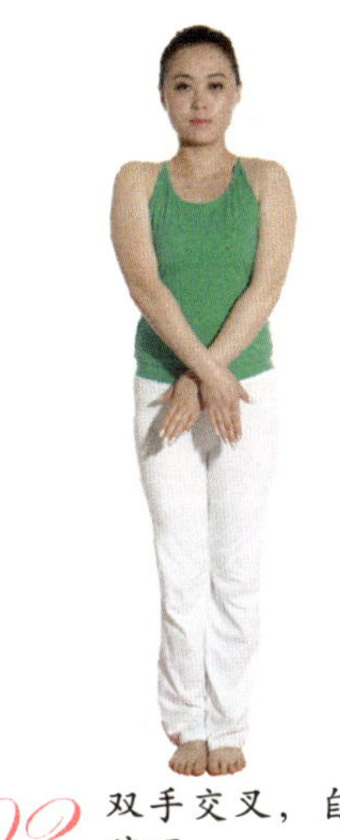

02 双手交叉，自然垂于脐下。

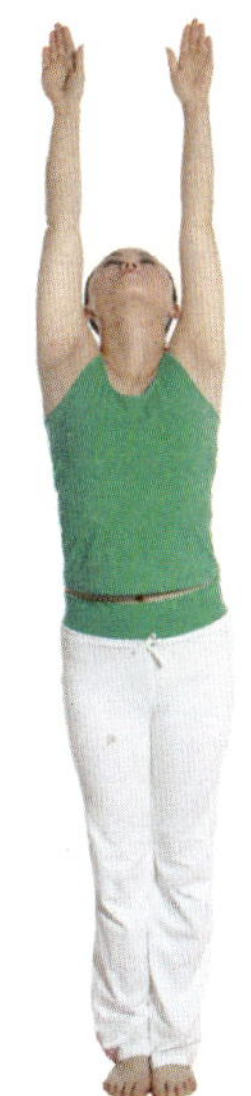

03 吸气，双臂高举过头顶，颈部后仰，双臂夹紧双耳。

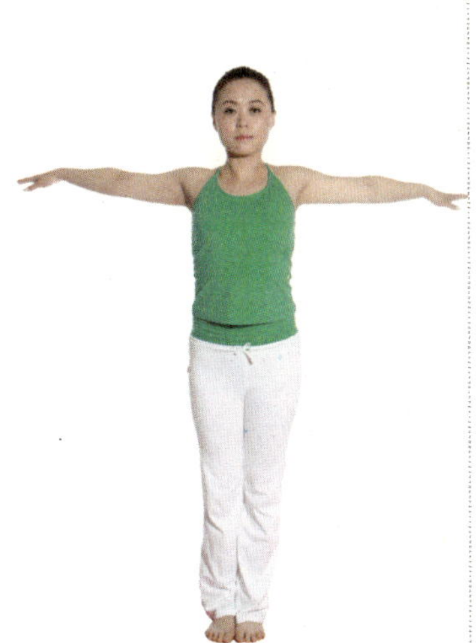

04 呼气，双臂向体侧缓绘打开，双臂与地面保持平行，肩胛骨尽量相处，头回正中。

05 如此反复呼吸4次，最后一次将双臂落至体侧，指尖应有微微发热的感觉。

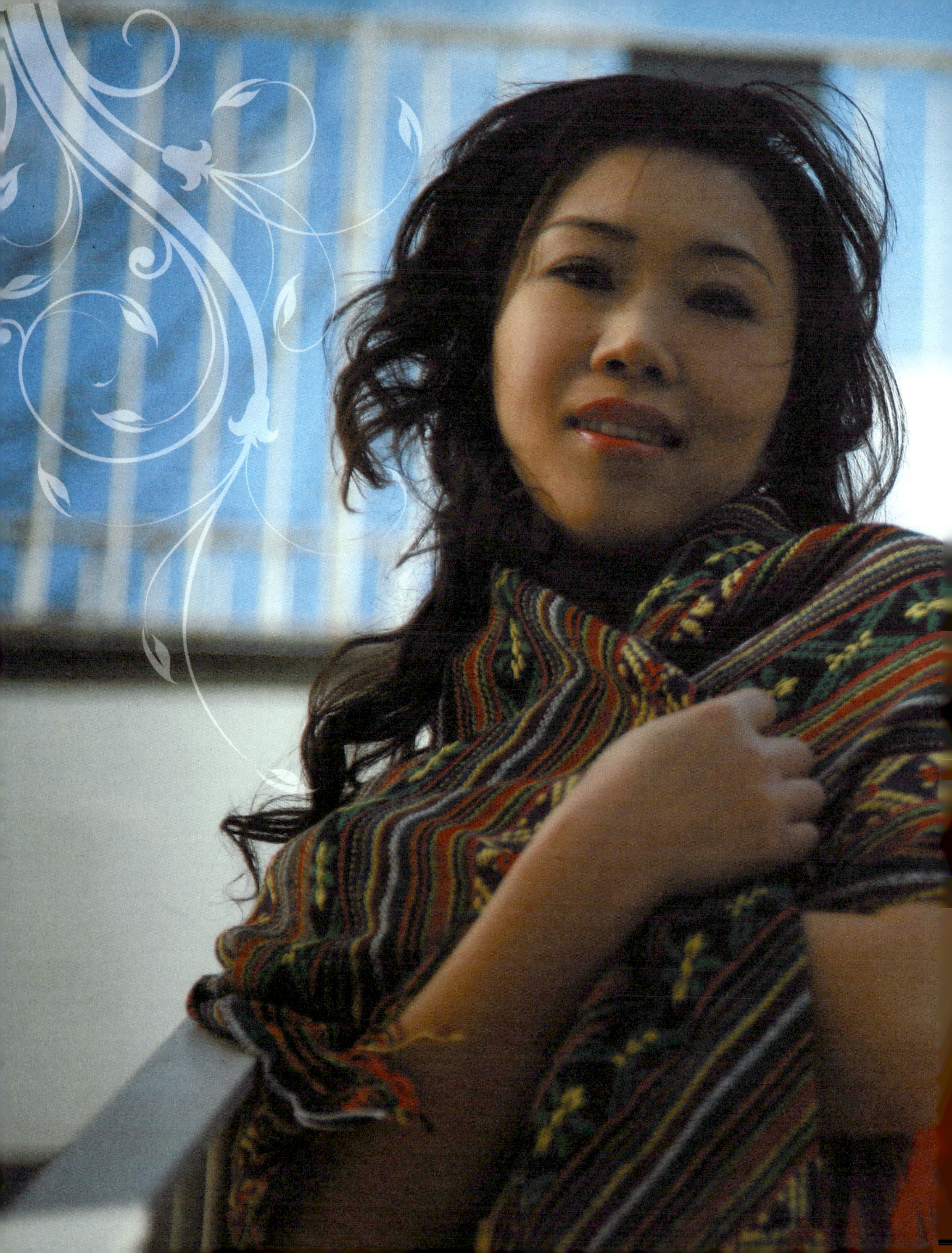

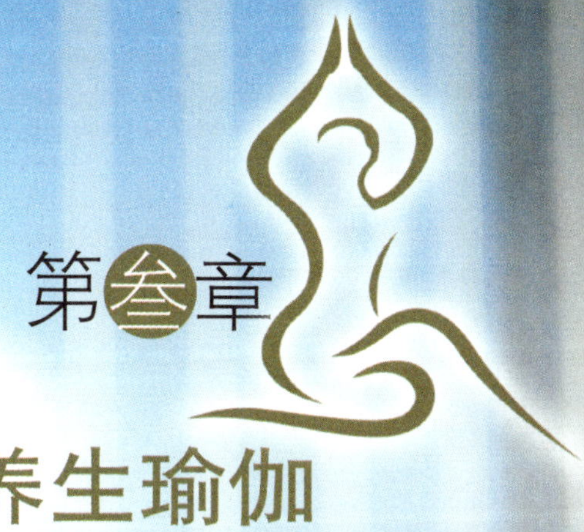

第叁章 养生瑜伽——你准备好了吗

Chapter 03

一天养生巧安排

起床时间：早晨6时左右是生物钟的“高潮”，此时起床精神抖擞。

开窗时间：最佳的开窗时间是每天早上9时至下午1时，下午2时至4时。

锻炼时间：无论体力发挥或身体的适应能力，都是下午和黄昏时分最佳。

饮水时间：清晨空腹喝水，可洗涤肠胃。餐前一小时饮水，有助消化。

就寝时间：晚上10时上床最佳。

No.1 养生瑜伽——你来问，我来答

养生瑜伽是否适合我？
养生瑜伽到底都针对那些状况呢？
请先回答下面的问题，来进行自我健康小测评吧！

1、我是否感觉到压力太大?
2、我是否神经性头痛?
3、我是否背部疼痛?
4、我是否经常失眠?
5、我是否经常外出旅行?
6、我是否有腕关节综合症?
7、我的后背，肩部是否经常感觉到酸疼?
8、我是否长时间坐在电脑前工作?
9、我是否有些总是愈合不了的伤口?
10、我患有高血压或者是糖尿病?
11、我是否胆固醇偏高?
12、医生建议我做一些锻炼?
13、我是否有关节综合症?
14、是否自己感觉到缺乏锻炼?
15、是否想要减肥，但是不知道该如何进行?
16、是否面色偏黄，脸上还经常长痘痘，出粉刺，皮肤也不光泽?
17、是否我的心脏不好?
18、是否想再长高一些?
19、是否生完孩子，想做产后恢复，但又怕伤害身体，不知道该怎么进行健康的产后恢复?

确认好你的答案了吗?

下面公布结果：你只要对照上面的问题，任何一个回答“是”，养生瑜伽就适合你！

No.2 养生瑜伽七必知

1、请在空腹的状态下练习瑜伽（不是饥饿），练习的过程中会刺激内脏影响消化系统，饭后2—3小时是练习的最佳时间。

2、练习前先解小手，清清膀胱。

3、穿着要轻松舒适，以便身体能够自由的活动，最好赤脚进行练习，以防打滑。

4、动作要缓慢，呼吸要深长，用心去体会每一个动作带给你的感受。练习时不要勉强用力，要在身体的极限边缘温和伸展。

5、练完后一小时内不要喝水和进食。半小时后方可沐浴。

6、虽然练习瑜伽有很多益处，但患有严重疾病时要去寻求有效的医疗。

7、患有严重脊椎病或心血管病，高血压等严重患者要先征询医生的意见再决定是否要练习。

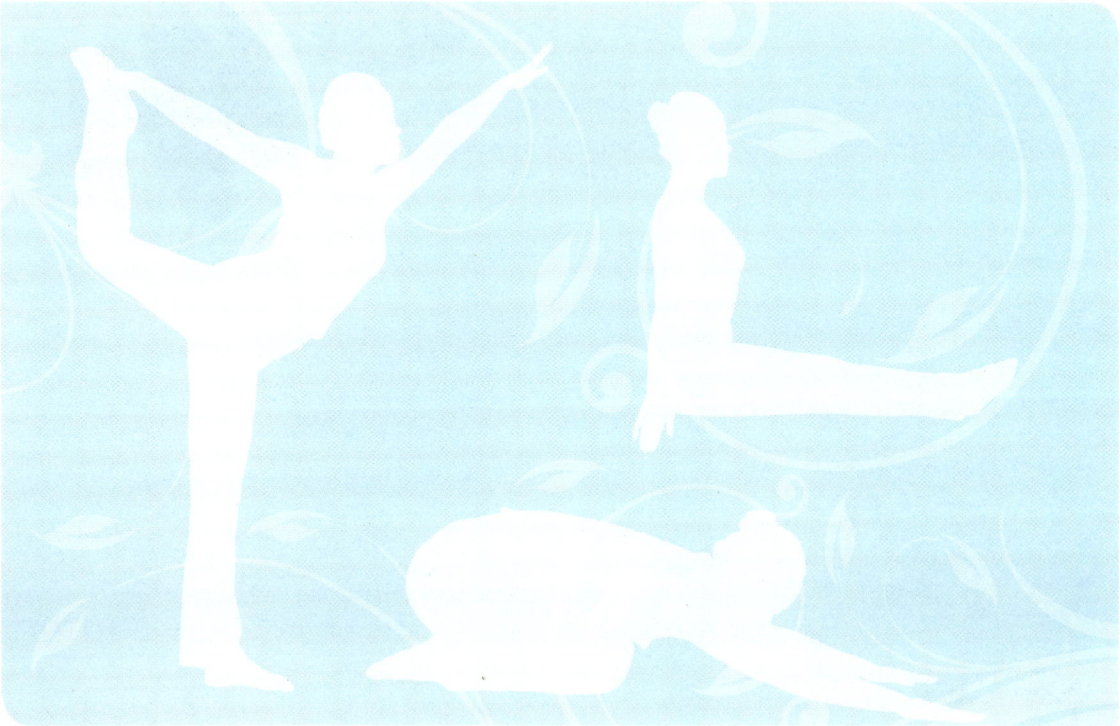

我所需要的养生小物件

练习瑜伽所需要的辅助用品

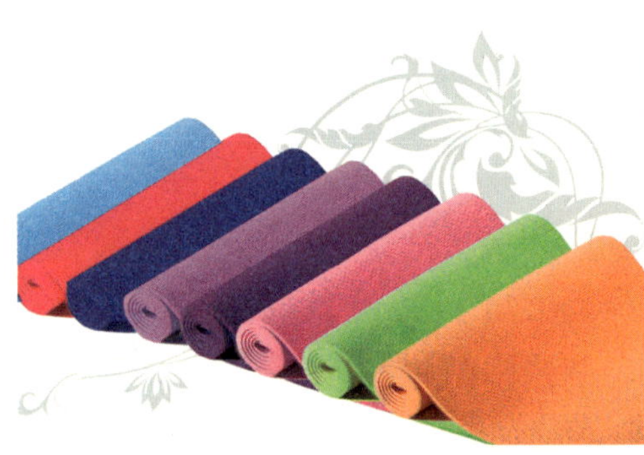

1、音乐

练习瑜伽时要播放一些柔和的轻音乐，可以让自己很好的放松，借助音乐让大自然的能量净化繁杂的思绪，进而舒展、放松肌肉，使内心达到宁静、祥和。

2、瑜伽垫

瑜伽垫可以让你的身体在活动的过程中避免受到伤害，减少身体与地面接触时的疼痛感，还可以防止打滑，它是练习瑜伽的必备品。

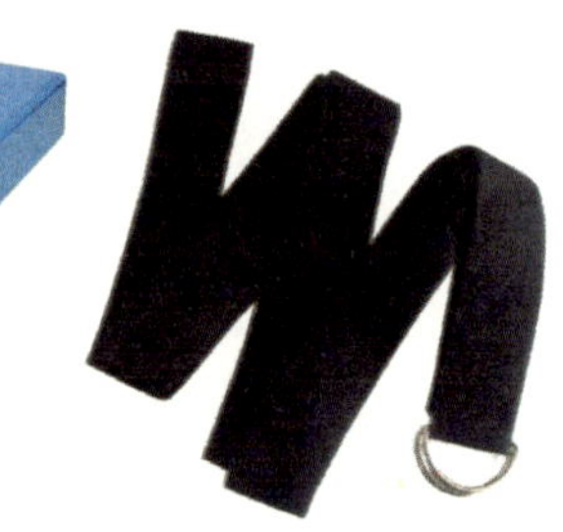

3、瑜伽砖、瑜伽带

瑜伽带可以帮助初学者、身体柔韧度较差或年纪较大者使用。便于动作的伸展（可用毛巾代替）。一些动作需要大幅度伸展或下腰触地时瑜伽砖可以很好的支撑，减少受伤的机会。

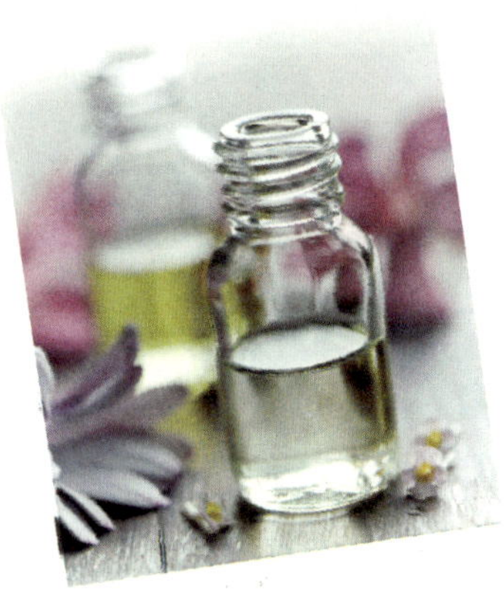

4、精油

练习瑜伽时可以搭配香薰、精油来帮助身心健康安静，让精油的气味进入呼吸系统帮助心灵放松。一般选用檀香、雪松、乳香等。可帮助澄清思绪、消除疲惫，达到舒畅身心的目的。

5、瑜伽服

练习时穿着要宽松舒适、柔软透气，以便身体能够很好的伸展，最好选择专业的瑜伽服，能清楚看见自己的身体曲线，这样在练习时才容易针对不正确的动作进行矫正。

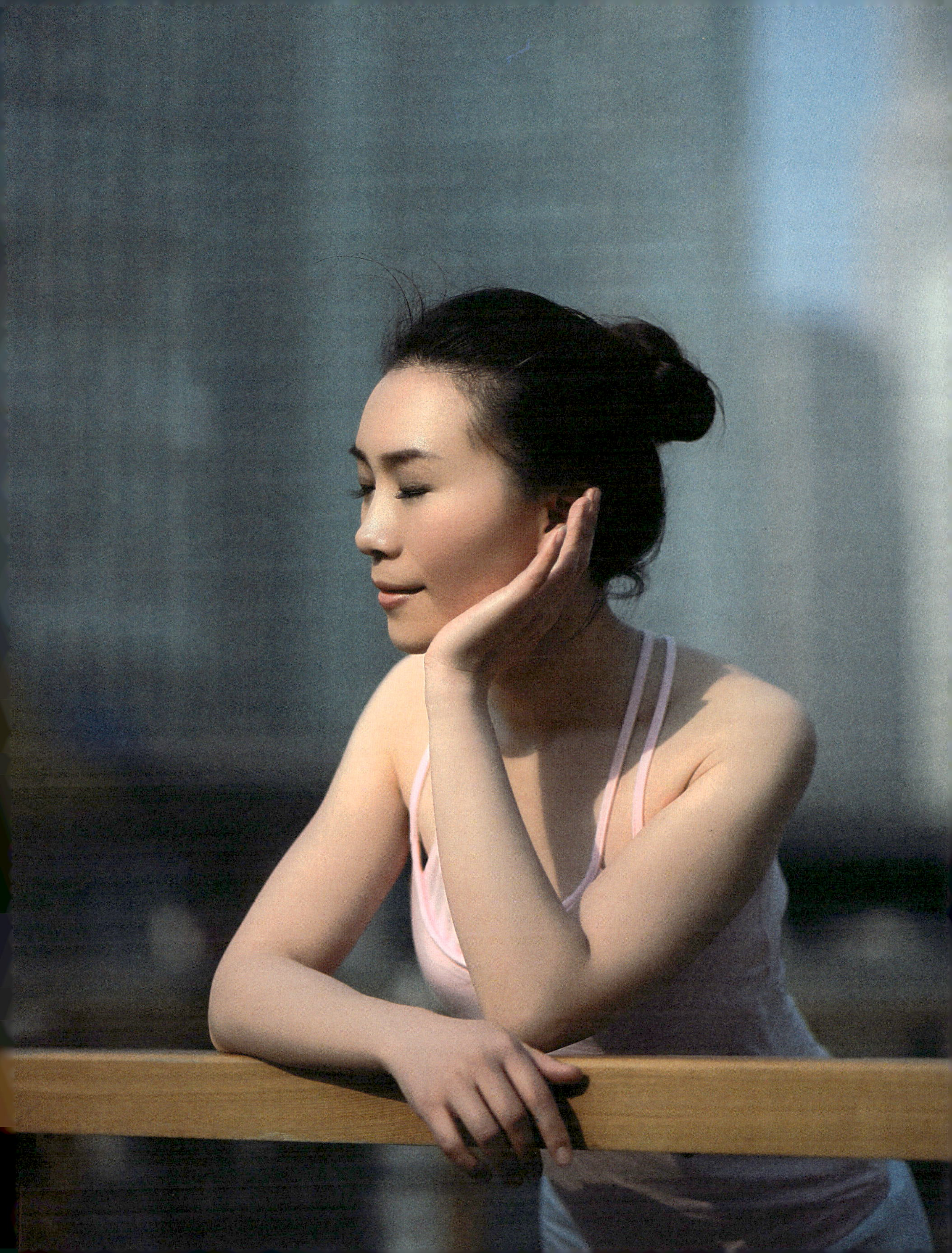

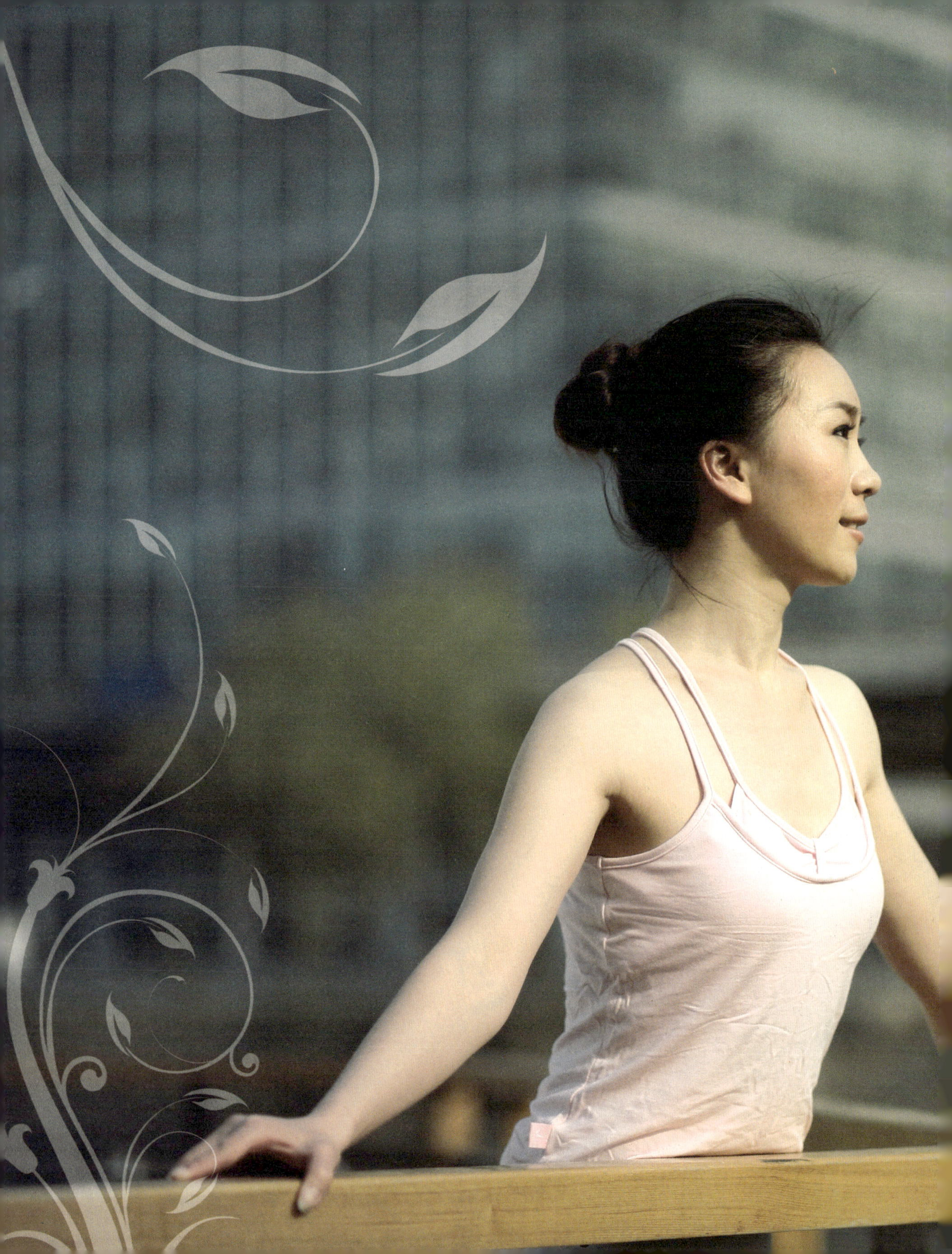

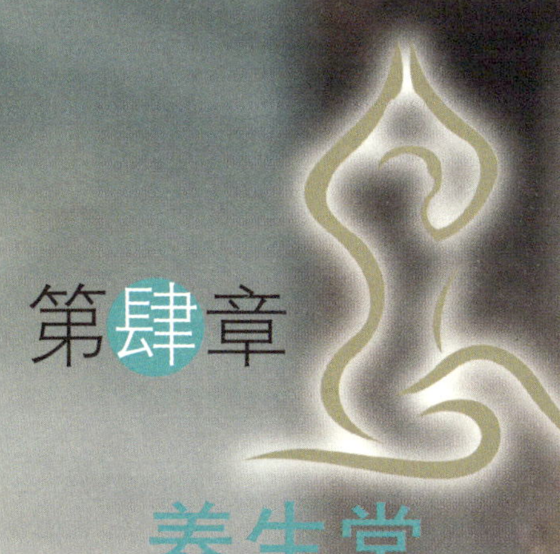

第肆章 养生堂——瑜伽三脉七轮

Chapter 04

常常有人抱怨自己“没有胃口”、“吃不下饭”、“没有食欲”。其实，这种现象也是亚健康的一个症状——消化系统发出告急讯号。反过来说，胃口长期不好、吃不下饭的人，自然容易产生疲劳。食欲差是与本人的情绪密不可分的，由于面临激烈的竞争和快节奏的工作，人所面临的压力越来越大，于是一些诸如失眠、焦虑、抑郁、情绪紧张等亚健康的状态接踵而来。在这种情况下用餐，人体消化液的分泌就会受到压抑，影响食物的消化和吸收，导致胃肠蠕动功能失调，不仅会影响食欲，长久下去还会诱发消化系统的疾病。建议您慢慢进食，甚至认为这比选择正确食物还重要。如果吃得太快，即使有营养的食物也无法适当的消化。也就是说，吃得太快，除了得不到全部营养以外，还会为体内创造毒素。即使你吃下不很有营养的食物，只要慢慢吃而且你的消化系统又因瑜伽修习而健康，那么身体仍能吸收食物中每一滴养分，除去所有的毒素。所以，最聪明的方法还是慢慢咀嚼营养食物。

瑜伽运动以舒缓柔和的动作为主，许多姿势针对人体的内脏，进行良好的按摩，促进消化，提高新陈代谢能力，对各种消化系统有很好的预防和治疗作用。

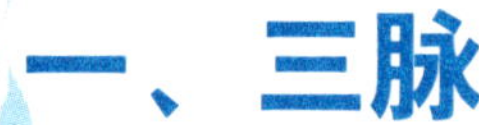

一、三脉

数量多达几十万根的精细神经脉，亦称经络，是一种能量运输的通道。这些神经中有十四条较为重要，其中最重要的有三条：中脉、左脉、右脉，其中中脉尤其重要。中脉在脊髓内，由脊柱尾部海底轮（会阴穴）直升至顶轮穴。左、中、右三脉的最低交会点均在脊柱骨尾端海底轮处，它是宇宙能量或称之为灵热的储存库。人体的脊柱共有24节，颈椎7节，胸椎12节，腰椎5节，所有神经脉都起源于脊髓。体位法就是锻炼脊柱，使24节脊柱灵活畅通。

中脉：(Sushuma)

是三个当中最重要的，源于会阴的根轮，止于头部的顶轮。冥想时，中脉必须持续流动，意识、身体才能得到控制，保持平静。

左脉：(Ida)

源于根轮的左侧，既月亮脉，呈阴性，被动、内向。当左鼻道吸入更多空气时，精神能量占主导地位，人的大脑会更加睿智，容易接受新事物。

右脉：(Pingla)

源于根轮的右侧，既太阳脉，呈阳性，体力能量占主导地位。当右鼻道吸入更多空气时，人体会产生更多热量，食物容易消化。

二、七轮

任、督二脉左右各一寸半处有几十个重要穴位，所以经常以气去疏通三脉，能增强身体素质，在中脉上共有七个轮，它们是（海底轮、生殖轮、脐轮、心轮、喉轮、眉间轮、顶轮）均起于骨髓内。不同的轮控制人类不同的情绪和感觉，也是人体的不同腺体。

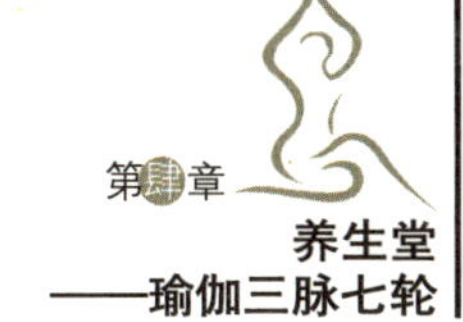

海底轮（Muladhara Cakra ）:

位于肛门附近的腺体中心，是各种身体、心智、和灵性渴望的贮藏所，与身体健康、排泄功能有关。

生殖轮（Svadhisthana Cakra ）:

它位于生殖器官部位附近的腺体中心，它控制了性线及身体中的液体成分，主宰人的性功能。

脐轮（Manipura Cakra）:

位于肚脐附近的腺体中心，控制了身体中火的成分及胰脏和肾上腺的分泌，主导我们的活力和世俗的活动，支配人的精力和消化功能。

心轮（Anahat Cakra）:

它位于靠近心脏附近的腺体中心，控制着气体的成分，也控制了胸部的胸线和淋巴腺，和人体的呼吸、循环功能有关。

喉轮（vishuddha Cakra）:

它位于喉头附近的腺体中心，控制着以太成分及甲状腺及副甲状腺，与说话功能有关。同时也调整了人体的精力，并控制着人体的活动。

眉心轮（Ajina Cakra）:

它位于脑的正中，它控制着脑下垂体并使用松果体和下视丘的荷尔蒙，主宰世俗和灵性的知识，支配着心神方面的功能。

顶轮（SahasraraCakra）:

它位于脑顶，他超越了生物学及心理学的范畴，他的功能只能用哲学和灵性的语言来描述。

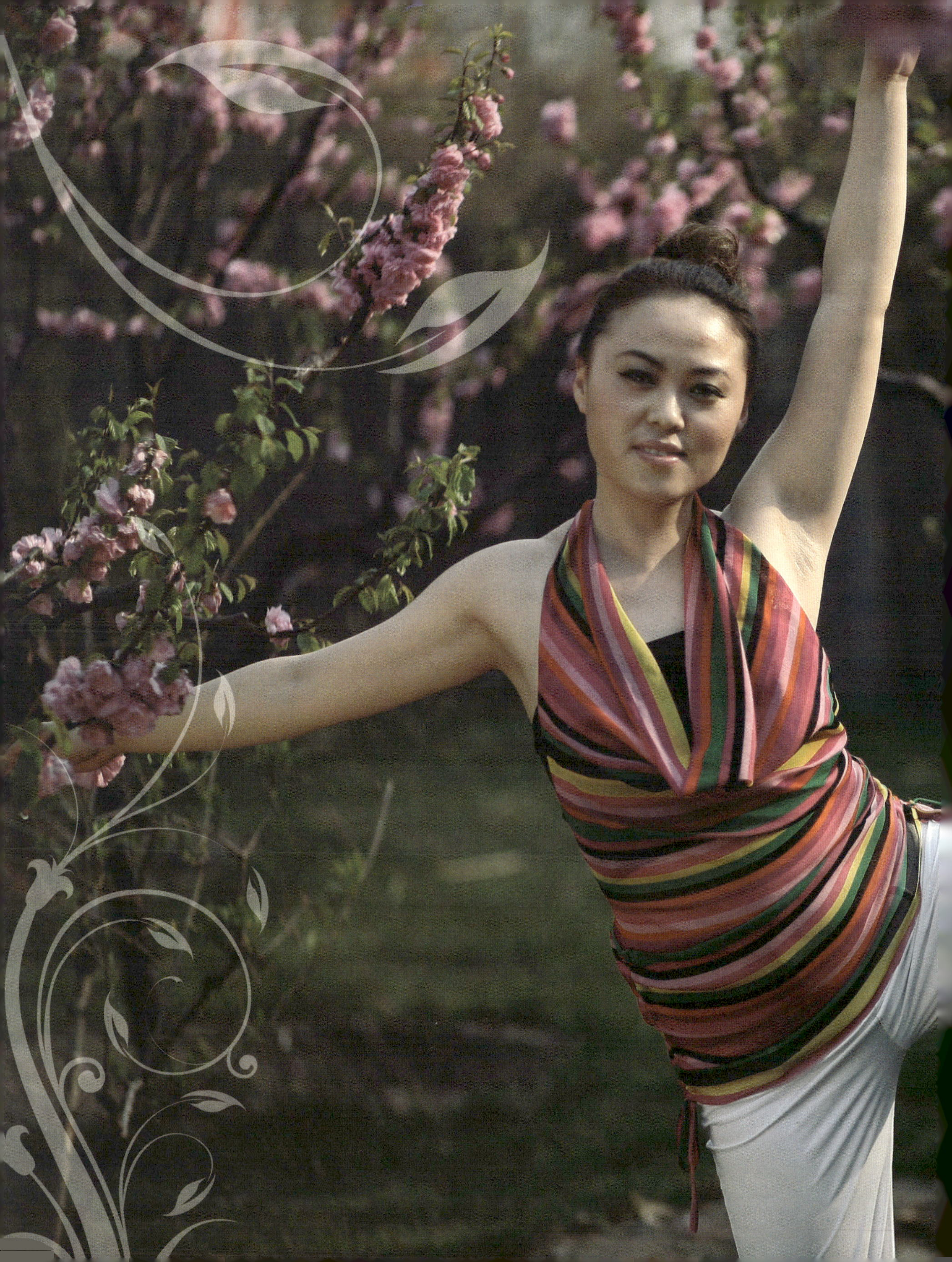

第伍章

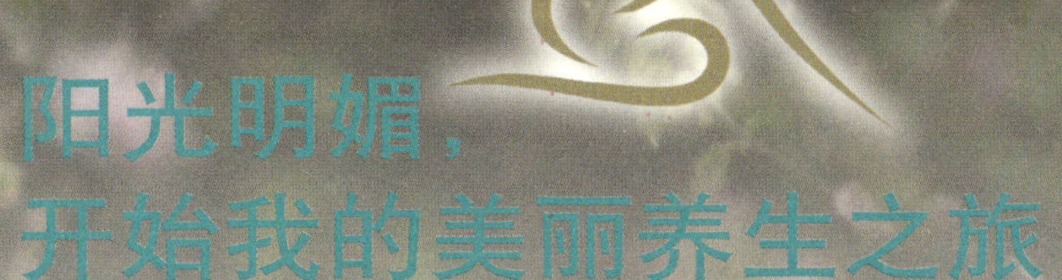

阳光明媚，开始我的美丽养生之旅

Chapter 05

“Surya”的意思是太阳，“Namaskar”是指问候或致敬。向太阳致敬式是由一组瑜伽姿势组成的动作。它来源于一系列对初升太阳进行膜拜的动作。对太阳的膜拜是为了感谢太阳带来的光明和温暖，带给大自然的活力，以及对我们的生活带来的影响。

向太阳致敬式是伸展、调理和巩固整个身体和脊椎的有效方式，它还能让身体和脊椎变得更加柔软。这一系列动作中的每个姿势都经过精心安排，以至于任何一个伸展和打开胸部区域的姿势后面肯定紧接着一个收紧胸部的姿势。这会让呼吸系统更加自由地呼吸。

向太阳致敬式还能促进身体各个部分的血液循环。当血液循环得到促进，深呼吸让氧气供应更加充足后，身体变得精力充沛，大脑的注意力也更加集中。这一系列动作应该一个接一个，流畅地完成。我们不仅能从每个姿势中获益，还能从姿势之间的转换动作中获益。呼吸和动作的协调对我们特别有帮助，而且当我们顺畅地完成所有动作时，会给人平衡优雅的感觉。

拜日式前后的唱颂：

hiranmayena patrena satyasyapihitam mukham tat tvam pusan apavrnu satyadharmaya drstaye

译：太阳，你就像一个容器的盖子，你金色的光芒铺满通往真理的道路，打开你的盖子，引领我们走向真理吧！

也可以只唱一句： Om,Surya Namaha!

Surya是“太阳”的意思， Namaha代表“致敬”。

整套12个动作都是向太阳神致敬，感谢他赐给我们能量，并祛除我们身上不洁净的成分。

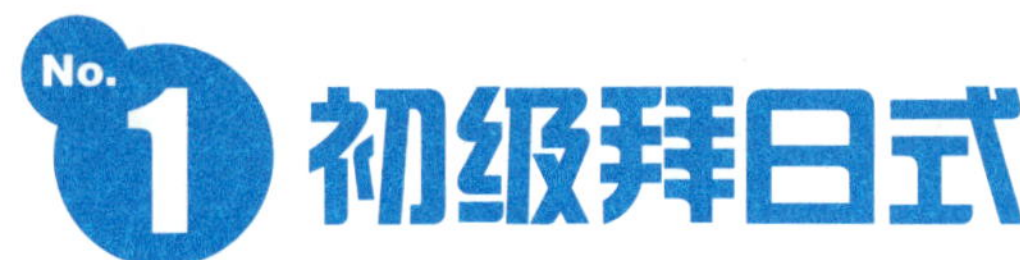

No.1 初级拜日式

瑜伽罗盘

练习时间：任何时间段
练习场合：户外，室内
练习次数：12次
辅助工具：无
难易系数：★★

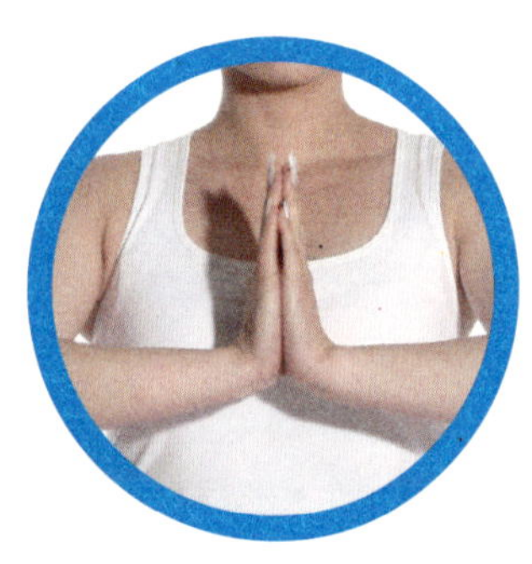

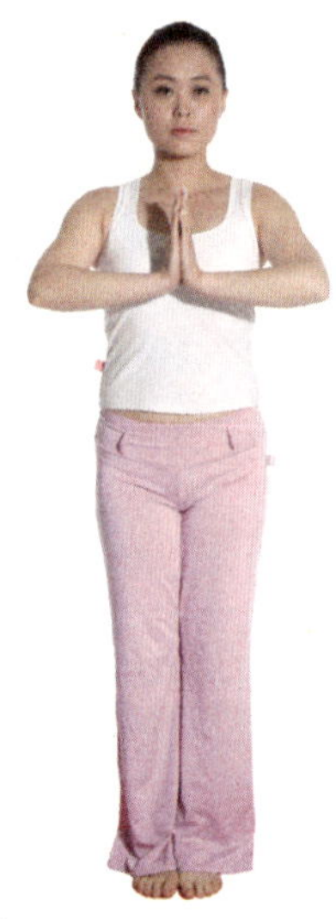

01 首先站立到垫子的一端，双脚并拢，挺直腰背，双手于胸前掌心相对，大拇指相扣抵住胸骨。

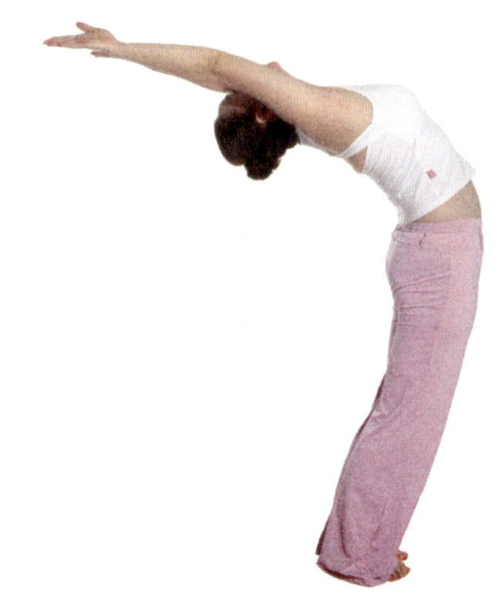

02 吸气，向前打开双臂，带动上体向上、向后伸展。

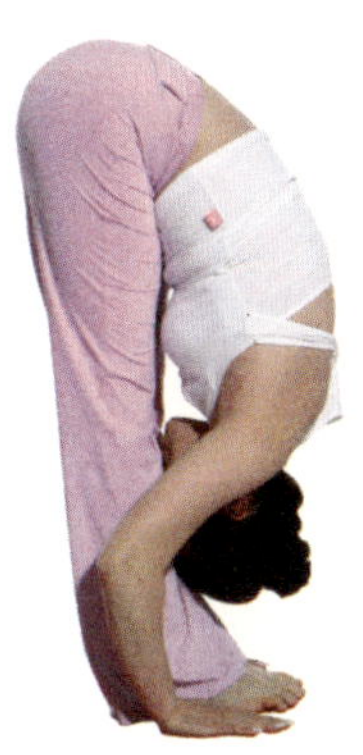

03 呼气，以髋部为折点上体慢慢向前向下，将双手放在脚两侧的垫子上。

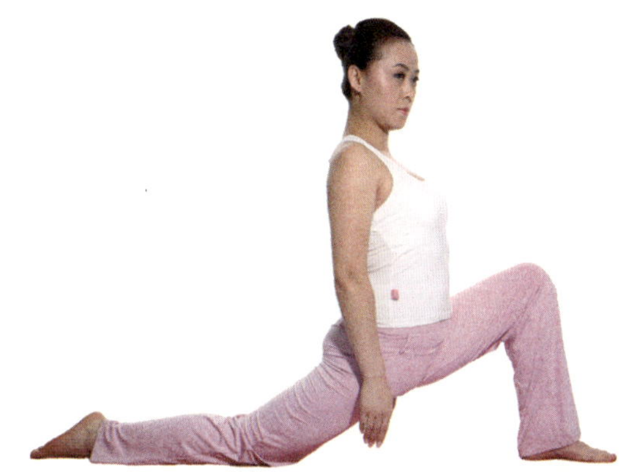

04 吸气抬头，右脚向后撤一大步，膝关节以下完全着地，左小腿垂直地面，胯部下沉，双手尽量放在身体两侧垫子上。

05 吸气，向后撤左脚，与右脚并拢。身体成斜板状。

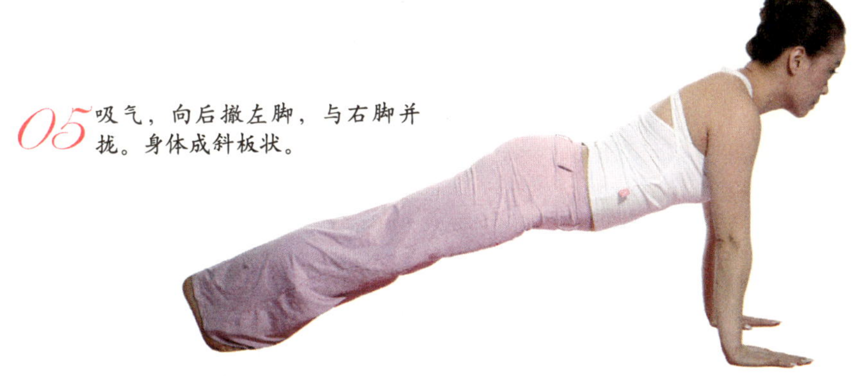

问题独白：

清晨醒来，我常常会觉得浑身上下紧巴巴的，无论怎样伸展都无法舒展，什么姿势做起来都很难受，就想缩成一团，蜷在被窝里，望着窗外的阳光明媚，绿柳成荫，深深的叹息自己真是一年不如一年，心有余而力不足了。

瑜伽导师面对面：

瑜伽拜日式是瑜伽基础动作，搭配呼吸，做完一次完整的动作，可以使你从头到脚伸展开来，是一种调适全身的热身运动，不论你要开始进入瑜伽体位或其它运动，都可以先做拜日式，具有极佳的暖身作用，可以有效地避免运动伤害。

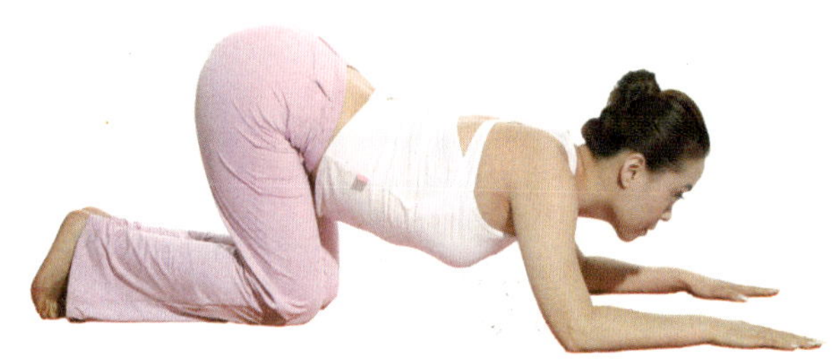

06 双膝关节着地，臀部向后，抬头向前看，下巴引领身体贴垫向前滑动。

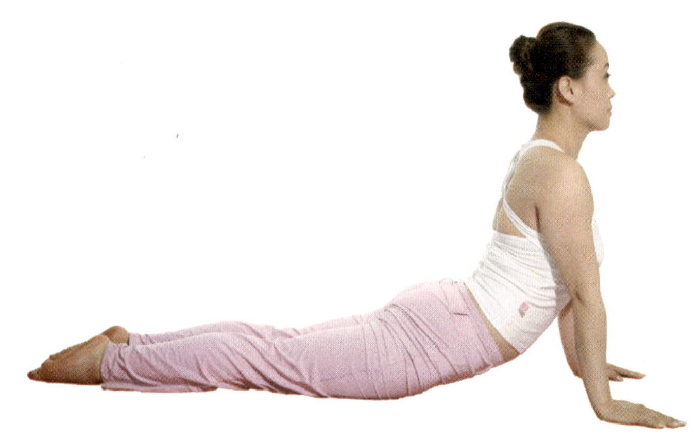

07 当胸腹部接触垫子时，双臂用力支撑起上半身，呼气，抬头，眼望上方。

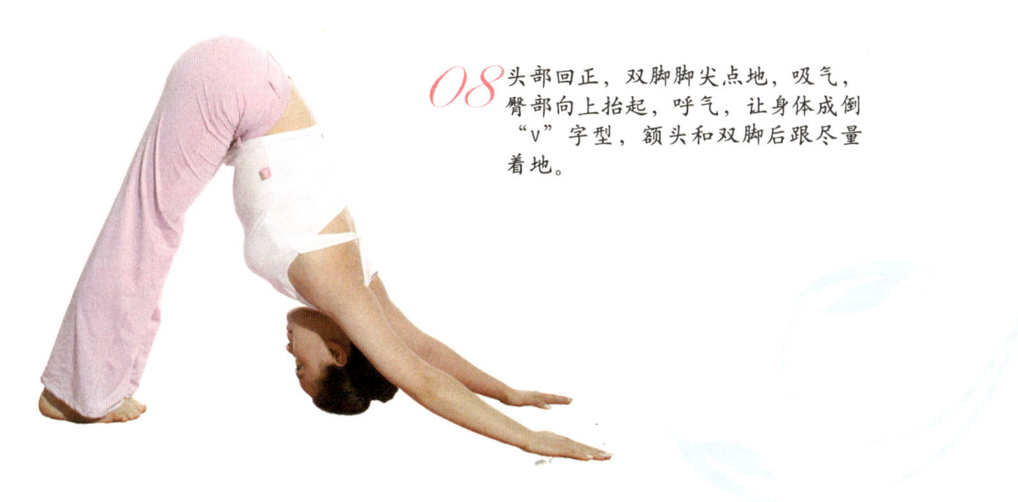

08 头部回正，双脚脚尖点地，吸气，臀部向上抬起，呼气，让身体成倒“v”字型，额头和双脚后跟尽量着地。

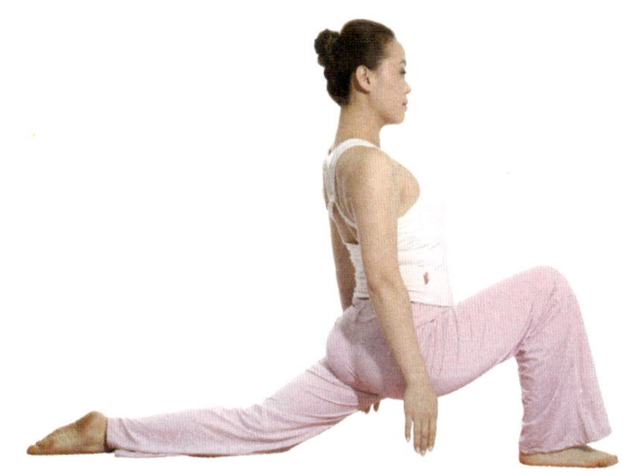

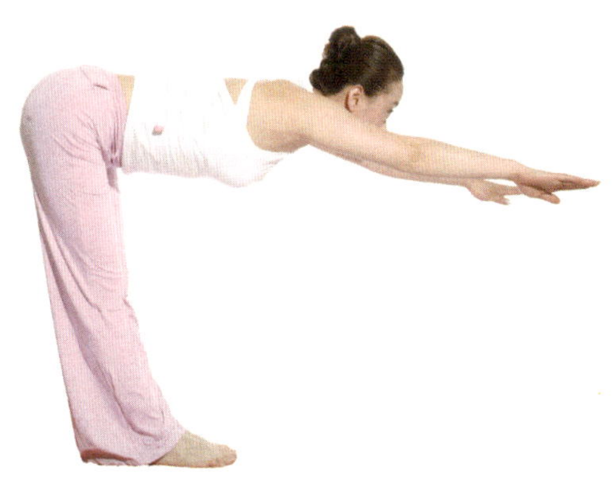

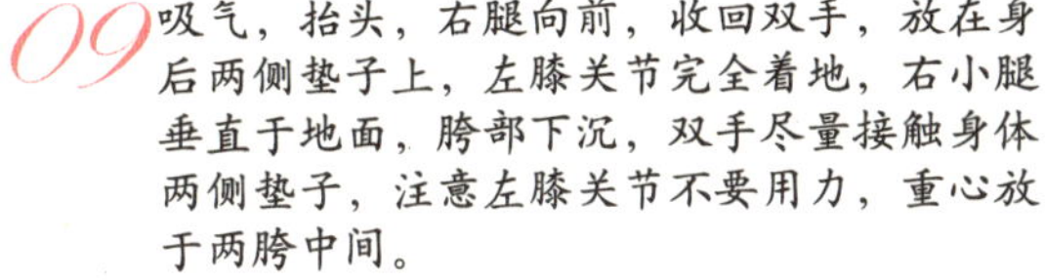

09 吸气，抬头，右腿向前，收回双手，放在身后两侧垫子上，左膝关节完全着地，右小腿垂直于地面，胯部下沉，双手尽量接触身体两侧垫子，注意左膝关节不要用力，重心放于两胯中间。

10 收回左腿与右腿并拢，双手抓双脚踝，每次呼气，下沉上体，腹部贴大腿，脸颊贴小腿胫骨。

功效：

拜日式能够稳定身心，柔软全身，促进血液循环，调整体质。预防各种神经系统、内分泌系统疾病，以及各种慢性疾病。拜日式配合呼吸法，能够增强血液中的抵抗力，消除疲劳与贫血，调整自律神经，使人觉得精力饱满，心情愉快。还具有强化心、肺功能的效用。它是最好的热身运动，因为它能有效地在练习开始时，唤醒身体，使身体精力充沛。它还可以在瑜伽练习过程中的任何一个阶段完成，或者如果你只有很短的时间练习，也可以单独完成。

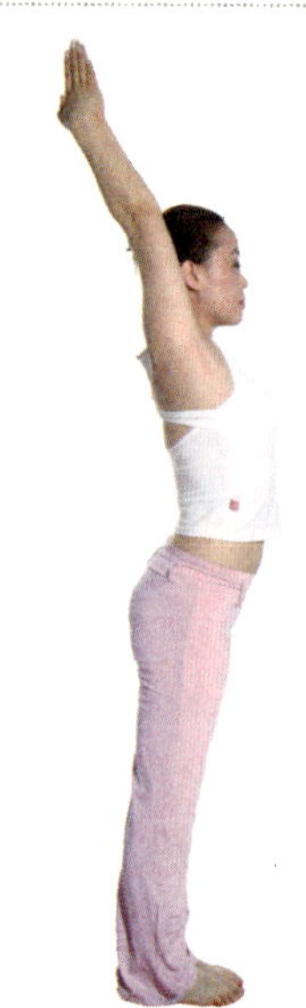

11 吸气，抬头，回流血液，以防起来头部眩晕，再次吸气，双臂伸直，带动身体起身，同时呼气，弯腰向后。

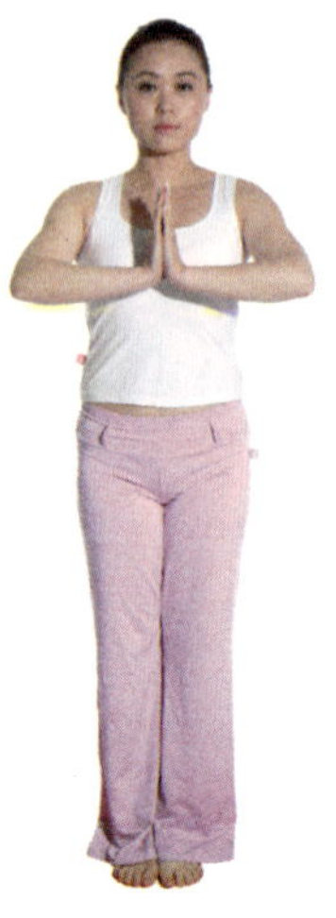

12 吸气身体直立，双手头顶合十，拇指相扣，双手还原胸前，可闭眼调息。

No.2 中级拜日式

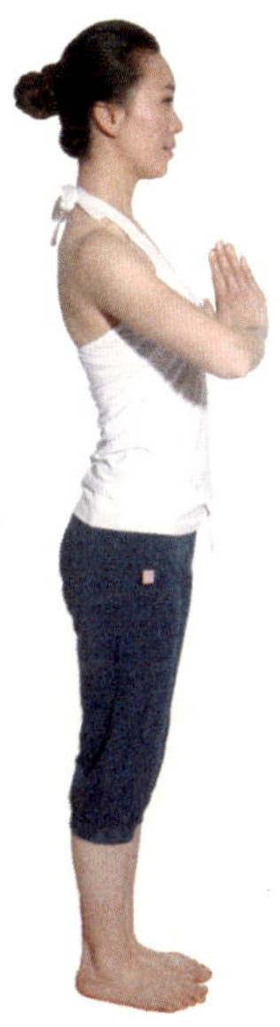

01 山式站立，双手合十于胸前。

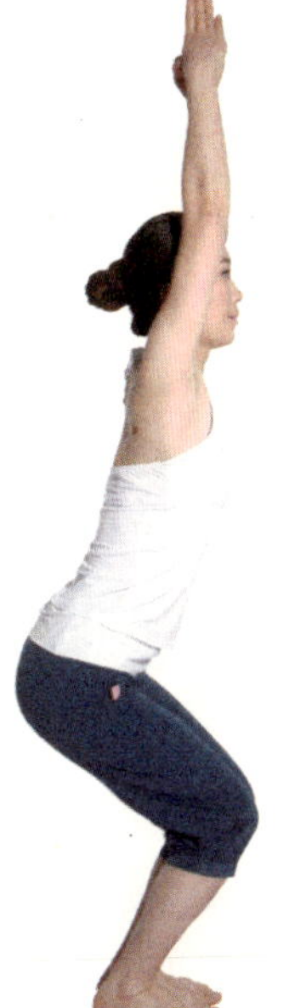

02 吸气，双手臂向头顶上方延伸，双臂夹双耳。

03 呼气，屈双膝下蹲，臀部下沉。

瑜伽罗盘

练习时间：任何时间段
练习场合：户外，室内
练习次数：12次
辅助工具：无
难易系数：★★★

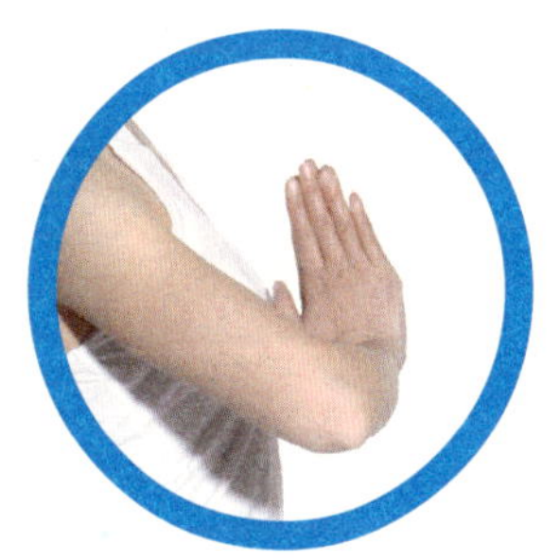

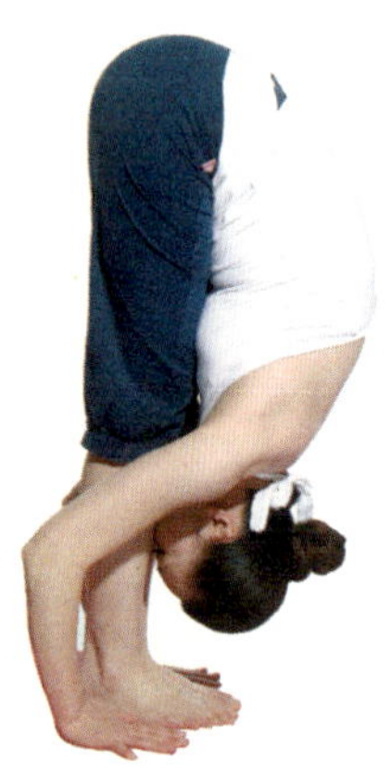

04 吸气，伸直双膝，呼气，以胯部为折点手臂带动身体向前向下，双手接触脚两侧垫子。

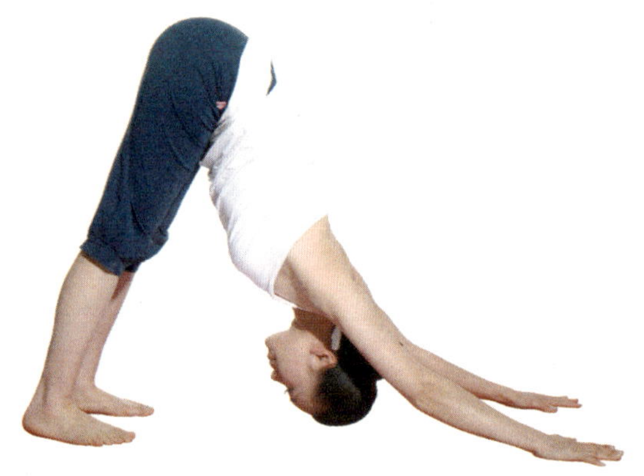

05 一步跳出（或走出）。吸气，下犬式。

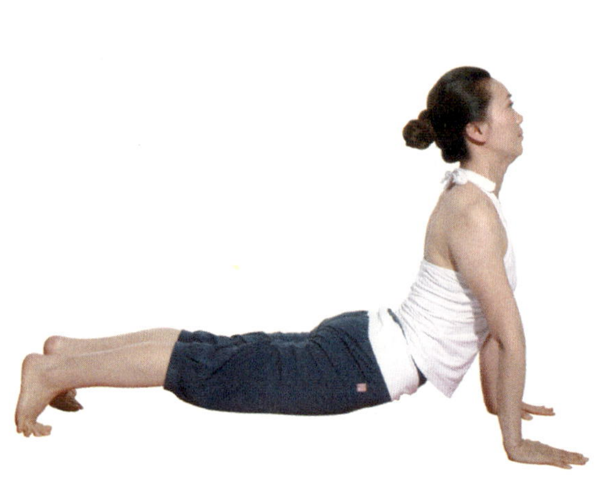

06 呼气，抬头，胯部下沉上犬式。

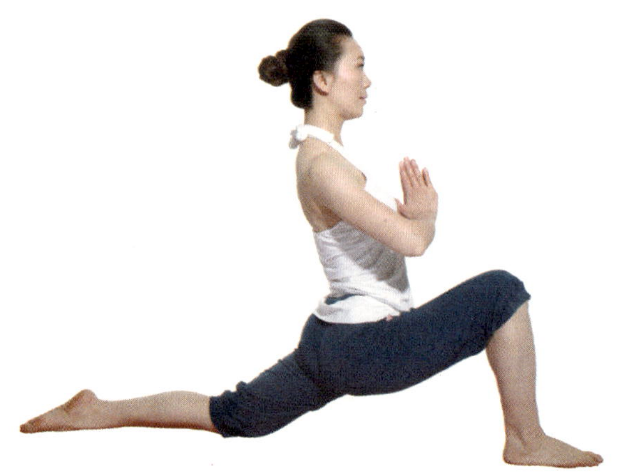

07 再次右脚向前一步，左膝以下全部着地，双手胸前合十，吸气，双手再向头顶上方伸展。

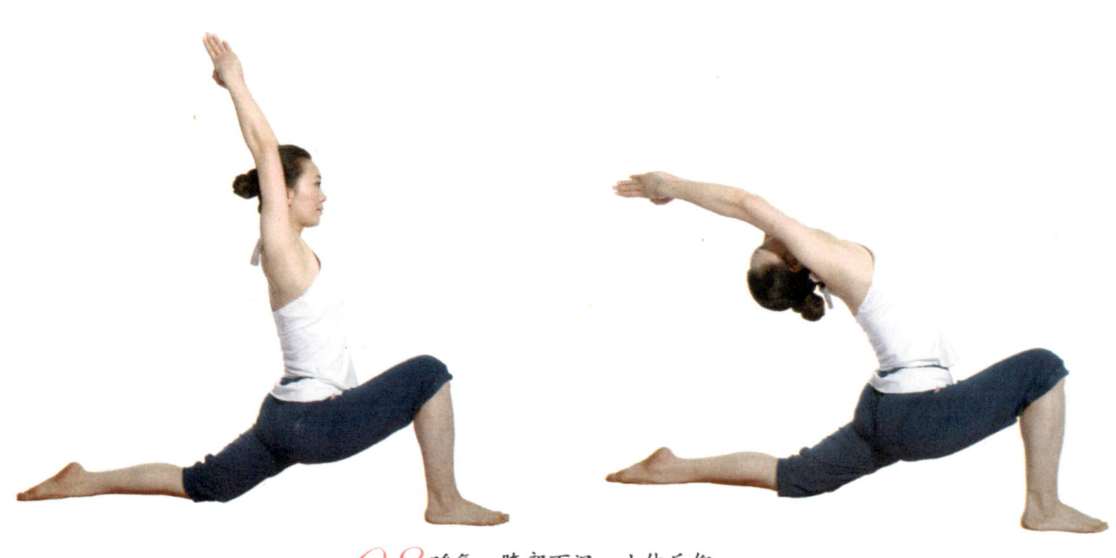

08 呼气，胯部下沉，上体后仰。

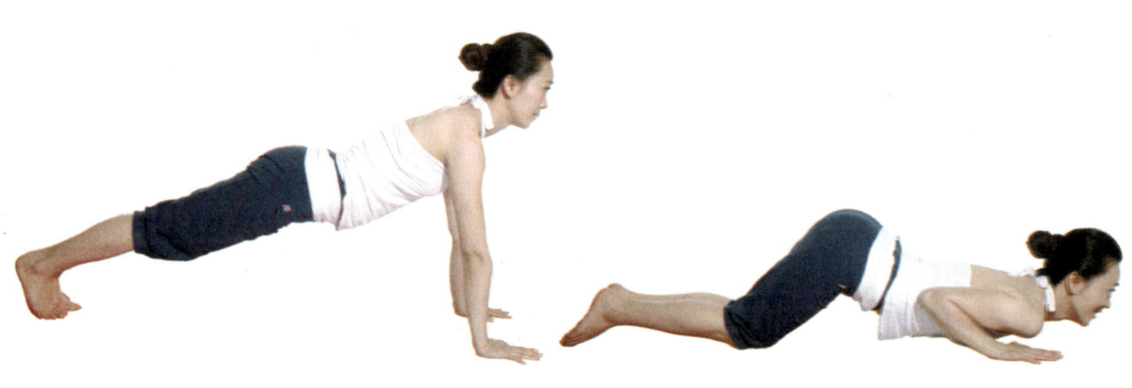

09 吸气，上体回正；呼气，双手在右脚两侧扶地；吸气，一步撤右脚向后，双腿伸直，成斜板式。

10 呼气，双膝点地，做蛇击式停留。

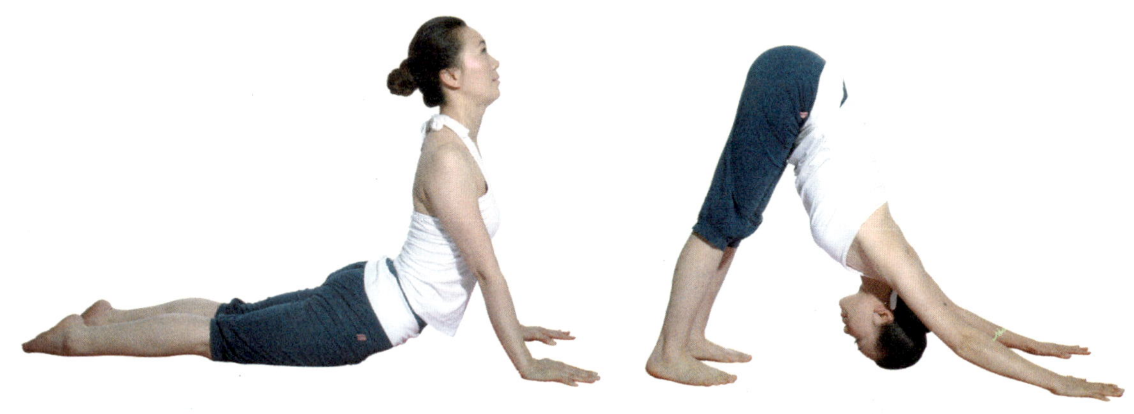

11 吸气，滑动上体向前，腹部触地后，伸直双臂，做眼镜蛇式。

12 分开双脚，脚尖点地，吸气，做下犬式。

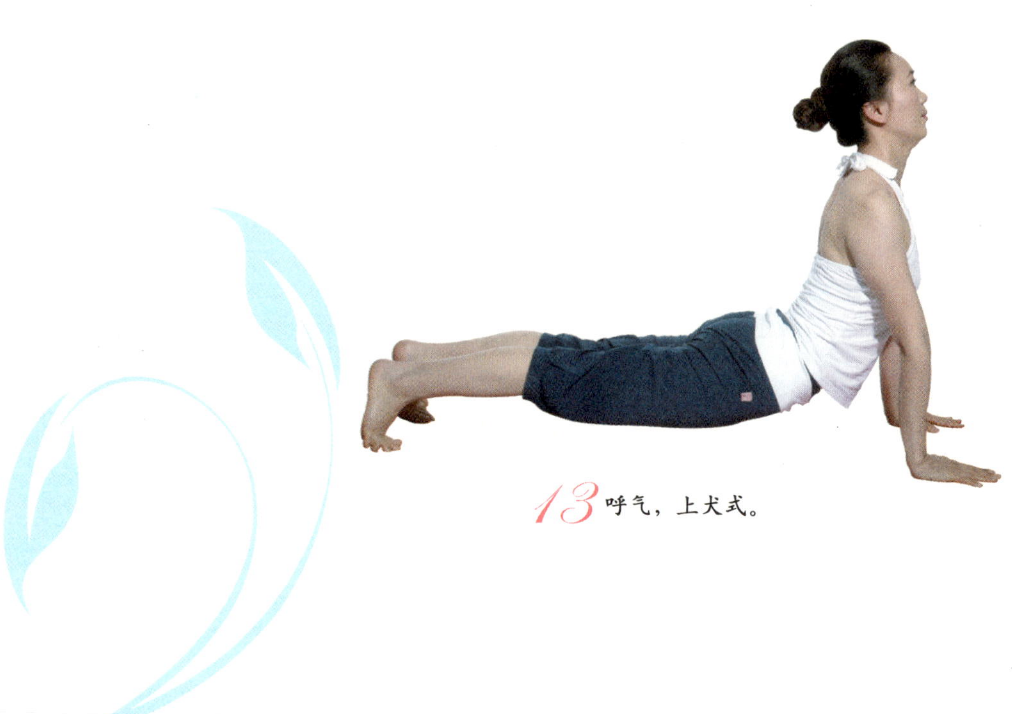

13 呼气，上犬式。

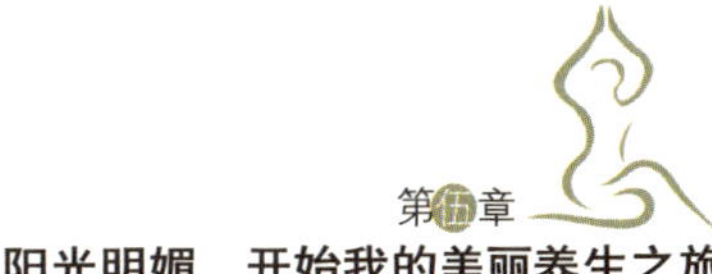

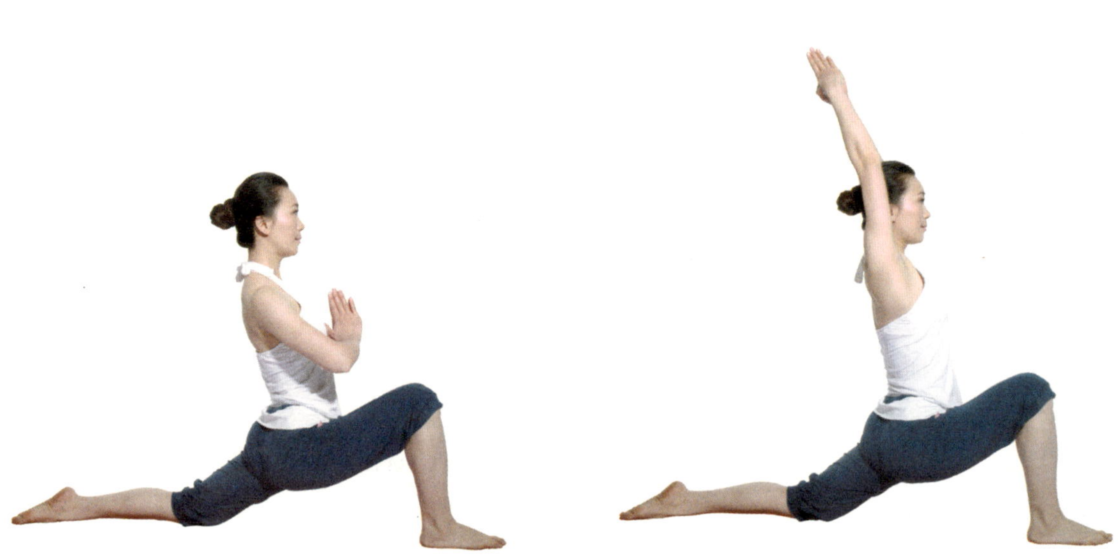

14 做反方向，右脚向前一步，左膝以下全部着地，双手胸前合十，吸气，双手向头顶上方伸展。

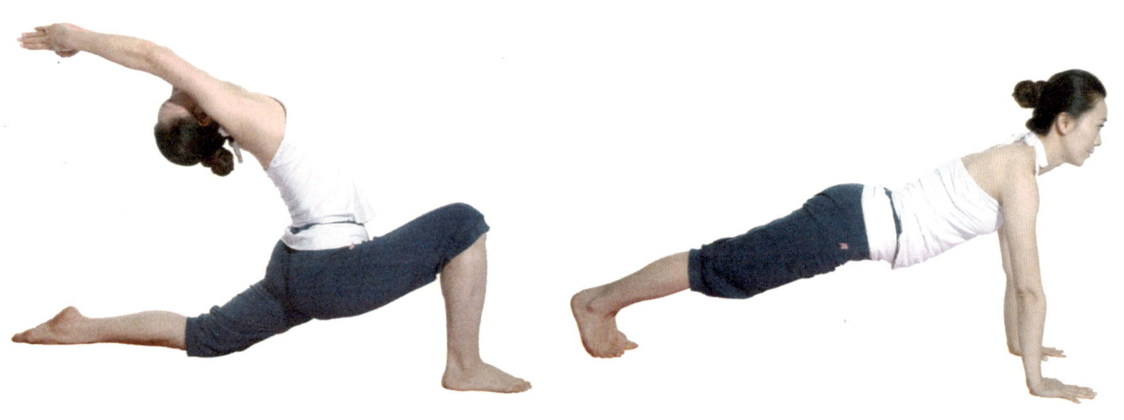

15 呼气，胯部下沉，上体后仰。

16 吸气，伸直双膝，呼气，以胯部为折点手臂带动身体向前向下，双手接触脚两侧垫子。

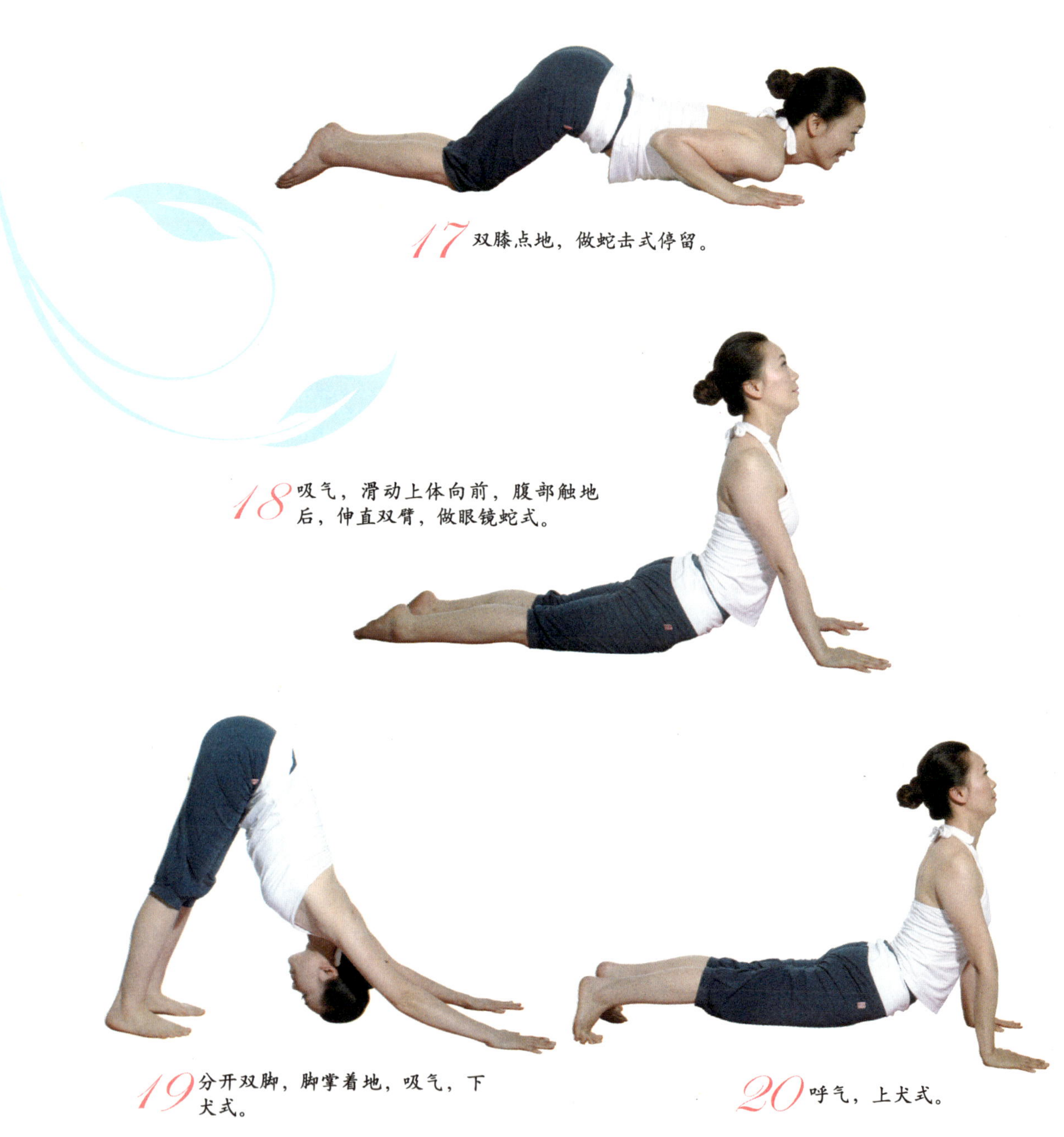

17 双膝点地，做蛇击式停留。

18 吸气，滑动上体向前，腹部触地后，伸直双臂，做眼镜蛇式。

19 分开双脚，脚掌着地，吸气，下犬式。

20 呼气，上犬式。

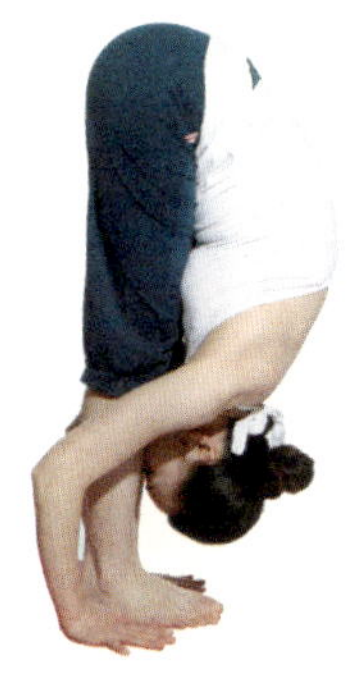

21 屈膝一步跳回，跳至双手之间，带动上体直立。

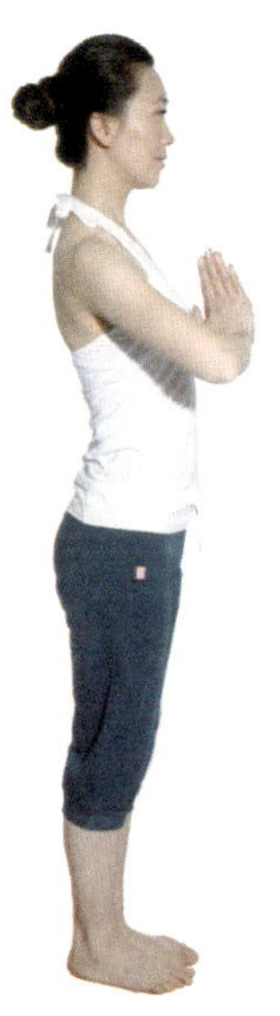

22 吸气，伸直双膝，双手合十，带动上体直立。

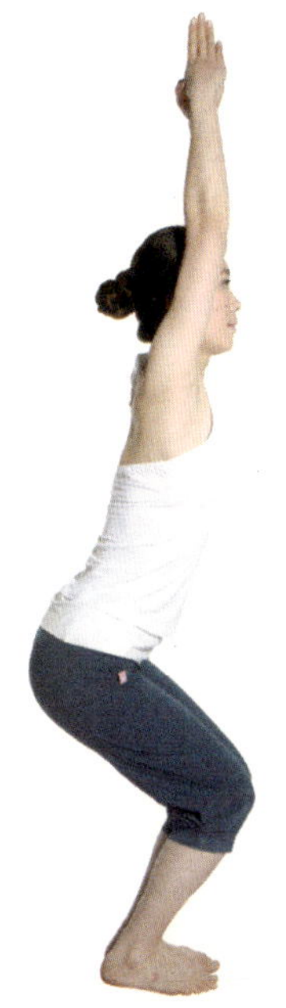

23 呼气，屈双膝下蹲，臀部下沉。

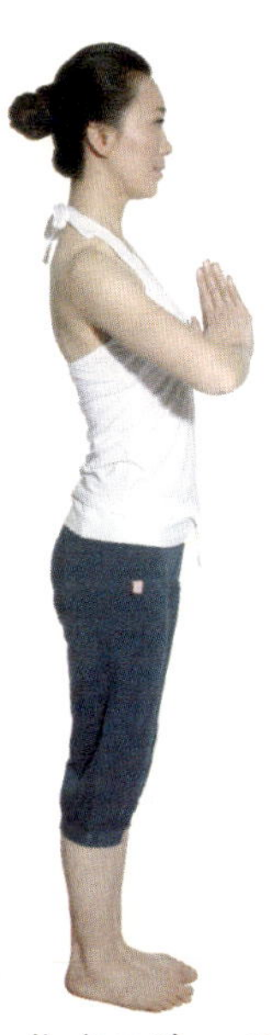

24 吸气，伸直双膝，呼气，双手还原胸前。

高级拜日式

瑜伽罗盘

练习时间：任何时间段
练习场合：户外，室内
练习次数：12次
辅助工具：无
难易系数：★★★★

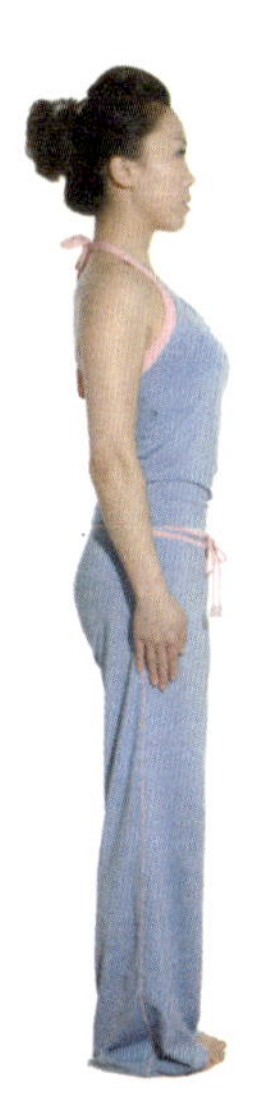

01 站立在垫子的前一端，双脚脚尖与脚跟并拢（山式站立），脊柱伸直，收腹、收臀、下颌微微内收。

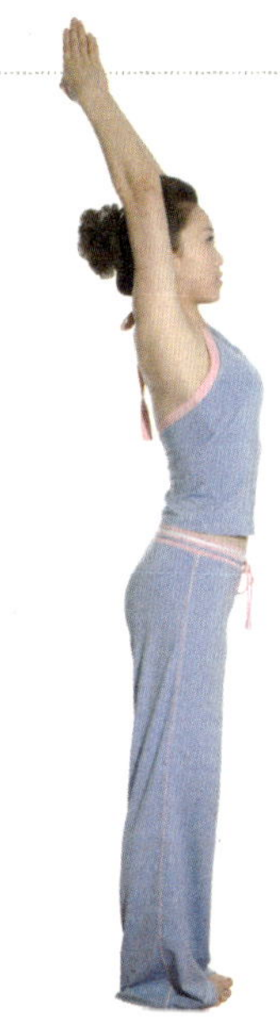

02 吸气，双臂从身体两侧向上展开，双手置于头顶，掌心相对，抬头眼睛看向天花板。

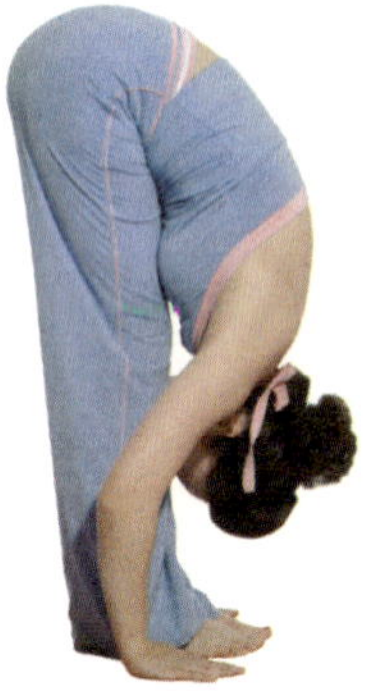

03 呼气，以髋部为折点上体向前向下，将身靠近双腿，双手放在脚两侧垫子上。

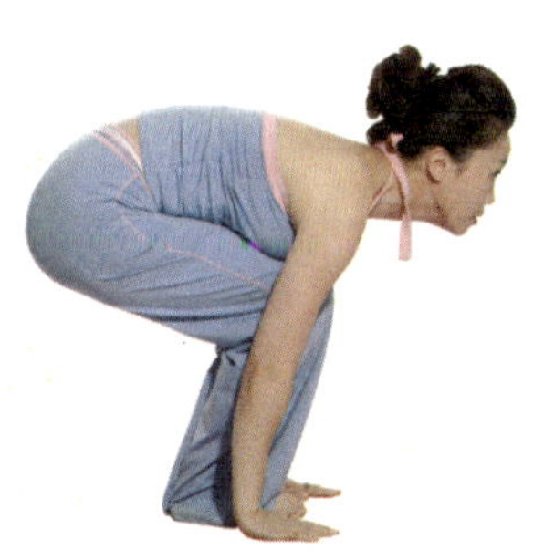

04 吸气，抬头伸展背部，弯曲双膝。

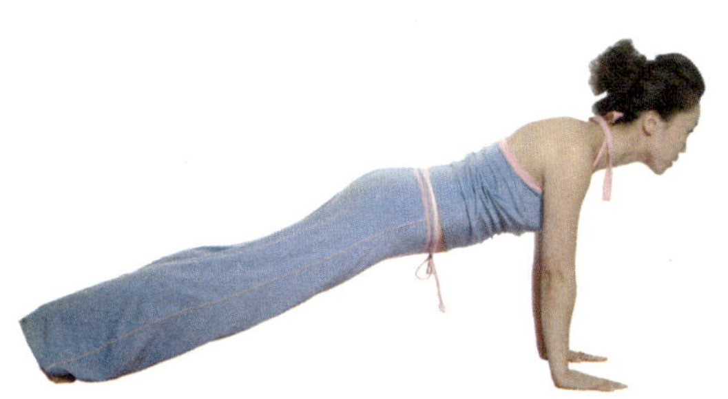

05 呼气，走或者跳回斜板式（双脚是并拢的）。

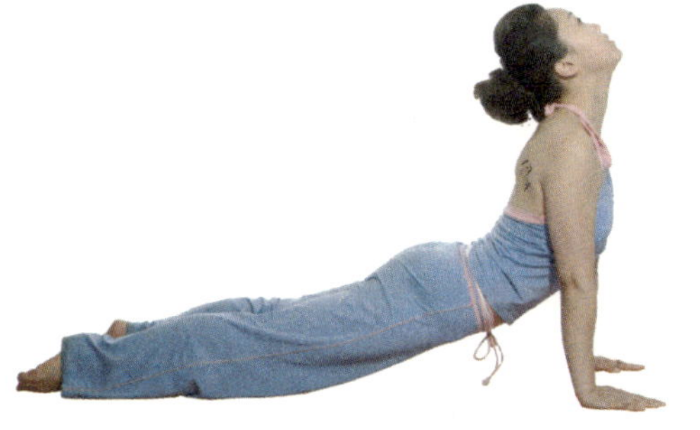

06 吸气，打开双脚与肩同宽，脚背着地，抬头、上犬式，支撑点在双手和双脚脚背上。

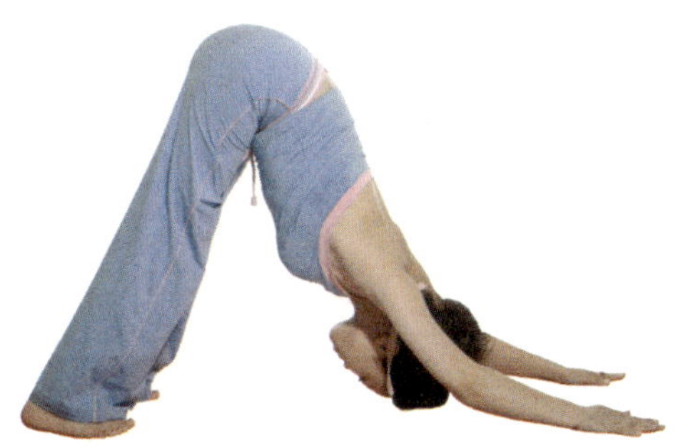

07 呼气，双脚掌心着地，还原下犬式。

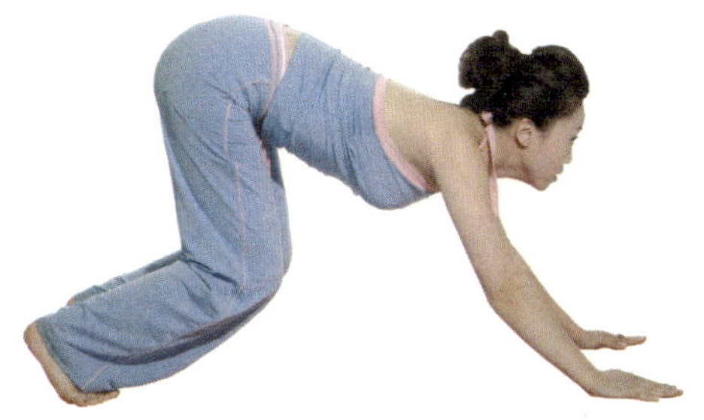

08 吸气，抬头，弯曲双膝，走或跳回双手之间。

魅力伽人一点通

向太阳致敬式适合所有年龄，所有身体状况的人，只要你不去练习自己身体还无法承受的极限。如果你的脊椎有毛病，让你的腿保持向前倾，照顾好自己的后背。这个系列的动作不适合有高血压和心脏病的人，如果你患有眼睛和耳朵疾病，那么我建议你不要进行任何倒置的动作。这个系列的动作也不适合孕妇。

为了能最大程度的受益，把向太阳致敬式当成练习过程中的一部分，经常练习。开始时做两到三个回合，一直练习到能进行12个回合。

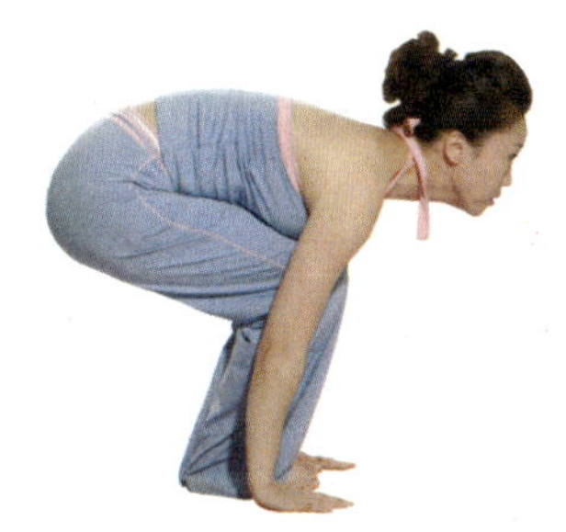

09 呼气，伸直双腿，将腹部贴近双腿。

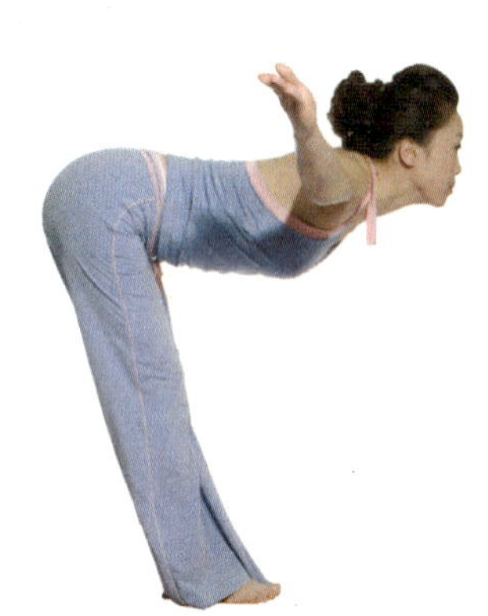

10 吸气，抬头，双臂从身体两侧打开，带动上体向上伸展。

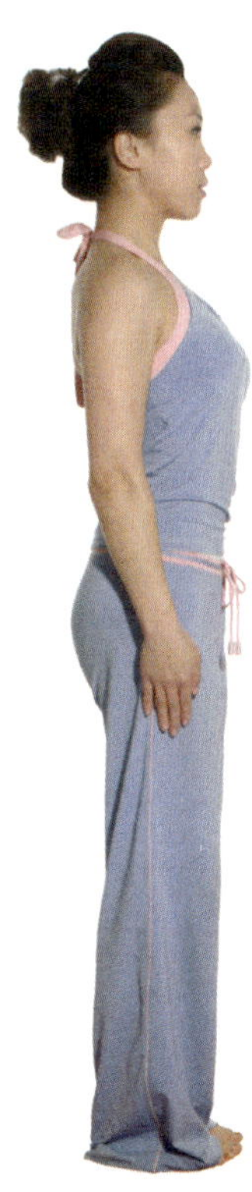

11 呼气，双臂还原身体两侧，头回正中。调整呼吸。

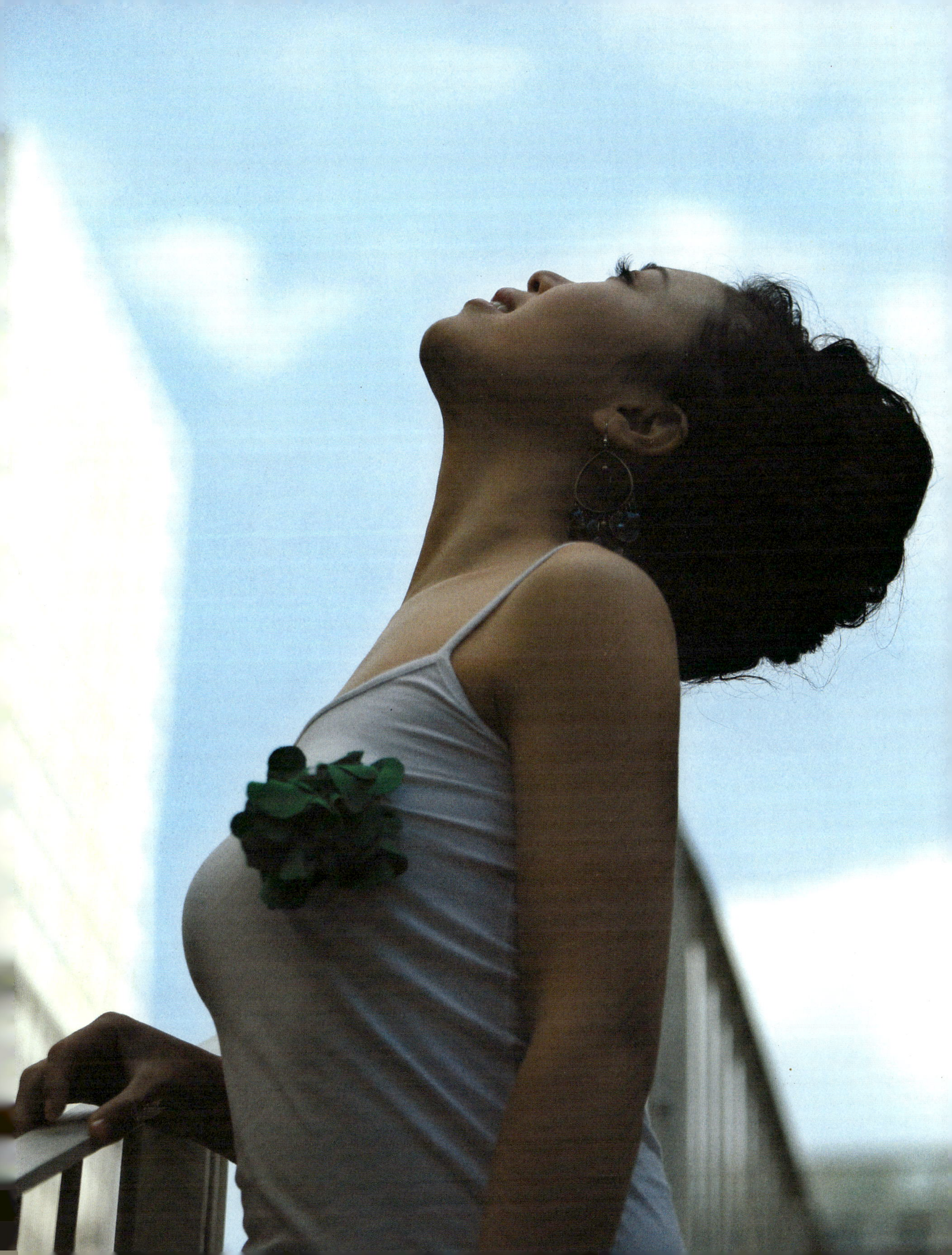

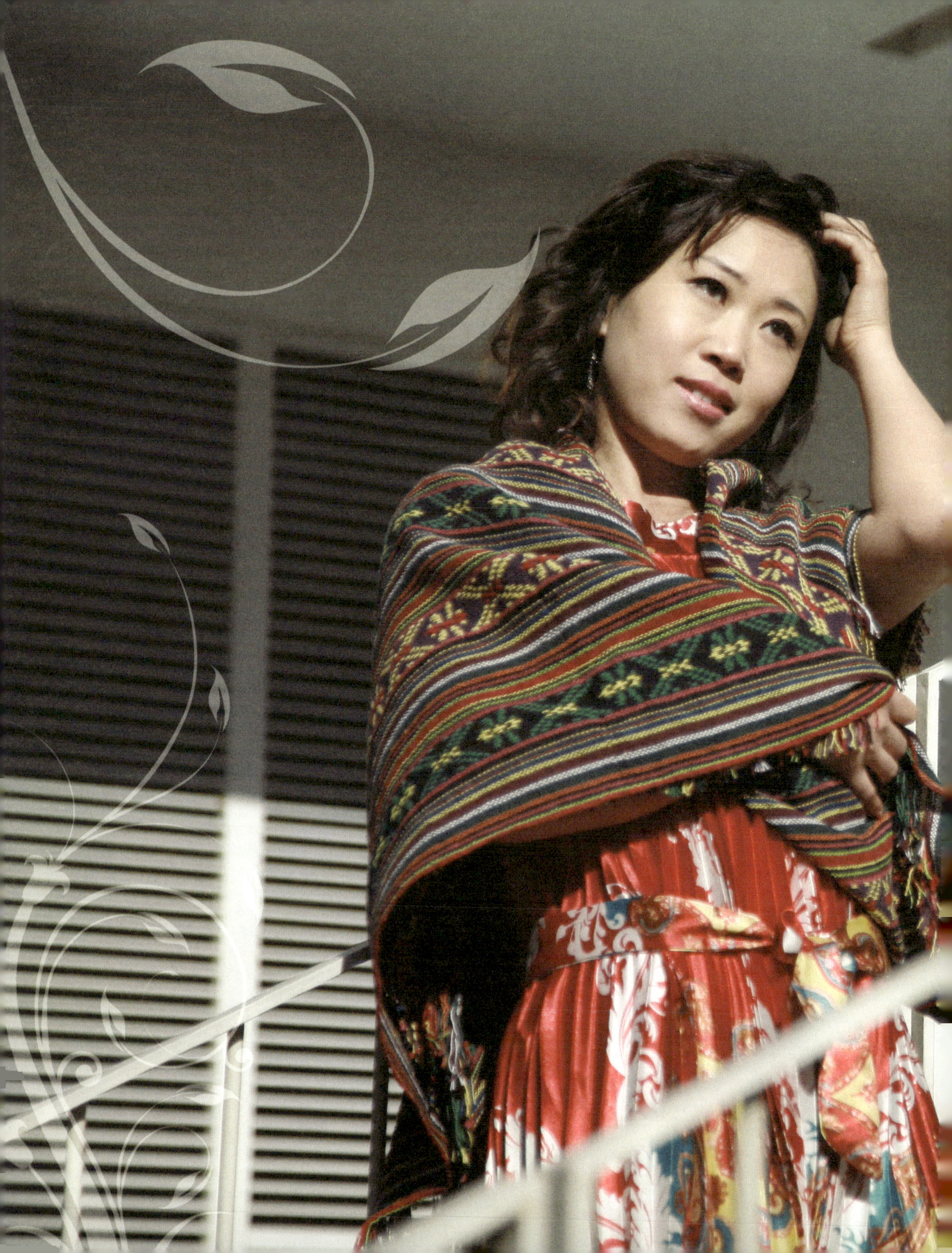

第陆章

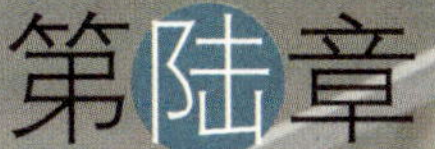

静心养生之告别更年期

年龄似乎是女人永远的天敌，它会无情的在身体上留下痕迹。但我们始终怀揣着永远年轻的梦想。

——玲珑有致的身材

——青春不老的容颜

——永葆年轻的心态

其实，这个美丽的愿望并非遥不可及。

你从何时开始练瑜伽，你的年龄就会停留在哪一年。

瑜伽，让我们修炼完美曲线的身材，练就包容世界的心怀。

在一天的各个时刻里，清晨、午后、傍晚、睡前，

你都可以瑜伽起来，让身体找寻属于它的灵魂！

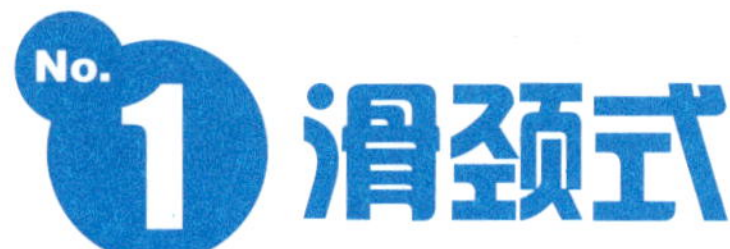

No.1 滑颈式

瑜伽罗盘

功效：

颈部平时活动频繁，因而难以保持水分，极易干燥，从而产生皱纹。滑颈法能很好地放松和舒展颈部，使紧张的情绪得到舒解，有助于消除颈椎疲劳，畅通血液，保持水分，让颈部的皮肤不再暗黄与干燥，从而延缓衰老。

练习时间： 任何时间段
练习场合： 户外，室内
练习次数： 12次
辅助工具： 无
难易系数： ★

问题独白：

时光流逝，岁月如梭，年近四十的我已显现出衰老的迹象了，俗话说：脖子是女人的第二张脸，面对着颈部一天天显现的小细纹，我开始焦虑、紧张、心烦……青春，真的就此不复存在了吗？

瑜伽导师面对面：

颈部练习要做得缓慢而轻柔，切记用力过猛，避免速度太快，用力过猛而导致的头晕目眩的症状，此外颈部过度的拉伸也会造成颈部细纹的产生，我们只要尽量做到自己的极限就好，适可而止。

如果有严重颈椎病的，先咨询医生可否进行瑜伽练习后，再进行练习。

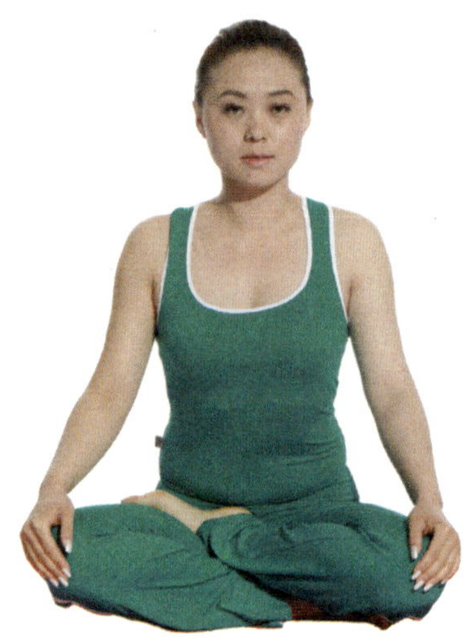

01 盘坐。

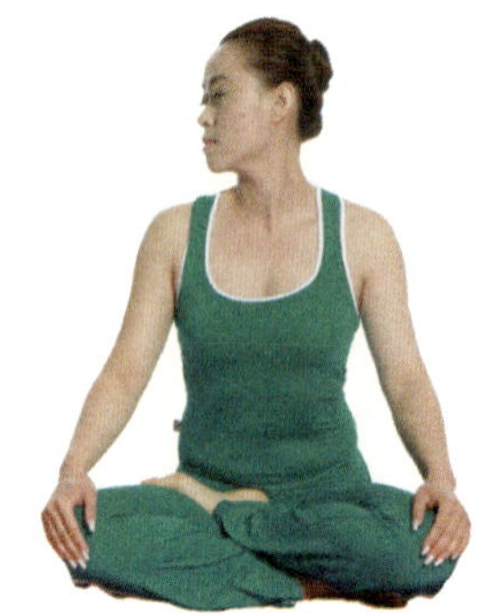

02 吸气，挺直腰背，呼气，头转向右侧，眼睛尽量看右后方，双肩保持不动。

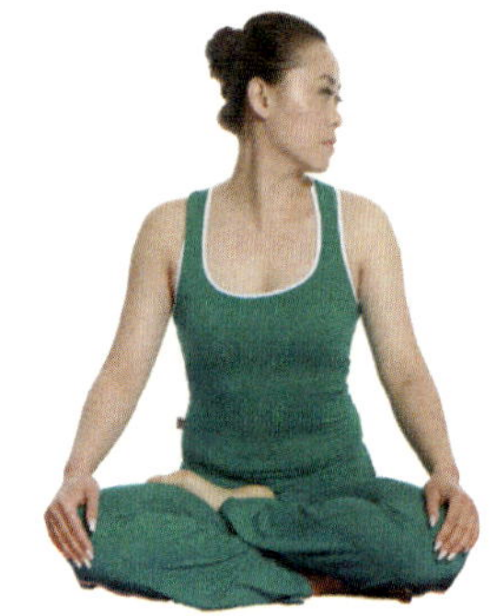

03 吸气，头回正中，随着呼气头转向左侧，眼睛看向左后方，直到下巴与肩膀平行。

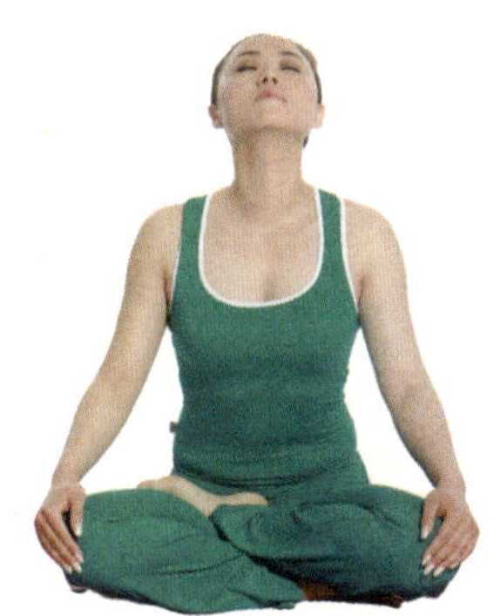

04 吸气，头回正中，呼气，仰头，眼睛向上看。

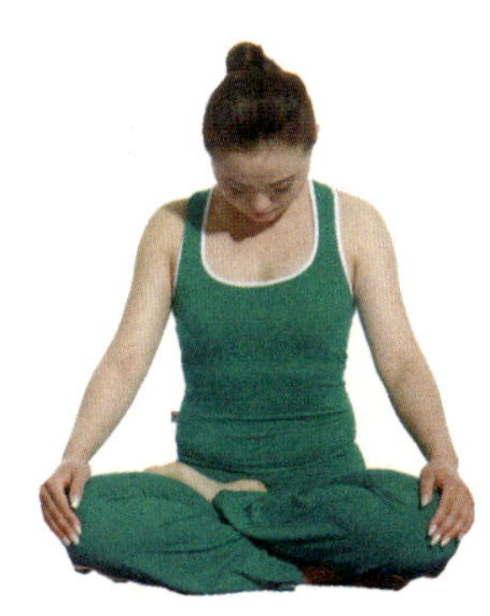

05 吸气，头回正中，呼气，低头下巴找锁骨。

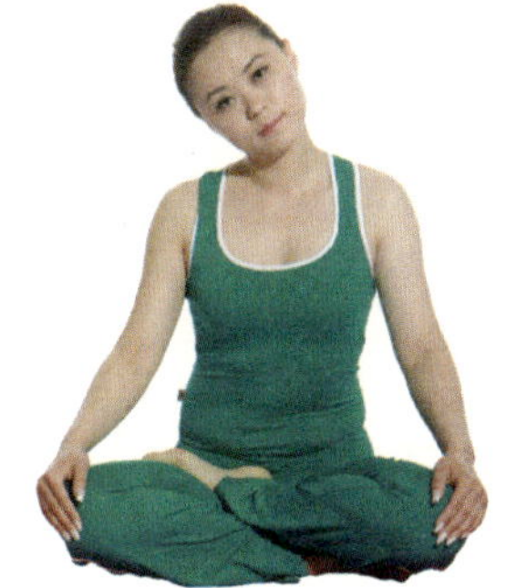

06 吸气，头回正中，呼气，右耳找右肩，肩膀放松。

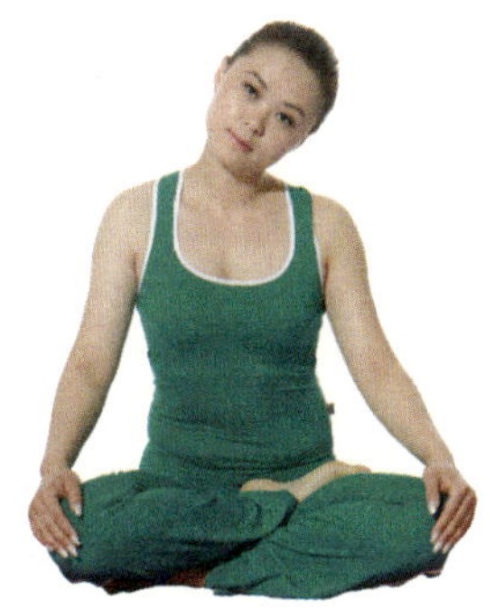

07 吸气，头回正中，呼气，左耳找左肩。

08 吸气，头回正中，呼气，放松。

魅力伽人一点通

女人有三张脸，就是脸、颈和手，可见拥有一个漂亮的颈部对女生而言的重要性。在这里我们不提倡任何的整形和微整形，自然才是最纯真的美。

想要拥有一个漂亮的颈部，只要运动加保养就好，运动为主，保养为辅，每天做一些瑜伽动作，使颈部得到很好的舒缓、循环和放松；同时配合一些乳霜和精油的按摩，使颈部更加细腻平滑。

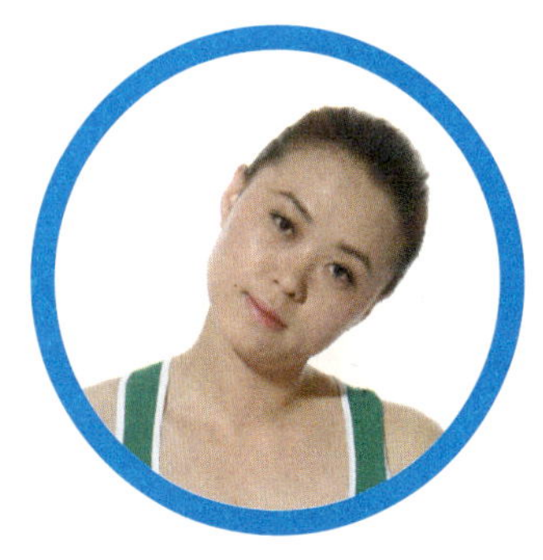

No.2 肩颈式

瑜伽罗盘

功效：

肩肘运动能扩展胸部，放松两肩关节，补养加强背部上方，特别是肩胛骨区域，又能收缩肩部肌肉，使肩部线条更优美，还能缓解肩部以及背部的压力，消除肩胛骨的疼痛感。

练习时间：任何时间段
练习场合：户外，室内
练习次数：3－5次
辅助工具：无
难易系数：★

问题独白：

久坐电脑桌，肩像刘罗锅。高科技时代，人人都对着电脑工作，久而久之，科技在进步，我们的身体状况却在退步。常坐在电脑桌前，我的肩膀好像不是自己的一样，麻木酸痛，恨不得想用把大锤子狠狠地敲自己一下，这滋味，真是难受啊！

瑜伽导师面对面：

随着科技的发展，时代的进步，人们的生活节奏越来越快，这种快节奏的生活往往让人们无暇顾及自己的身体状况，只有在症状累积到一定程度才开始关注，积劳成疾，是最不可取的。任何一项运动都要从点滴做起，循序渐进。瑜伽是一种很好的柔性锻炼法，贵在坚持，一个月后，你会发现你的症状有了明显的缓解，神奇吧！

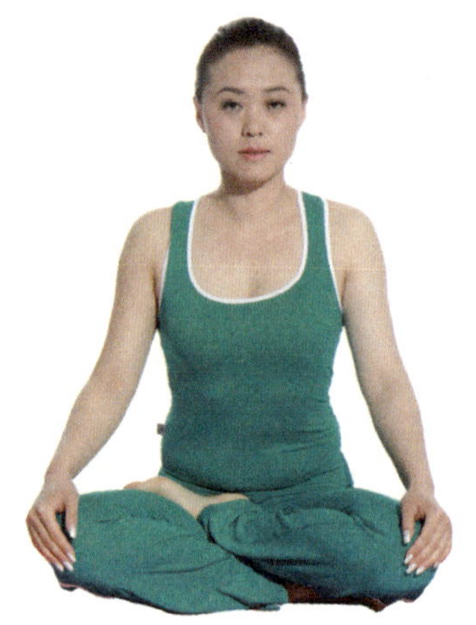

01 盘坐或站立。

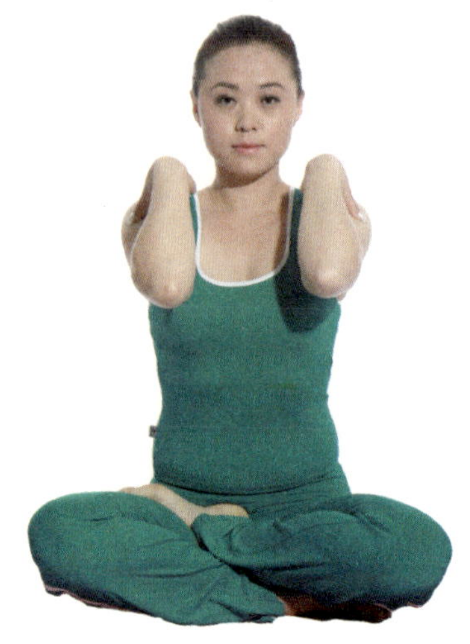

02 双手指尖搭在肩头。

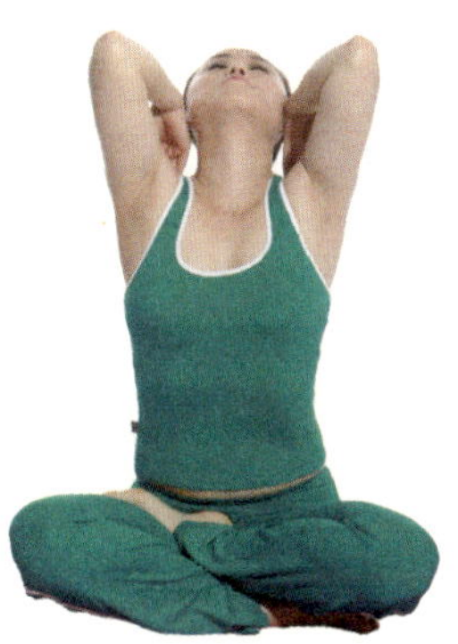

03 吸气，仰头，向上向后打开双肩。

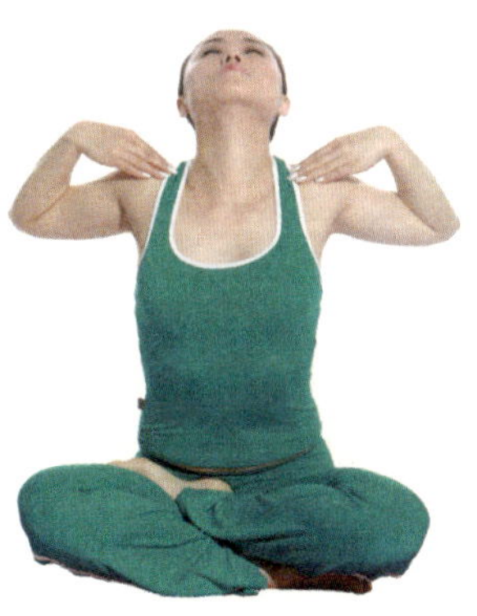

04 向后，肩胛骨尽量相触。

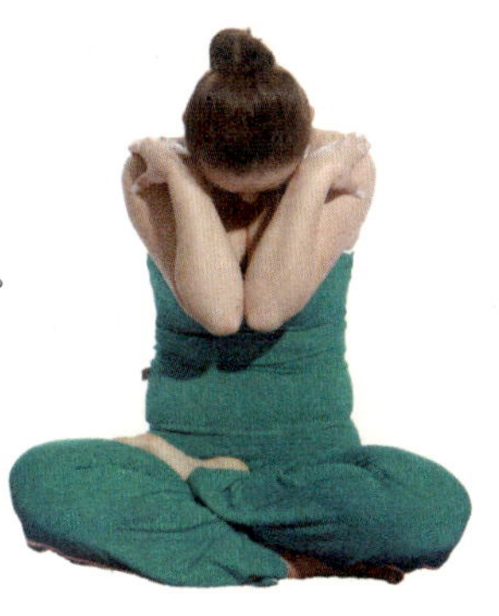

05 呼气，含胸低头肘尖相对。

魅力伽人一点通

练习这个体位时，注意不要让手臂松垮无力。进行练习时要用心感受其手臂肌肉的变化。

长时间的肩部酸胀疼痛，与你平时的习惯和姿势有很大关系，建议久坐的人们一定要保持标准坐姿，每坐一个小时要起身活动一下，用两手轻轻按摩一下双肩，两三分钟换一个健康的身体，何乐而不为呢？

No.3 扭背式

瑜伽罗盘

功效：

使背部肌肉群更富有弹性，从而预防驼背和腰部风湿痛等问题，促进消化与排泄。

练习时间：任何时间段
练习场合：户外，室内
练习次数：3—5次
辅助工具：无
难易系数：★★★

问题独白：

21岁：妈妈天天说我，年纪轻轻的走路就弯腰驼背的，一点精气神儿都没有，像个蔫茄子……

47岁：风湿的困扰，让我的生活一片灰暗。广告上所有的风湿骨痛贴我基本上都使用过了，缓解一时缓解不了一世，哎……

瑜伽导师面对面：

脊柱扭转式，做这个体位时，腰背要挺直，臀部不能离地。尽可能的让双肩向后打开。将意识集中在腰腹部。

此动作对背部的拉伸非常有效，能使背部的肌肉得到很好的舒展，从而达到舒缓放松的效果。

当然，练习的同时，我们在日常生活中保持正确的姿势也是非常重哟！

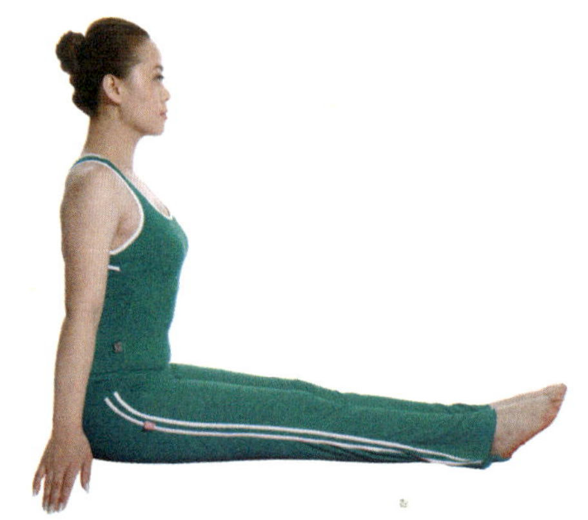

01 坐立，双腿双脚伸直并拢腰挺直，双手搭放体侧。

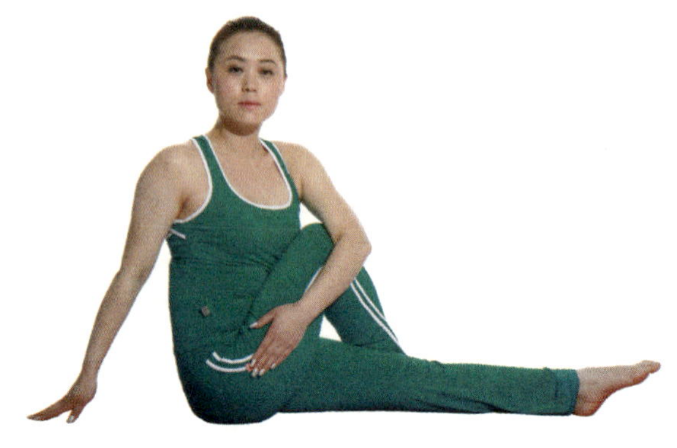

02 曲右膝将右脚放于左腿的外侧，伸出左臂环抱右腿，大腿尽量靠近身体。

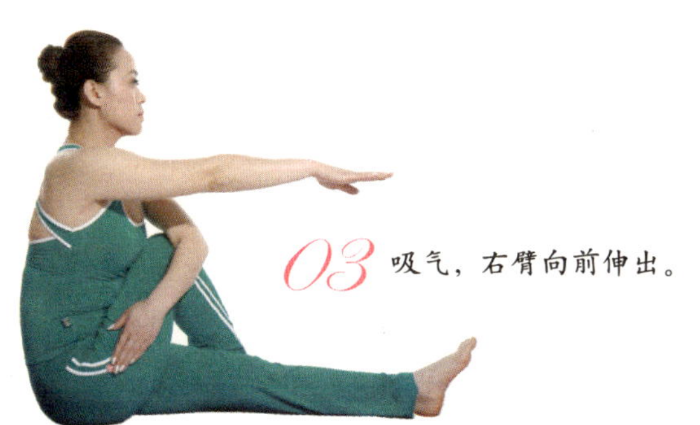

03 吸气，右臂向前伸出。

04 呼气，右臂带动身体向右后方扭转，眼睛看向右手指的方向，右肩向后打开，尽量使双肩平行。停留3～5个呼气。

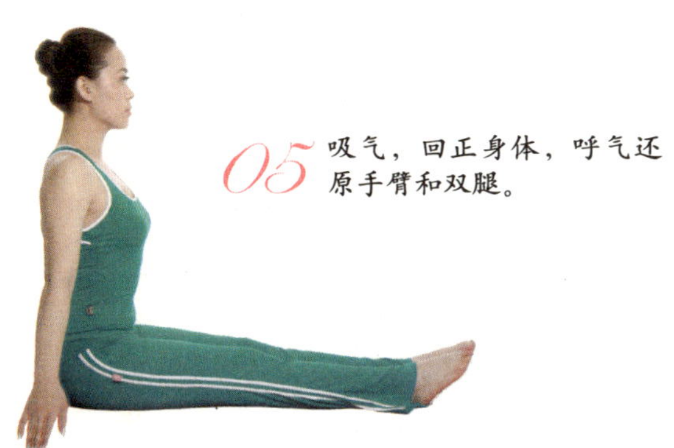

05 吸气，回正身体，呼气还原手臂和双腿。

魅力伽人一点通

经常练习这个动作，你会觉得背部发热，这真是风湿病患者的福音，一段时间后，你自然而然的昂首阔步了，再过一段时间你会觉得背部的肌肉有所紧实，女士在穿衣时会惊奇的发现，后背不会再露出令人尴尬的两条小肉肉了，背部线条变得更加挺拔了……这一切，汇集成你自信的源泉，久而久之，你还有什么可担心的呢？

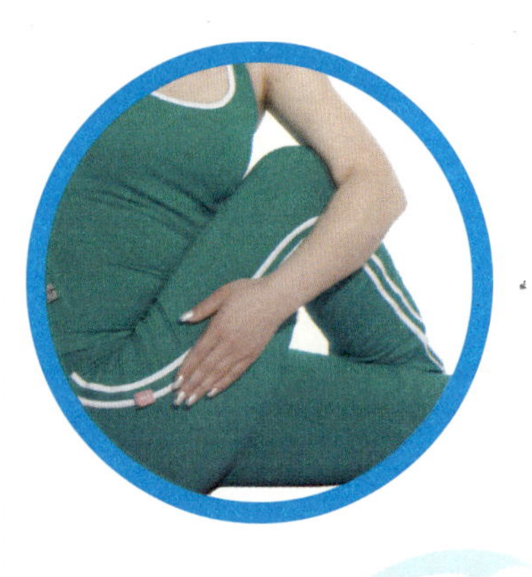

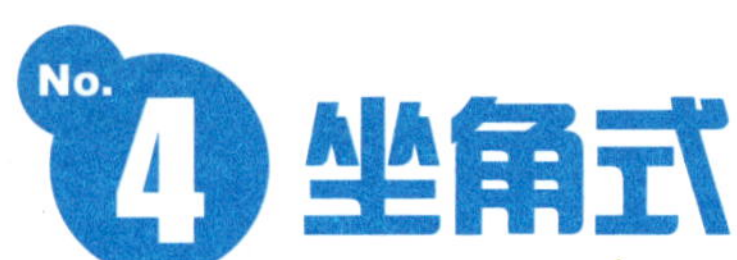

No.4 坐角式

瑜伽罗盘

功效：

增加脊柱柔韧度，增强肺活量，同时促进消化系统。

练习时间：任何时间段
练习场合：户外，室内
练习次数：3－5次
辅助工具：无
难易系数：★★★

问题独白：

年过四十，我已经正式荣升为“老腰”级别了，弯腰捡根头发起身时腰部脊柱总能来个“嘎嘣嘎嘣”的小配乐，声音有时大的都能令老公在旁边偷笑，哎……我真是无奈又无语。

瑜伽导师面对面：

随着年龄的增长，或是日常锻炼活动的时间减少，就会造成一些脊柱僵硬的状况，对此我们千万不能忽视，切记要多加锻炼和活动，缓解脊柱压力和僵硬状况，否则等到脊柱变形扭曲或侧弯是就为时已晚了。

坐角式能很好的舒展脊柱，缓解压力，锻炼的同时又能增加肺活量，促进消化，有一举三得的功效，何乐而不为。

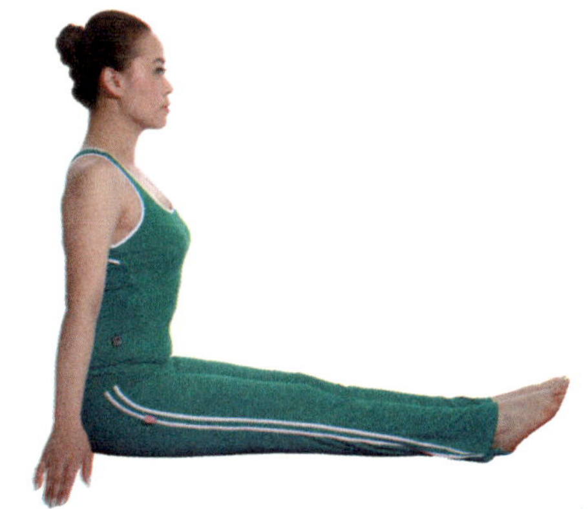

01 坐立，腰背挺直，双臂搭放体侧，双腿双脚伸直并拢。

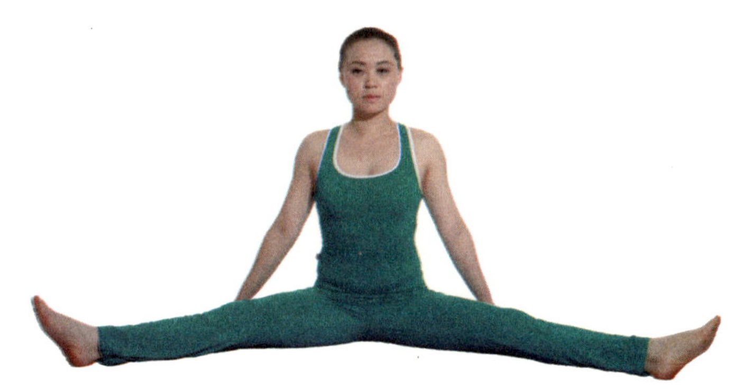

02 坐立，双腿左右大大的分开，挺直膝盖。

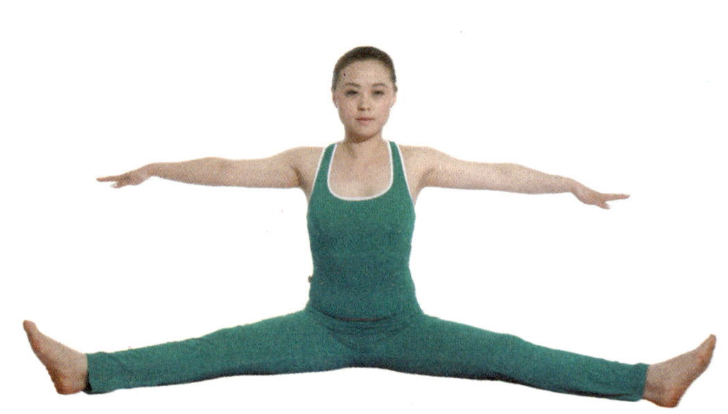

03 吸气，双臂侧平举。

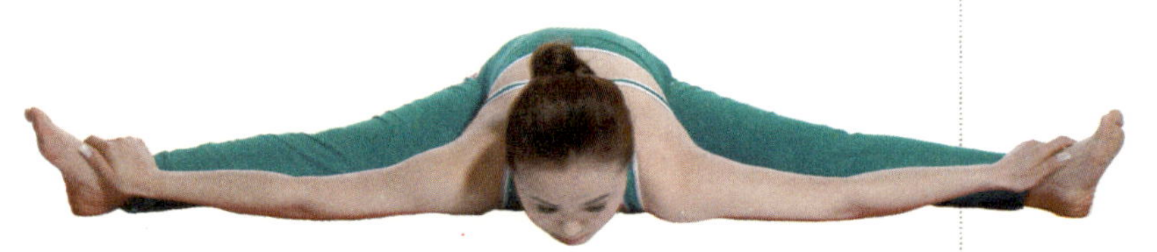

04 呼气身体向前向下，手抓脚，尽量使下巴和胸部触地，停留（3—5）个呼吸。

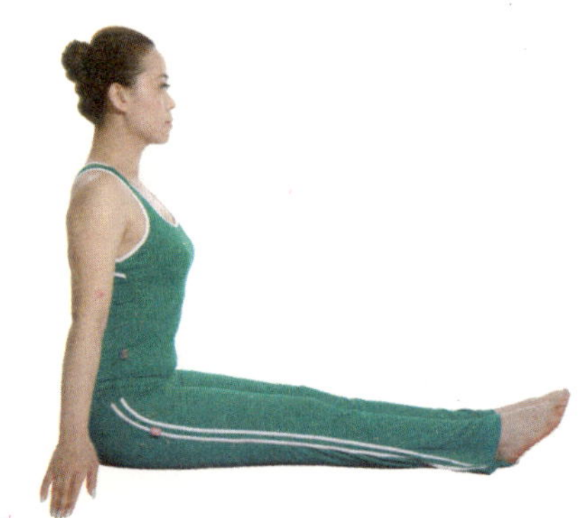

05 吸气起身直立，呼气还原手臂，收回双腿。

魅力伽人一点通

在做这个动作时，膝盖要尽量挺直，身体随着呼气慢慢下沉。做到自己的极限边缘，就可以。不要过于勉强，以免受伤。

一定要有耐心，坚持一段时间，也许是三个月也许是五个月，你会发现你不再是“老腰”了，而是名副其实的“小腰精”啦，老公自然对你刮目相看。

另外有便秘困扰的练习者们一段时间后是否感到有所缓解呢，继续坚持把，益处可不止这些呦。

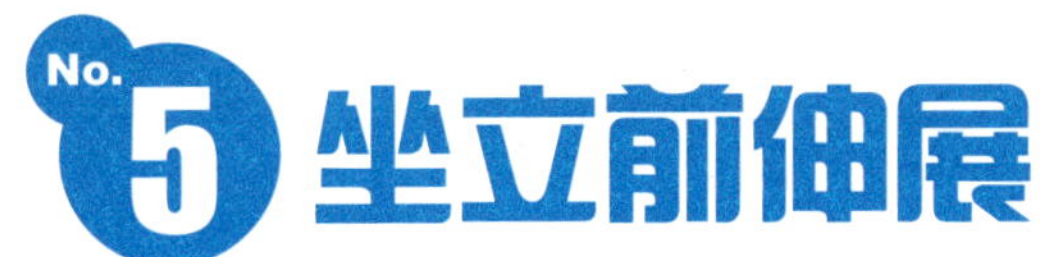

No.5 坐立前伸展

瑜伽罗盘

功效：

加强两腕、两踝和骨盆的灵活性，使神经系统得到增强。有效加强手臂力量，美化手臂线条。

练习时间： 任何时间段
练习场合： 户外，室内
练习次数： 3－5次
辅助工具： 无
难易系数： ★★★

问题独白：

年纪大了，手脚越来越笨了，甚至有时端个汤盆都端不稳，可惜汤盆是小事，“岁月不饶人”才真正是让我黯然伤神的地方，穿衣服时也要注意，袖子一定要长，遮盖住肌肉松弛、下垂的大臂，青春真的就一去不复返了吗？

瑜伽导师面对面：

做前伸展式，是一个偏重力量的体位练习，它能够有效地加强双手臂的力量，进而美化手臂的肌肉线条，使原本松弛下垂的手臂逐渐变得紧致有弹性。

同时当全身都支撑起来时，增强了两腕两踝的压力，一起一落间，充分活动了手腕和脚踝，增强了灵活性，强化了我们的神经系统。

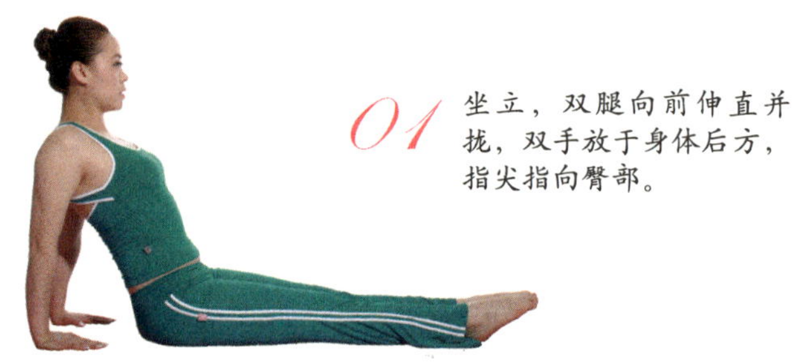

01 坐立，双腿向前伸直并拢，双手放于身体后方，指尖指向臀部。

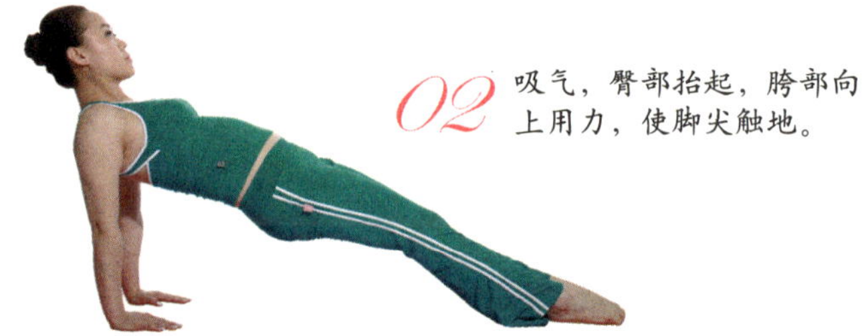

02 吸气，臀部抬起，胯部向上用力，使脚尖触地。

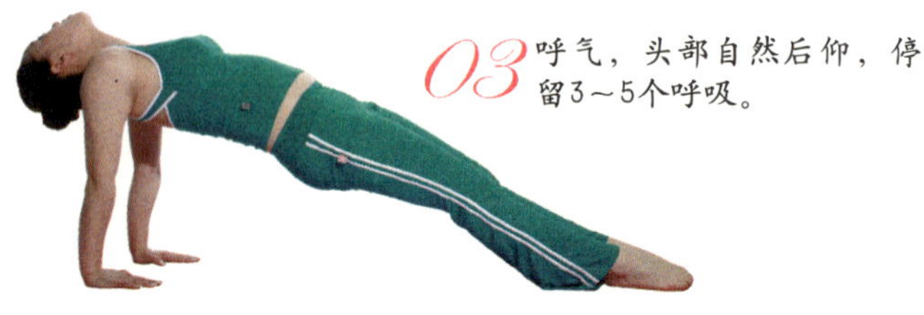

03 呼气，头部自然后仰，停留3～5个呼吸。

魅力伽人一点通

练习这个体位时，初学者可能掌握不好平衡，容易向两侧倾斜或者支撑不住。没关系，你只要精力集中，胯部向上用力推，尽量挺直膝盖，颈部一定要放松，收紧臀肌。身体自然会找到平衡。

此外做这这动作时，千万注意不要起得过猛，避免手腕和脚踝一时承受不住压力而造成运动损伤，做时要动作轻缓，不能达极限时就不要再逞强，避免带来不必要的伤害。

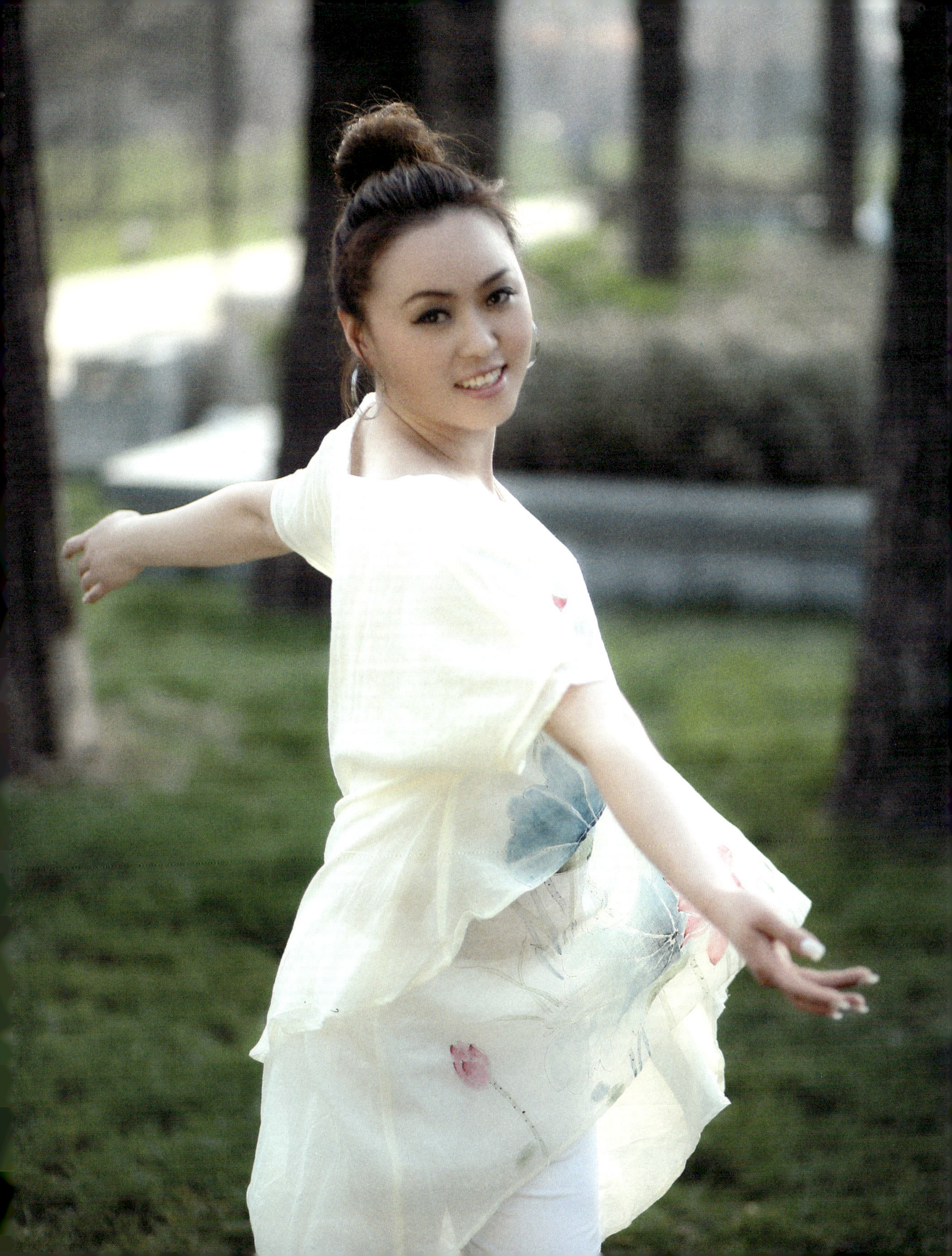

战士一二三连贯式

瑜伽罗盘

功效：

强壮腿部肌肉，有助于消除小腿抽筋的现象，促进体态平衡，按摩腹部器官，同时消除髋部周围的脂肪。

练习时间：任何时间段
练习场合：户外，室内
练习次数：3－5次
辅助工具：无
难易系数：★★★

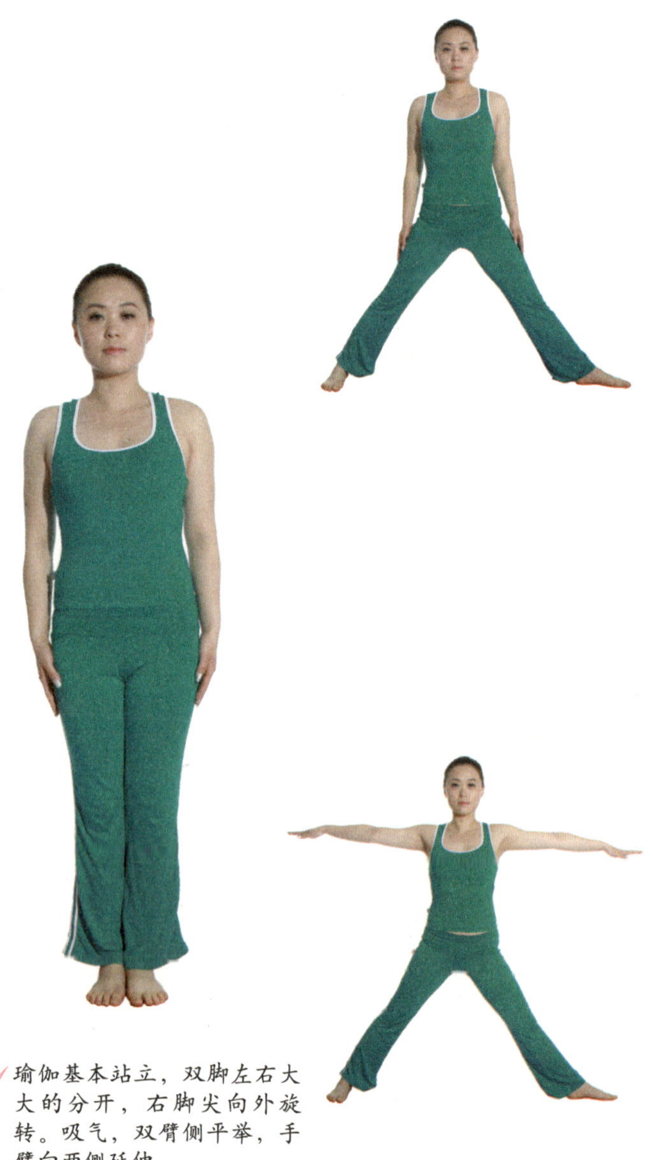

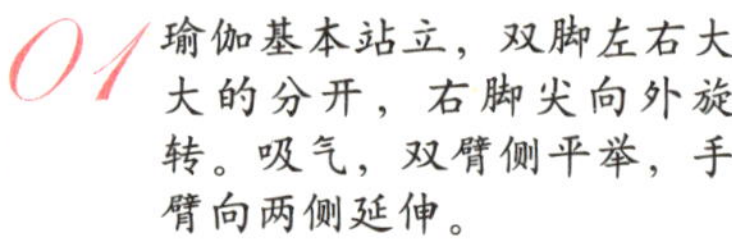

01 瑜伽基本站立，双脚左右大大的分开，右脚尖向外旋转。吸气，双臂侧平举，手臂向两侧延伸。

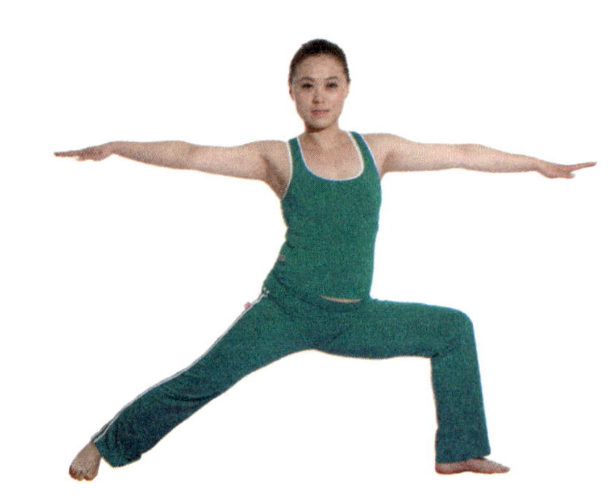

02 呼气屈左膝，使右腿成直角，保持停留。

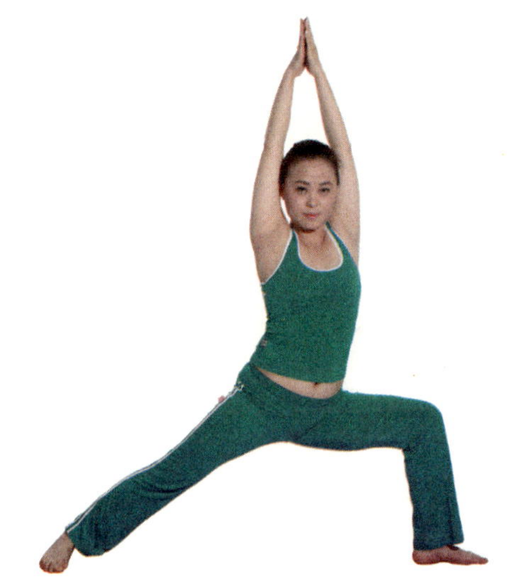

03 吸气，翻转手掌吸气双臂高举过头顶，双手合十拇指相扣。

问题独白：

经常穿高跟鞋，稍有不适就会小腿抽筋、酸痛，年龄一大更比不上那些年轻姑娘们了，只要把脚伸进高跟鞋就会感到足底疼痛了，心底不禁感叹：做女人真难，做漂亮女人更难！

瑜伽导师面对面：

高跟鞋是许多女性的“宠儿”，从视角上令双腿变得修长，走路时更加高贵优雅，姿态撩人，可惜高跟鞋亦同时带给她们许多痛苦和烦恼。由于长时间穿着不合适的高跟鞋，女士们经常出现脚底疼痛、小腿疲劳、腰酸背痛等问题，增加患上足底底膜炎、关节炎、骨盘前倾、膝盖劳损、大拇趾外翻等毛病。

这个连贯式瑜伽体位，正好针对高跟鞋带来的生理问题。强化腿部的肌肉，伸展长期劳损的关节和肌肉，以及加强身体的平衡感和隐定性。

魅力伽人一点通

穿上高跟鞋后，身体重心就会向前面，令盘骨前倾，加大腰椎弧度，腰背肌肉长期过度用力劳损，会引致腰酸背痛。

这个动作同时能够很好的纠正骨盘前倾问题，伸展背部、胸部和脊椎；亦有助舒缓腰背痛及坐骨神经痛。对于强化脊椎及身体柔软度很有帮助。

在做这个连贯动作时，要特别注意：一式弯曲的腿要成直角，二式上体要完全的扭转，反方向的腿要挺直，三式要使身体成“T”字型。

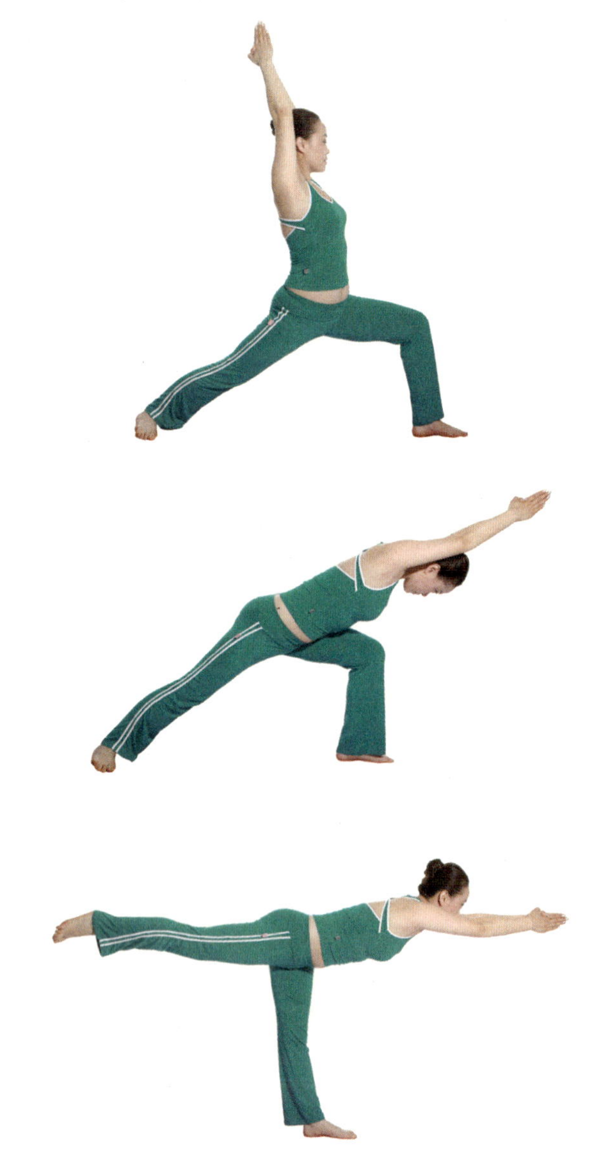

04 呼气，上体向右侧扭转，保持自然的呼气使脊柱向上伸展，上体向前延伸，挺直右腿，同时抬高左腿，使双臂，背部和左腿成一条直线，眼睛看向手指的方向。

No.7 顶礼式

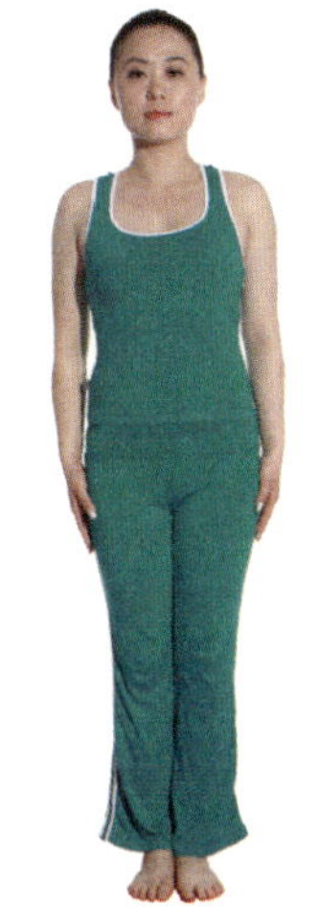

01 基本站姿站立。

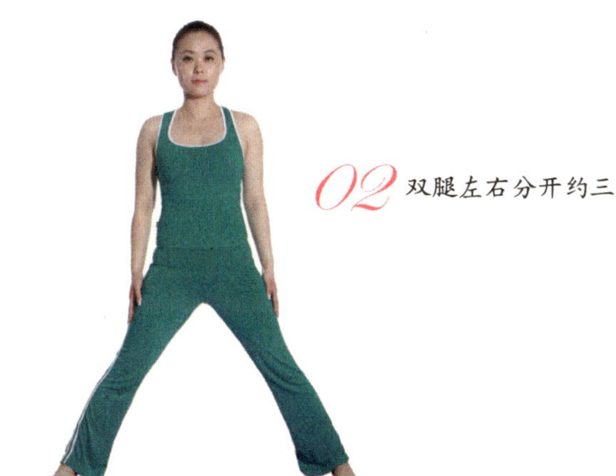

02 双腿左右分开约三肩宽。

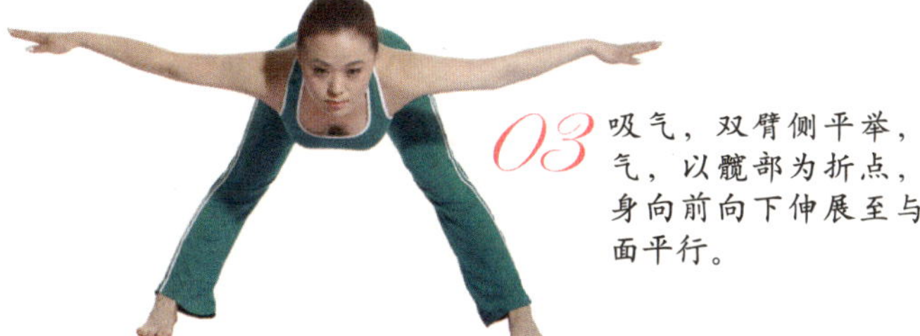

03 吸气，双臂侧平举，呼气，以髋部为折点，上身向前向下伸展至与地面平行。

瑜伽罗盘

功效：

促进脑部的血液循环，同时伸展腂旁踺和双腿肌肉群。让血液涌向头部面部，排除面部毒素达到美容的效果。

练习时间：任何时间段
练习场合：户外，室内
练习次数：3－5次
辅助工具：无
难易系数：★★★

瑜伽导师面对面：

做这个动作时，两腿、两臂都伸直保持在一条脊柱的直线上；上身向后稍仰帮助增加脊柱的弯度与弹性，颈部稍后仰时可以舒展喉咙和开阔心胸，促使气息大幅度的深入脏腑，对脏腑进行气流的按摩和氧的输送，同时帮助身体脊柱舒展。

手臂上举，可以打开横膈膜，促使气息深入腹部而有充实感，使它对脊柱后仰时，后腰椎、腰肌部分得到收缩的调整，增强脊柱与后腰的柔软度，腰腹同时有一定的强度的支持，并能够加强背与腰之间的灵活性，调节整个脊柱神经系统。通过气息的深入，让新鲜的血液循环的更加顺畅，具有消除背部疼痛及脊柱僵硬症状，改善平时的不良坐姿和站姿，使人体更加自然挺拔舒适。

问题独白：

现在工作压力大，只要一熬夜，次日清晨，总会觉得背部疼痛及脊柱僵硬，双腿酸软无力，最郁闷的是脸上还会冒出两个小痘痘，看着镜中的我一脸倦容，真是太郁闷了！

魅力伽人一点通

在医学上研究表明，人体这样举臂舒展的地站立着，对身心，对脊柱都是一个非常良好的调整姿势，既轻松又呼吸舒畅。而对于后弯弧度大的姿势，则会改变人体这个“S”形生理弧度，使脊柱的弧度、背部肌肉、韧带产生过度僵持，加重竖脊肌及腰骶部肌肉的负担，经常类似这样的姿势，因呼吸不畅而导致背部肌肉群的痉挛与腰椎受力的慢性劳损。

后仰稍有度即可，莫以后仰身形为美，颈椎、肩部、腰部有问题者，呼吸不能深入腹部者、气虚者、气血体质虚弱者等，都要注意减少后仰的幅度，练习体式不是让你姿势好看，而是调理和调治身体存在的障碍问题。

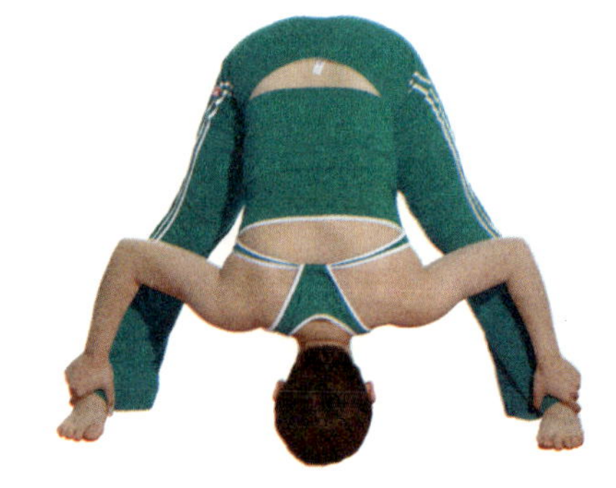

04 双手抓双脚脚踝，头顶触地，脊椎放松。

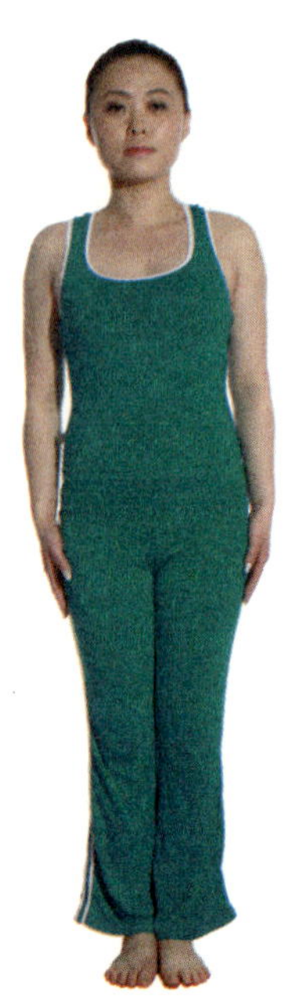

05 吸气，慢慢按原步骤返回直立站姿。

No.8 半蝗虫

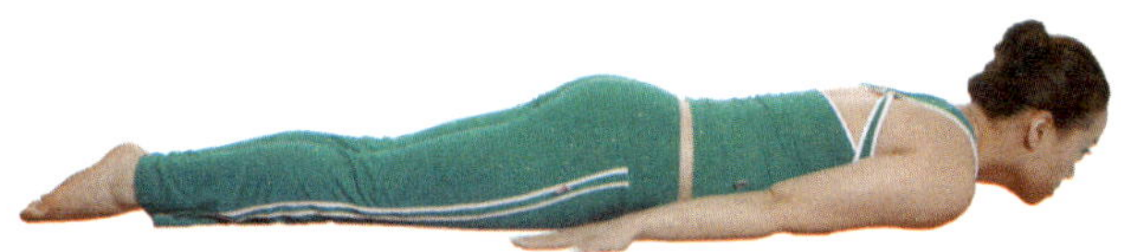

01 俯卧，下巴抵住垫子，双手掌贴地放在身体两侧。

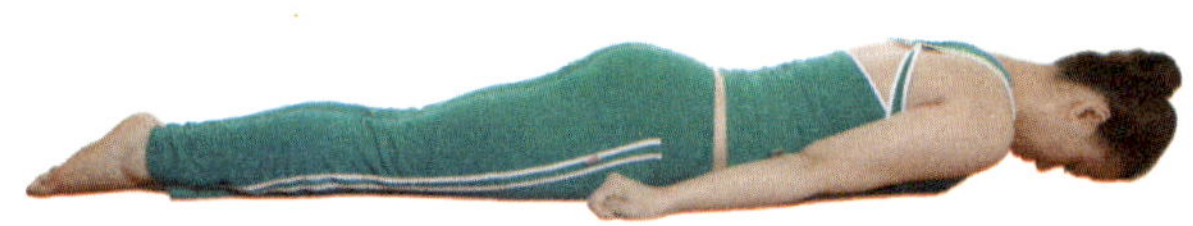

02 双手握拳，深深呼吸，额头点地。

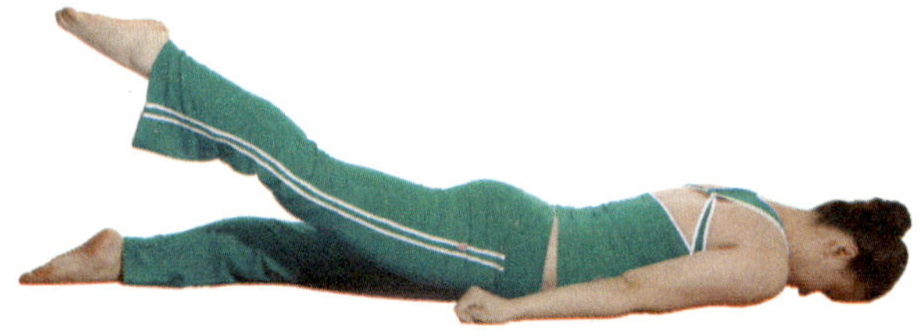

03 双拳向下按，尽量把右腿抬高，左腿用力向下抵住垫子以便使右腿升得更高。

04 右腿轻轻放回地面，手掌放开，手掌贴地，呼气放松。

魅力伽人一点通

练习这个体位时，要尽量保持身体的平衡，上举的腿部要尽量向上和向外伸出，从而拉伸腰部，另外一条腿要尽量收紧肌肉，以达到更好的效果。此外当一条腿抬高时，要保持另一条腿不要离开地面。

此外，对于年老、身体超重或有其他原因不能做全蝗虫式的人，它是非常好的姿势，有着和全蝗虫式一样好的效果，但程度稍逊。

让我们丢弃那些令人难受的束身衣吧，通过自然健康的运动，打造曲线身材，通过坚持不懈的练习，塑造坚实紧翘的双臀。

瑜伽罗盘

功效：

这个体式有效改变臀部肌肉松弛症状，臀部收紧的力量能打造出结实的臀部肌肉，充分锻炼到臀大肌，可以挤压和消除臀部多余脂肪，防止臀部下垂。同时可缓解坐骨神经痛。

练习时间：任何时间段
练习场合：户外，室内
练习次数：3－5次
辅助工具：无
难易系数：★★

问题独白：

女人年过四十全身肌肉就开始松弛，尤其是臀部，是一个尴尬又难为情的情况，开始尝试穿着各种美体内衣，又热又勒，时间长了还上不来气，最心灰意冷的是脱下美体内衣时不愿面对事实，这样的身材，叫我如何穿上心仪的裤子跟裙装呢？

瑜伽导师面对面：

针对肌肉松弛和臀部下垂这一问题，建议广大女性们一定要慎重选择美体塑身内衣，长时间穿着会造成腹内器官压力过大，血液循环流通不畅而引发的各种疾病。

我们应该采取有效地运动来改善，而不是治标而不治本的去伪装。这个体式有效改变臀部肌肉松弛症状，臀部收紧的力量能打造出结实的臀部肌肉，充分锻炼到臀大肌，可以挤压和消除臀部多余脂肪，防止臀部下垂。

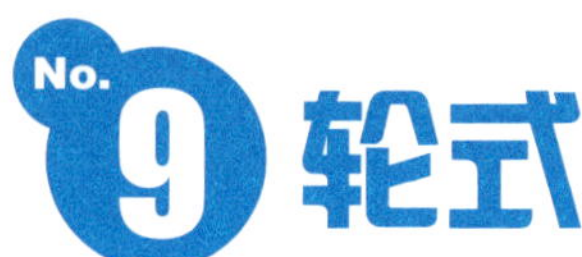

No.9 轮式

瑜伽罗盘

功效：

使脊柱健康柔韧，滋养和增强腹部肌肉群，使内脏器官和腺体受益，血液循环得到增强新鲜的血液涌向头部从而使头脑清醒感觉敏锐。

练习时间：任何时间段
练习场合：户外，室内
练习次数：3—5次
辅助工具：无
难易系数：★★★★

问题独白：

上班时总是坐着，一到下午总会觉得手脚冰凉，穿上外套身上又会出汗，手脚并没有得到缓解，反倒觉得脑袋沉沉的，怎么也打不起精神来，昏昏欲睡，什么都懒得做……面对着小山似的工作，怎一个急字了得！

瑜伽导师面对面：

长时间保持一个动作会导致脊柱僵硬，同时也会导致部位性供血不足，例如：手脚冰凉，脑袋昏沉，无精打采。

练习这个体位，能够促进全身血液循环，滋养全身的肌肤，让人头脑清爽，容光焕发。强化腹部及大腿肌肉，让背及臀更柔软，增加记忆力，还能舒缓气管、喉咙的毛病。

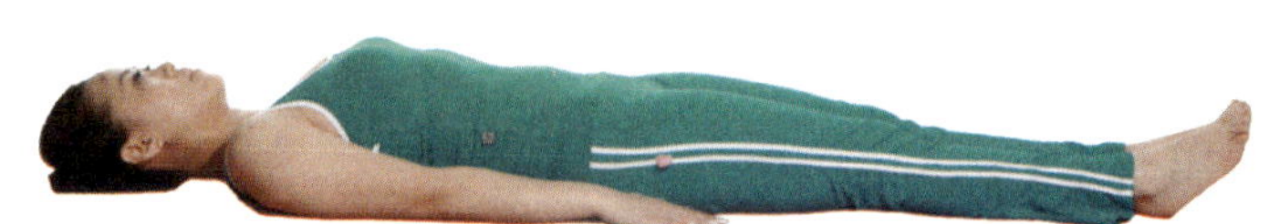

01 仰卧，双腿双脚伸直并拢，双手搭放体侧。

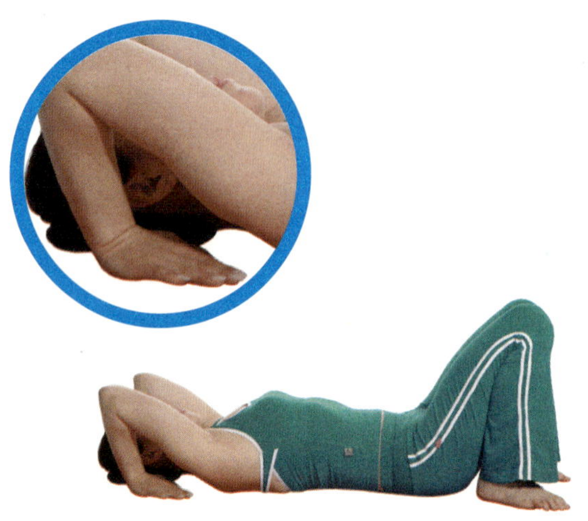

02 弯曲双膝脚跟尽量靠近臀部，双手放于头部两侧，指尖指向双肩的方向。

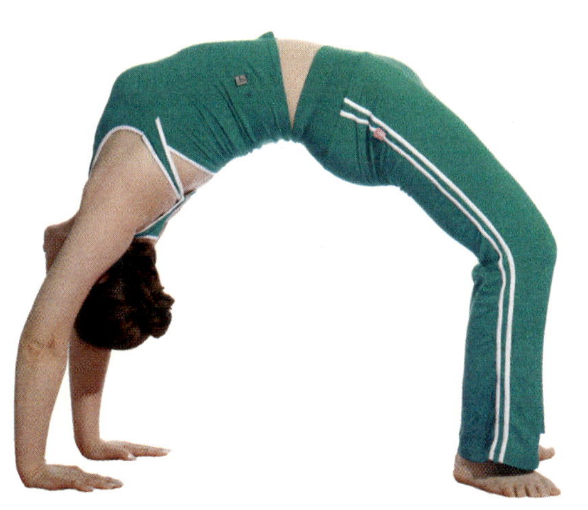

03 吸气腰部用力撑起身体，双腿及腰部成弧度，头部放松，停留3～5个呼吸。

04 呼气，身体还原，曲双膝靠向腹部双手抱住，反向放松。

魅力伽人一点通

练习这个体位时，会出现一些很常见的错误，例如臀部没有抬高；头没有离地；脚及膝盖向外弯；两脚没有伸展；臀部往外，破坏身体平衡；脚底没有贴地；背没有充分弯曲；身体偏向一边；手没有平行置于头的两侧；手臂没有伸直；肩膀没有向上拱起。这些问题在练习中一定要注意。还原时后脑勺先触地再慢慢放下身体，量力而行不可勉强。经期不要作此练习。有严重颈椎病的练习前，请先咨询医生。此外，有高血压及眩晕症的人禁做此式，如双臂无力，亦可将头着地辅助平衡，但不可将重心全放于头部。

温馨小提示：

也可连接狭义个动作屈膝压腹来放松腰部。

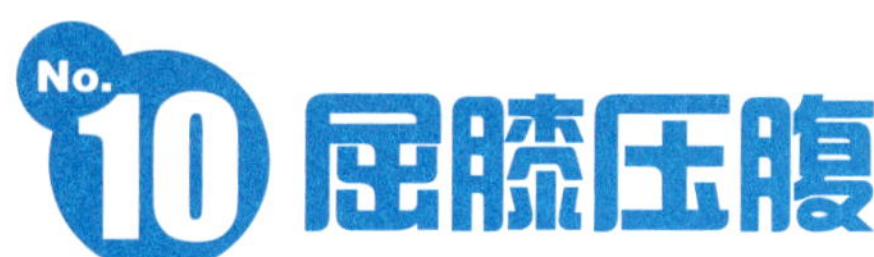

瑜伽罗盘

功效：

补养加强腹部器官，有助于减轻便秘，对腹部胀气有极好的疗效。

练习时间：任何时间段
练习场合：户外，室内
练习次数：3－5次
辅助工具：无
难易系数：★★

问题独白：

“通一通多年的老便秘，省力又省心。”这句脍炙人口的广告词已深入人心，想去尝试却又想起那句老话“是药三分毒”，但是便秘确实是我多年来的一个困扰，不但影响了我的生活作息，更拖垮了我的皮肤，事实上我是多么想“省力又省心”啊！

瑜伽导师面对面：

便秘，是现代人群普遍存在的一种症状，究其主要原因就是生活压力较大，工作生活时间作息不正常，导致生物钟的紊乱，进而引发便秘。

想要缓解此症状，保持正常的作息是最主要的，另外就是做一些运动令自己放松，缓解一些压力，让身体得到很好的释放。这个体位能够加强腹部器官的按摩，有助于减轻便秘，对腹部胀气有极好的疗效。

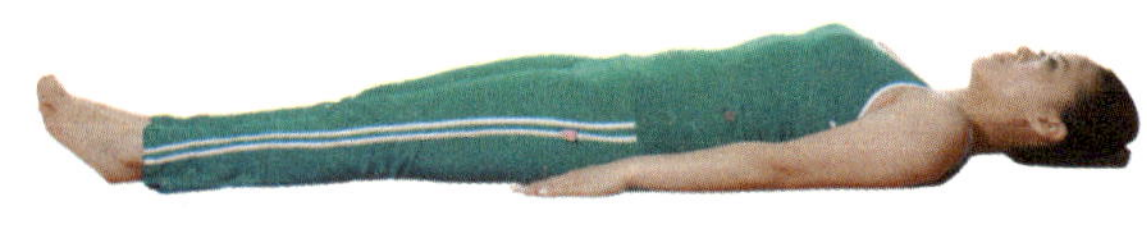

01 仰卧，双腿伸直。

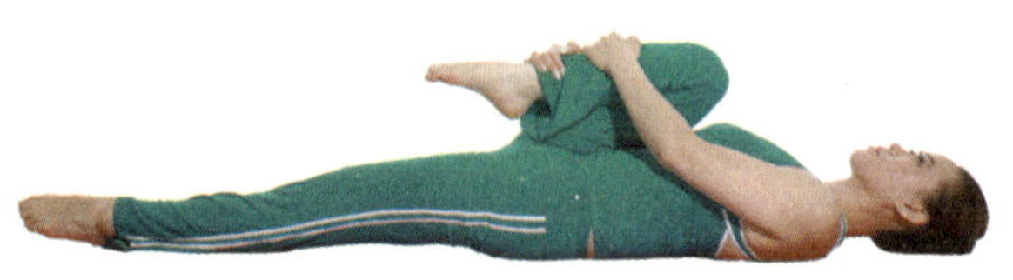

02 吸气，屈右膝，双手抱住右小腿。

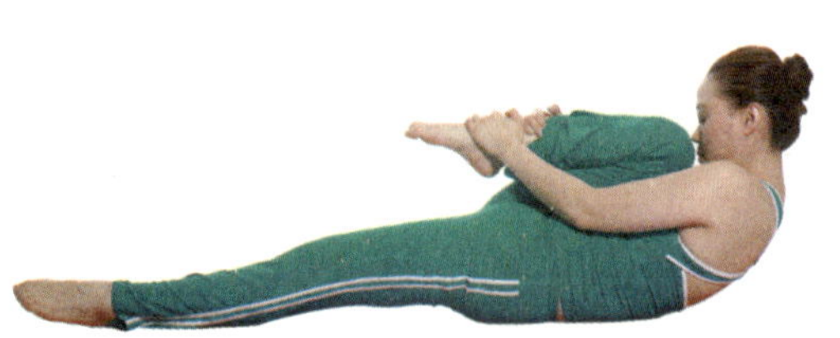

03 呼气，大腿尽量靠近腹部，绷脚背，屏息抬起上半身，鼻尖去触膝盖。

04 吸气，还原上体，呼气放松，反方向重复。

魅力伽人一点通

身体的消化道就像家里的水管一样，如果一下子塞进太多食物，容易阻塞不通，造成消化不良，发生胀气、肚子痛、打嗝等等不舒服的现象。

要避免引起消化不良，最好的办法就是调整饮食习惯，少吃豆类、糯米类、甜食、油煎及油炸制品等食物。感觉肚子饿了再吃饭，并记得细嚼慢咽，慢慢享受食物的美味。吃饱饭后，宜休息三十分钟，让食物有时间消化，再做运动。

做此体位时要注意双肩要离地，挺直的腿要紧贴垫子。持之以恒的练习能有效促进消化及排泄功能，减少胃胀气。

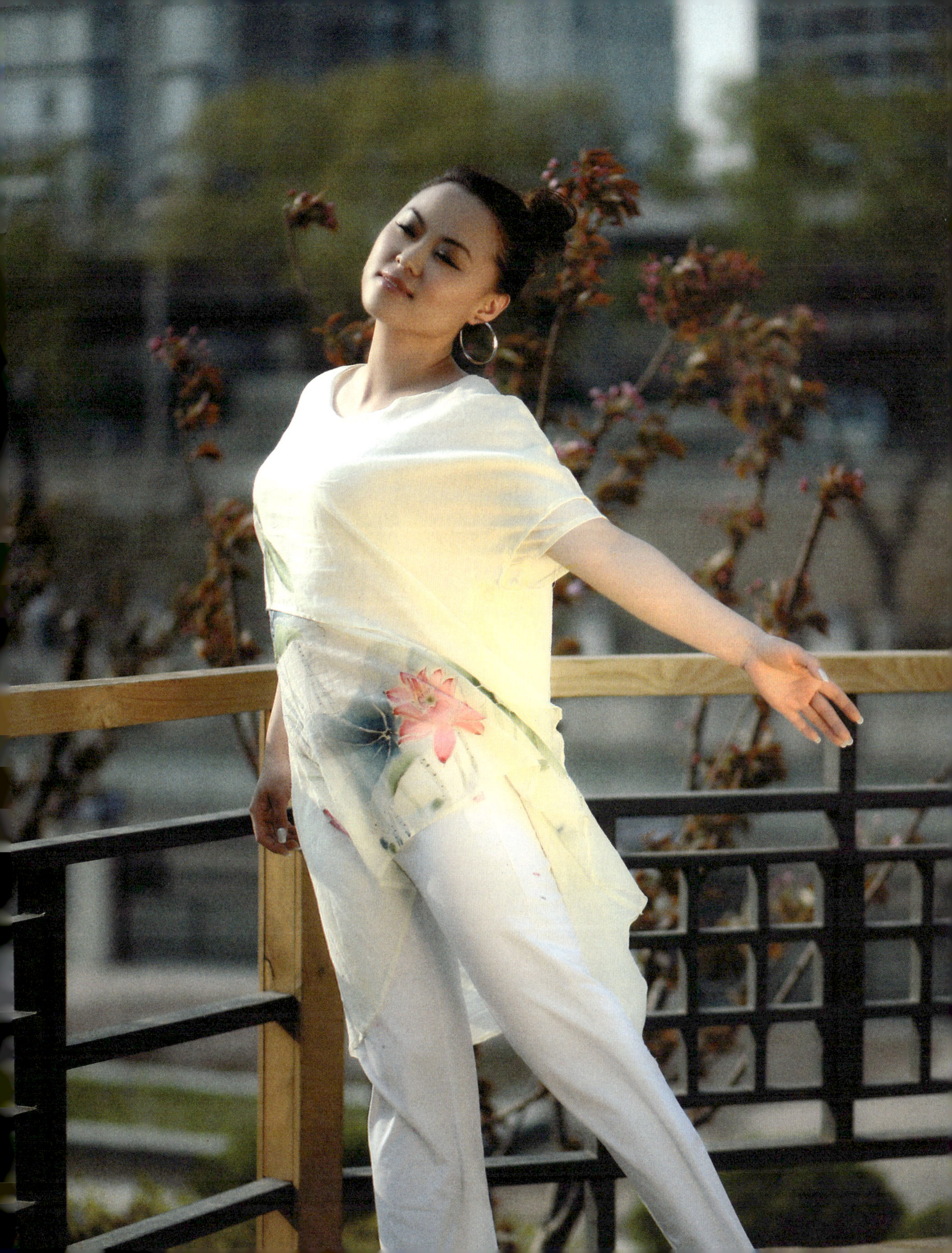

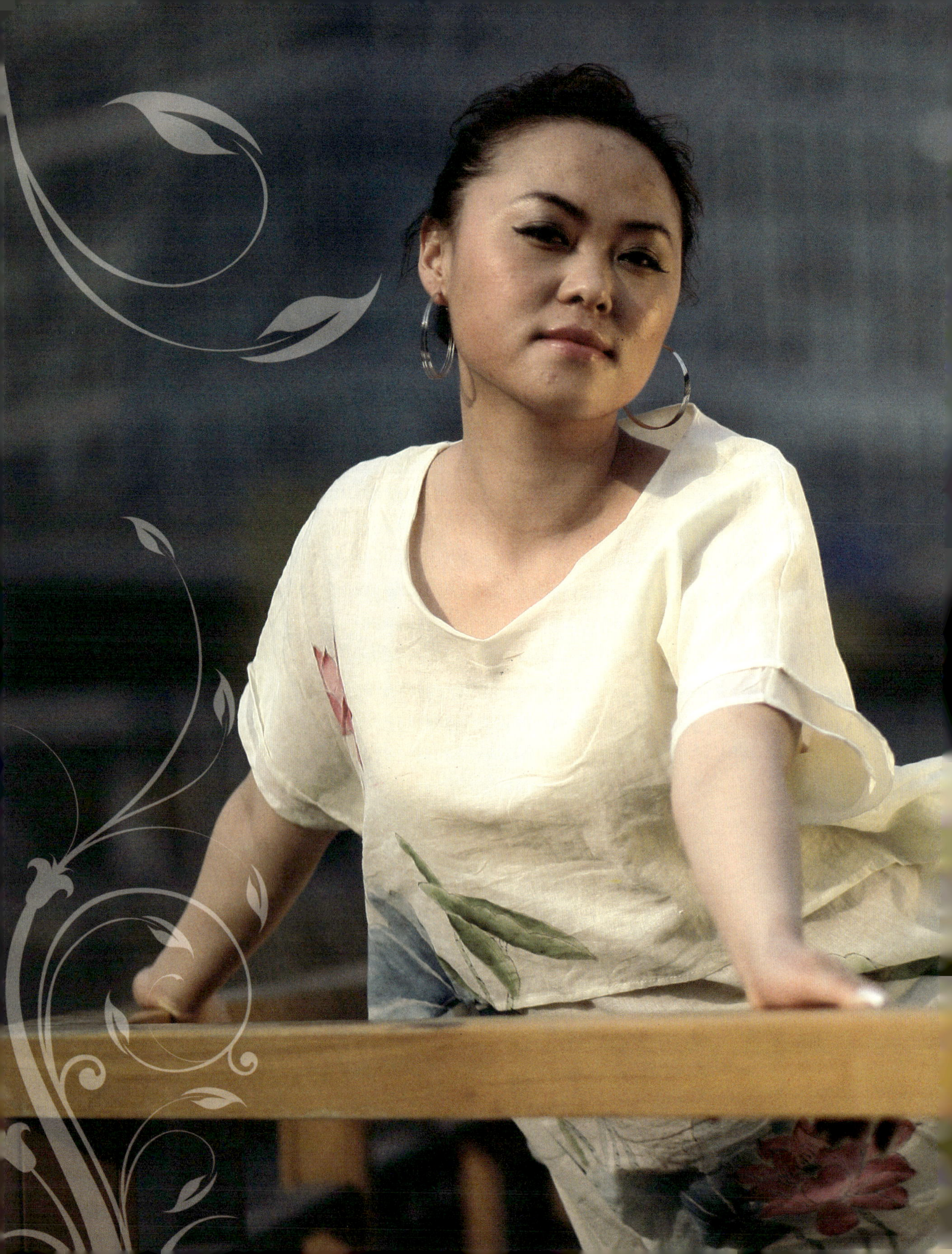

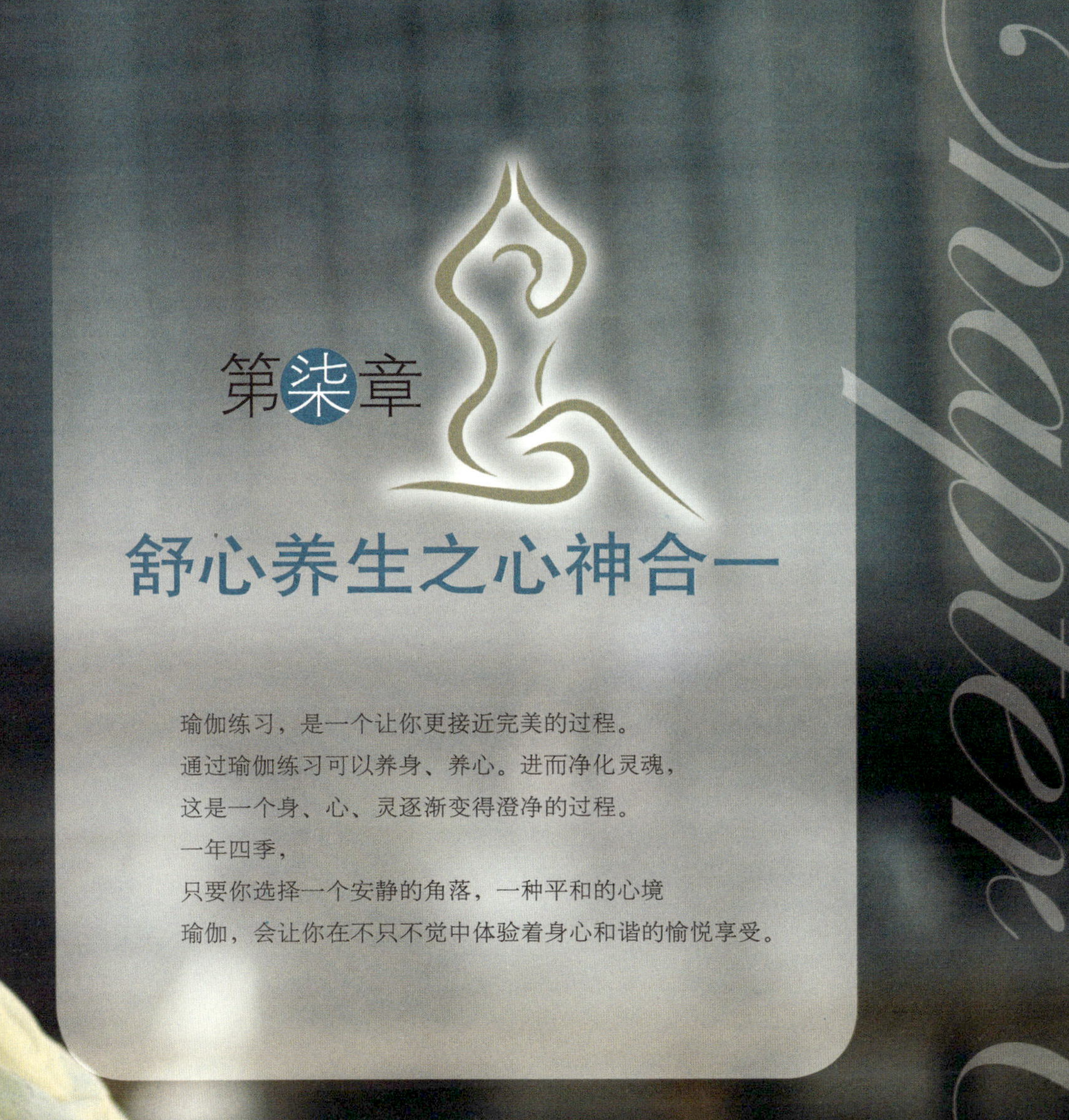

第柒章 舒心养生之心神合一

瑜伽练习，是一个让你更接近完美的过程。
通过瑜伽练习可以养身、养心。进而净化灵魂，
这是一个身、心、灵逐渐变得澄净的过程。
一年四季，
只要你选择一个安静的角落，一种平和的心境
瑜伽，会让你在不只不觉中体验着身心和谐的愉悦享受。

Chapter 7

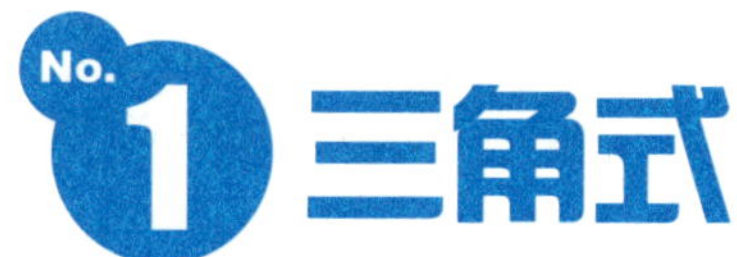

No.1 三角式

瑜伽罗盘

功效：

灵活侧腰，消除腰围区域的赘肉，挤压腹部器官，消除胃胀气等。

练习时间：任何时间段
练习场合：户外，室内
练习次数：3—5次
辅助工具：无
难易系数：★★

问题独白：

“胃痛、胃酸、胃胀”年龄越大越明显，吃点东西就觉得胀气，干什么都不顺心。

随着年龄的增长，我也成功的戴上了“游泳圈”，腰腹部的赘肉让我彻底的告别了晚礼服，爱美是每个女人的天性，但是有了美的条件却失去了美的资本，这种心酸真的不言而喻。

瑜伽导师面对面：

三角式对治疗颈部以及肩关节部位的疼痛以及其他疾病有医疗价值。患有颈椎僵直症的患者练习这套姿势，能获得及佳的疗效。

对于一般的瑜伽练习者来讲，瑜伽三角式具有许多益处。它能增强眼睛的视力，使得脊椎骨骼柔韧，提高精力集中的能力。这套姿势简单易行，值得你去做做。

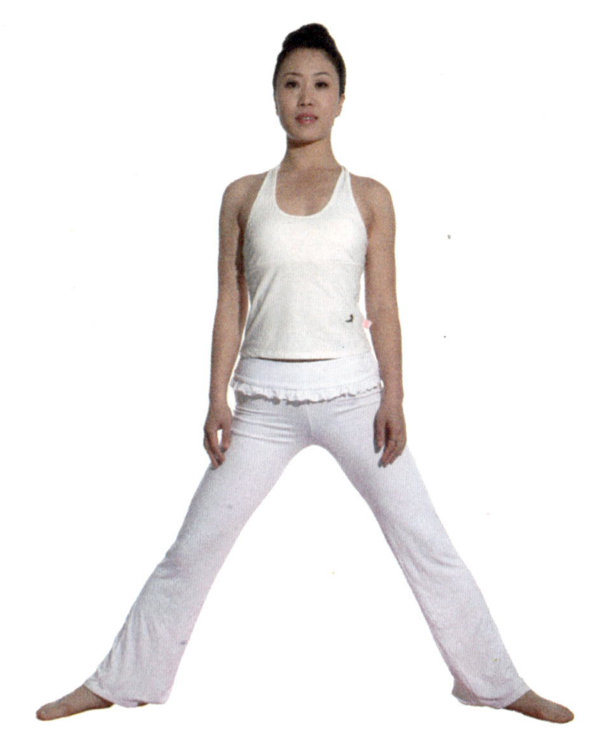

01 站立，双脚左右分开约两个肩宽，脚尖略向外。

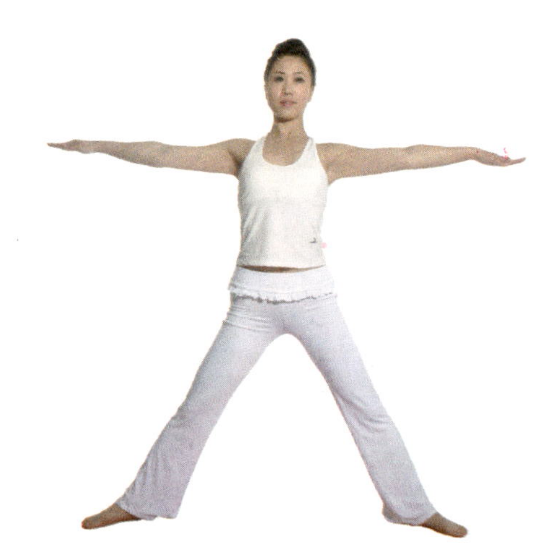

02 吸气，双臂侧平举，手臂向两侧无限延伸。

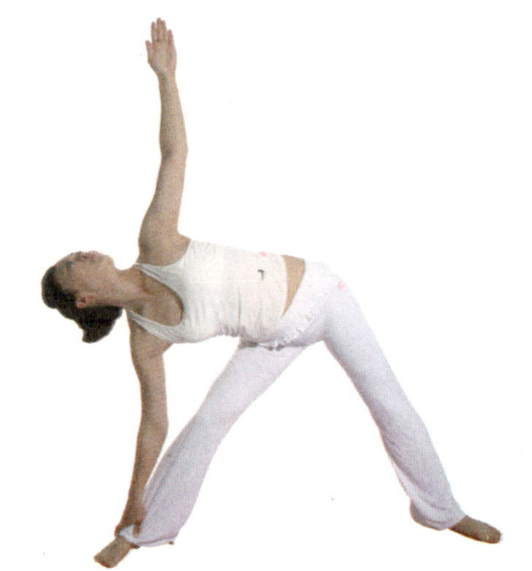

03 呼气，手臂带动身体向右侧弯腰到极限。右手搭放于右小腿胫骨上，眼睛看向左手指尖，停留3～5个呼气，保持手臂的平行，吸气起身，呼气重复反方向。

魅力伽人一点通

练习三角式时要注意：双臂成一条直线，整个身体要保持在同一个平面上。

三角式姿势对于脊椎、胯关节、手、手掌、也有好处。练习这个姿势，可使腰部以上的主要关节得到适当的活动，肌肉也能充分恢复弹性。建议关节炎患者在做完平衡式（比如树式，舞蹈式）之后，即进行瑜伽三角式练习。依次做完这套姿势之后，身体各部位的大小关节都可以得到充分的活动，他们的功能也会充分发挥出来。

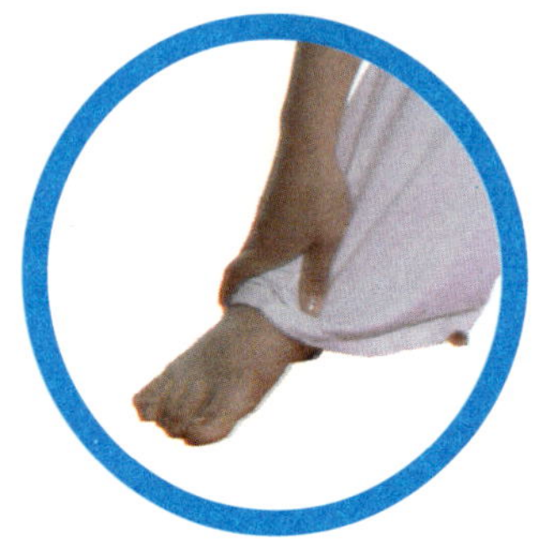

No.2 乾坤扭转式

瑜伽罗盘

功效：

拉紧背部肌肉，按摩腹部器官，减少手臂和腰部脂肪。

练习时间：任何时间段
练习场合：户外，室内
练习次数：3－5次
辅助工具：无
难易系数：★★

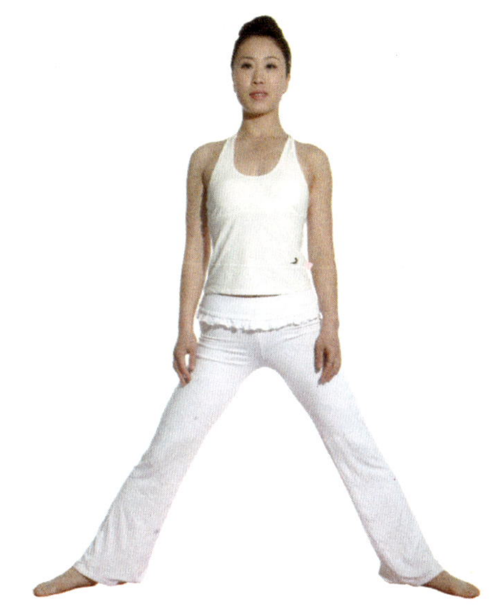

01 站立，双脚左右分开约两个肩宽，双手十指交叉握拳。

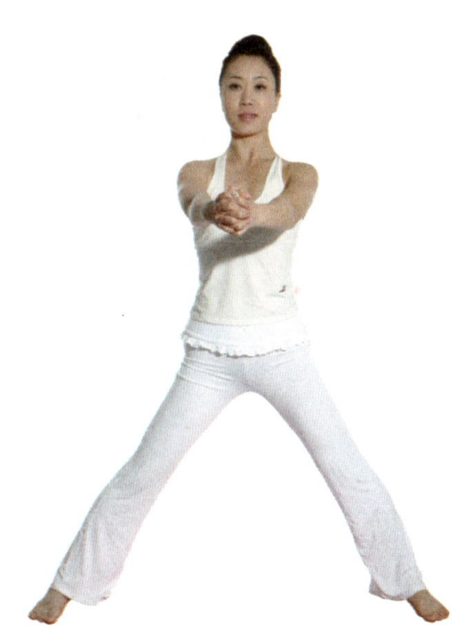

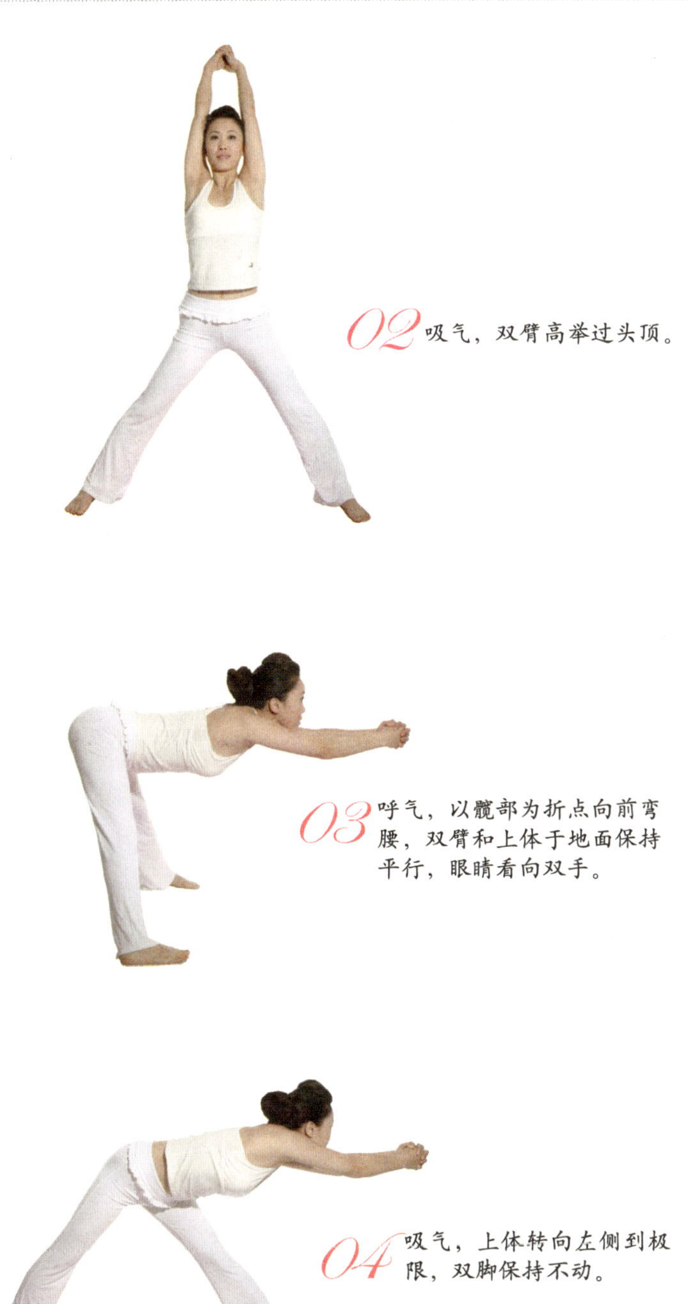

02 吸气，双臂高举过头顶。

03 呼气，以髋部为折点向前弯腰，双臂和上体于地面保持平行，眼睛看向双手。

04 吸气，上体转向左侧到极限，双脚保持不动。

问题独白：

年过四十就要想当年了，想当年我那性感的小蛮腰，现在已经变成被丈夫打趣的水桶腰了，表面上笑着说自己不在乎，实际上谁会懂我心中真正的苦呢？

瑜伽导师面对面：

随着年龄的增长，我们的新陈代谢功能会随之减慢。食物从摄入到残渣的排出，一般应在24小时内完成。如果因为排便不畅，这些残渣就会堆积在肠子里，将肠子变成了垃圾堆放场，任凭这些残渣发酵、变质、散发出可怕的毒素。这些毒素又被肠壁吸收，进入血液循环被输送到人身体的各个部位，将导致人的心血管系统、呼吸系统、消化系统及内分泌系统的失调，带来一系列的亚健康症状。

魅力伽人一点通

腰腹部囤积脂肪多数是内分泌失调惹得祸，乾坤扭转式这一体位动作能够有效的消除腰围线上的脂肪，增加腹腔内器官的按摩，使排泄顺畅。让体内毒素更好的排出。

练习本体位时要注意眼睛要看向双手，手臂和背部在转动的过程中始终与地面保持平行。

排泄功能顺畅了，脂肪自然会正常消耗，腰腹部的游泳圈自然就隐形不见了，同时你也会发现你的气色越来越好了，无论是四十岁还是五十岁，依然那么美丽自信。

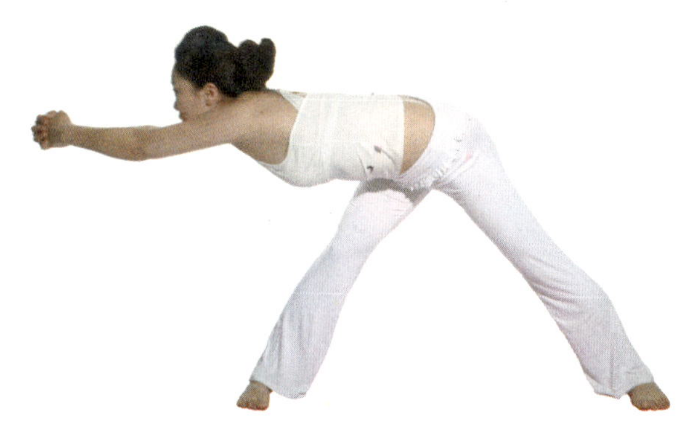

05 呼气，上体转向右侧，配合呼吸重复练习3～5遍。

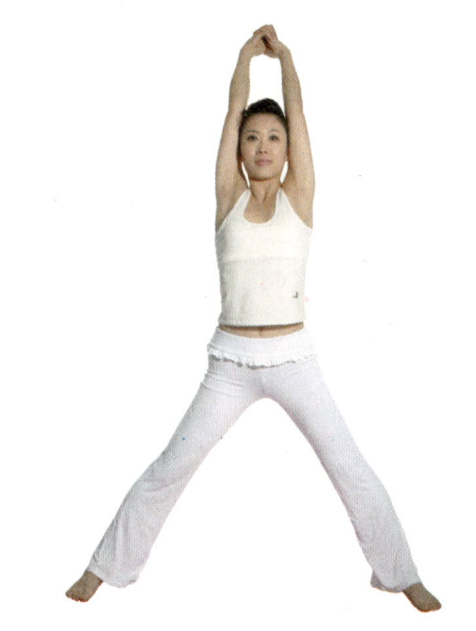

06 吸气，身体回正，依然以髋部为折点向上直立起身。还原站立姿势放松。

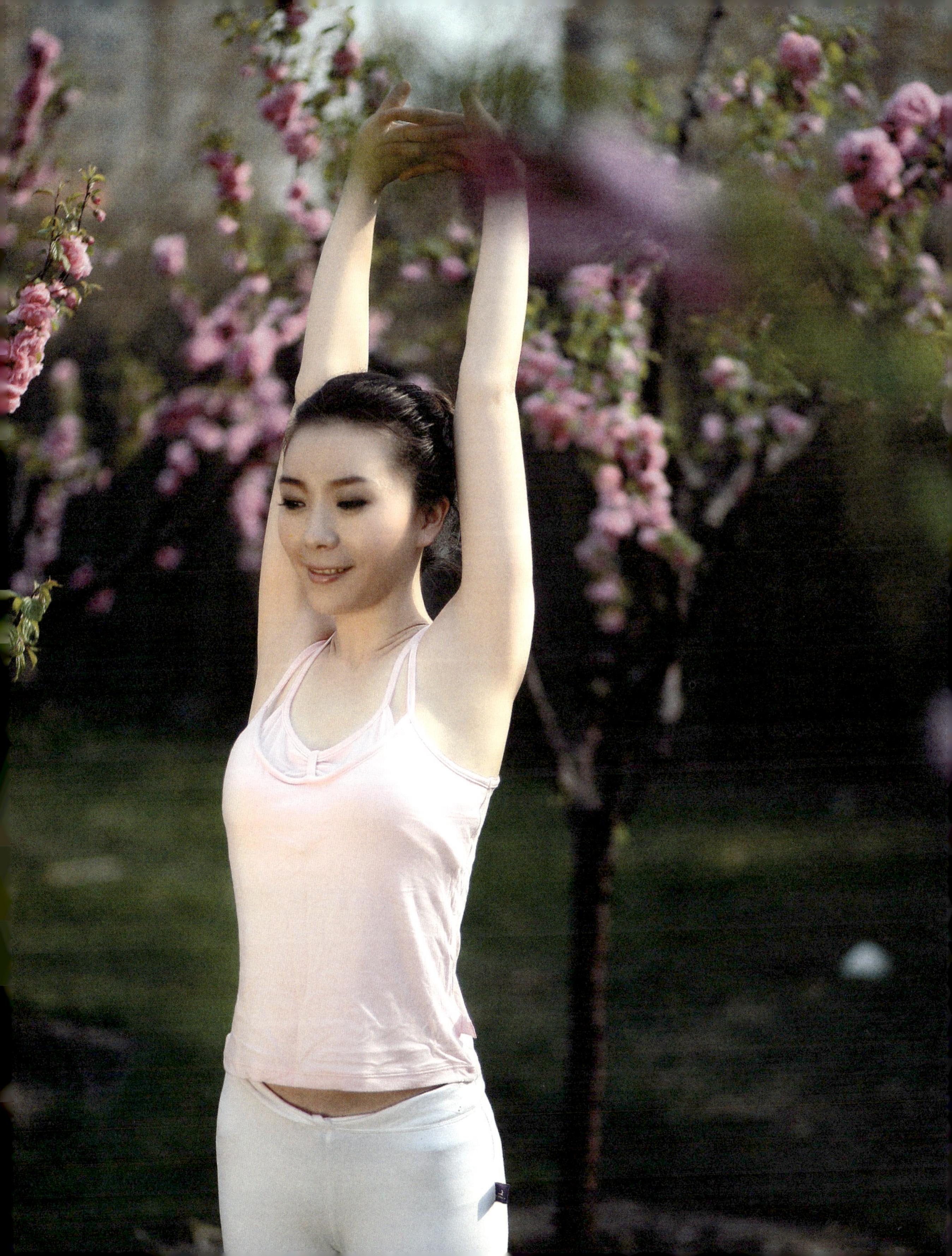

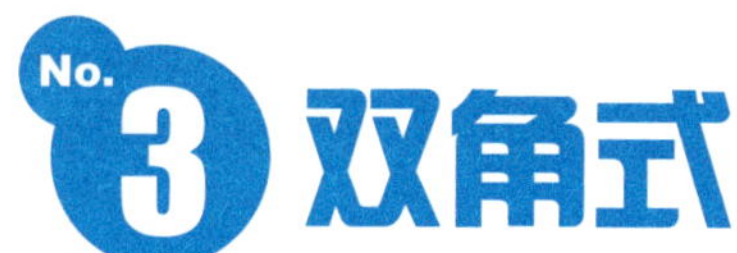

瑜伽罗盘

功效：

加强背部肌肉群，给头部输送健康的血液舒缓神经，挤压肠胃促进消化。

练习时间：任何时间段
练习场合：户外，室内
练习次数：3－5次
辅助工具：无
难易系数：★★★

问题独白：

便秘是困扰了我多年的问题，那种痛苦就好像哑巴吃黄连有苦也说不出的感觉，久而久之，黄褐斑也悄悄爬上了脸颊，常此以往该如何是好呢？

瑜伽导师面对面：

黄褐斑是大多数上了年纪的女性朋友普遍困扰的问题，究其根源就是体内的毒素沉积惹的祸，也就是我们常常说的便秘。便秘的原因有大致有两种：一是工作生活压力大，因内分泌失调导致便秘；二是生活作息时间不正常，因生物钟紊乱而导致的便秘。

若想缓解此症状，定期为自己解压是很重要的，同时要为自己制定良好的作息时间表尽量使工作生活正规化。以此为前提，配以适当正确的运动，症状会得到明显改善。

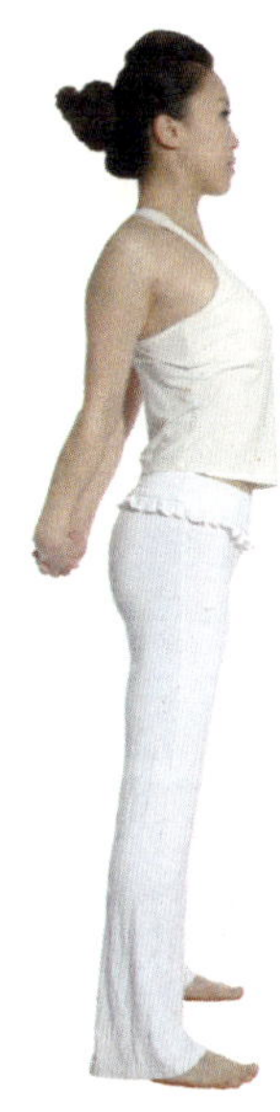

01 站立，双脚分开与肩同宽，双手于背后十指交叉握拳。

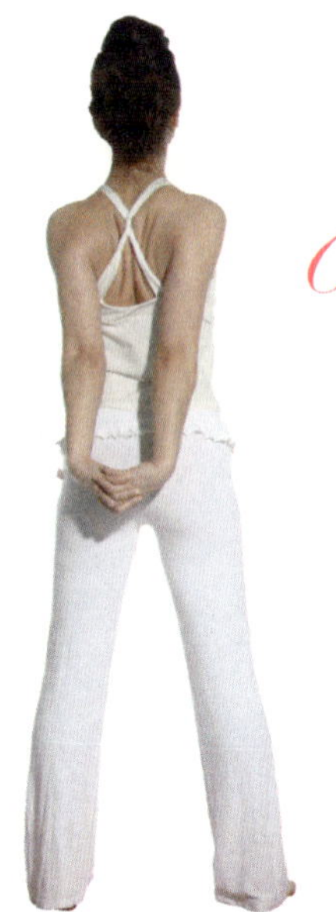

02 吸气，挺胸肩胛骨尽量相触。

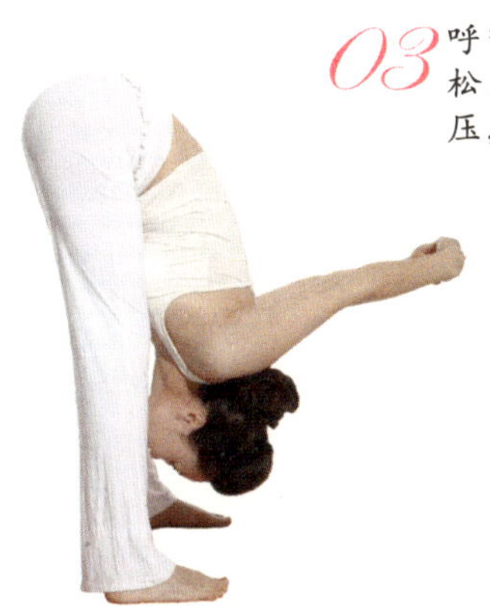

03 呼气，上体向前弯曲，头部放松，双臂向后脑勺的方向下压，保持3～5个呼吸。

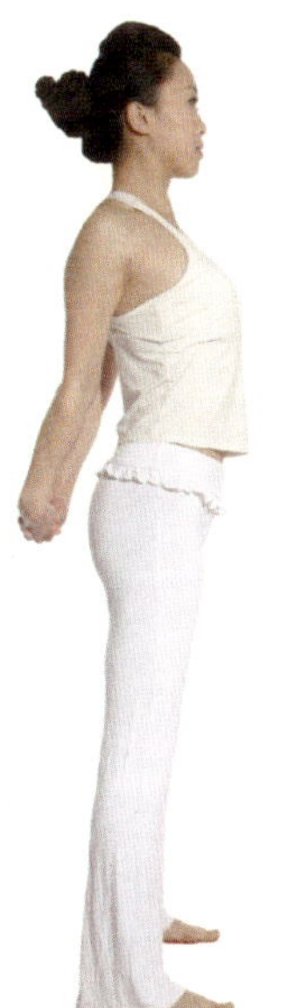

04 吸气，抬头慢慢直立身体，呼气还原手臂。

魅力伽人一点通

练习双角式这个体位动作时能够有效加强背部肌肉群，给头部输送健康的血液舒缓神经，最重要的一点是挤压肠胃，促进消化。

做的时候尽量伸展你的脊柱，保持肩部放松，肘心尽量相对，尝试着平衡你的左右两侧。

同时练习这个体位时要注意双腿不可以弯曲，头部颈部要放松，起身还原时速度不要太快。

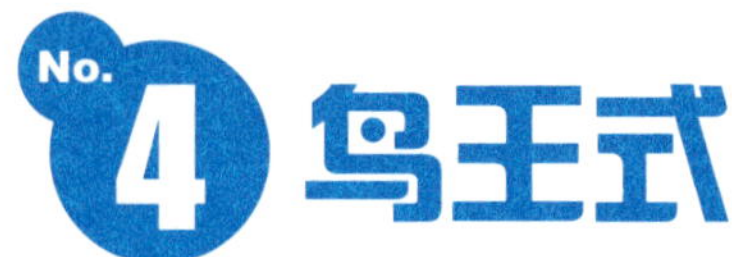

鸟王式

瑜伽罗盘

功效：

发展平衡和协调感，同时按摩腹部器官，加强两踝、两膝和小腿肚子的肌肉。同时还能激活身体的每一个细胞，燃烧手臂和大腿多余的脂肪。

练习时间：任何时间段
练习场合：户外，室内
练习次数：3—5次
辅助工具：无
难易系数：★★★

问题独白：

每天照着镜子，看着手臂和大腿的松弛，和日益凸显的小肚腩，怎一个愁字了得，有什么方法能够一举多得呢？

瑜伽导师面对面：

鸟王式对双腿非常有益，发展身体平衡能力，协调感与专注能力，增加性器官和肾脏的血液供给，增强性能量及其控制力，强健大小腿、髋、腹部、上臂，增加膝、踝、髋部的伸展，发展胸大肌、三角肌、斜方肌，补养加强双踝、双膝和小腿肌肉，去除下肢多余脂肪，有助于防止和消除小腿肌肉痉挛（抽筋），是养生与瘦身瑜伽的一个全能体位法。

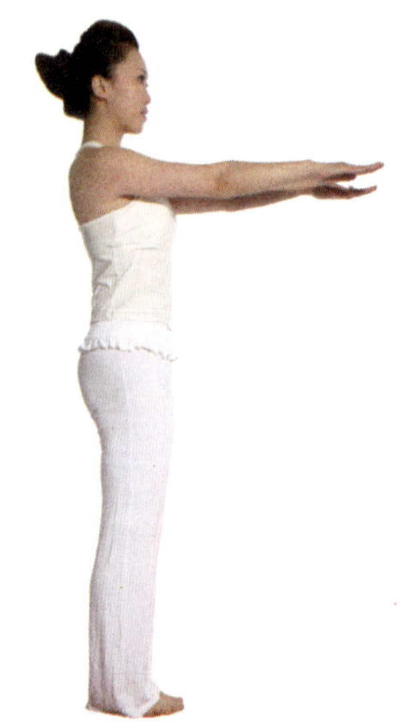

01 站立，双臂向前平举，右臂上左臂下双臂环绕，掌心相对。

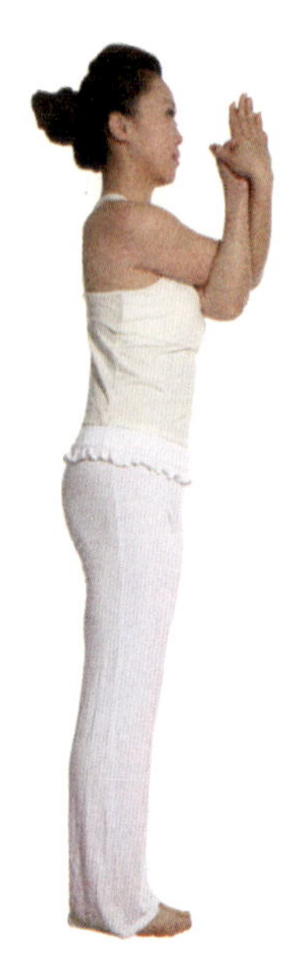

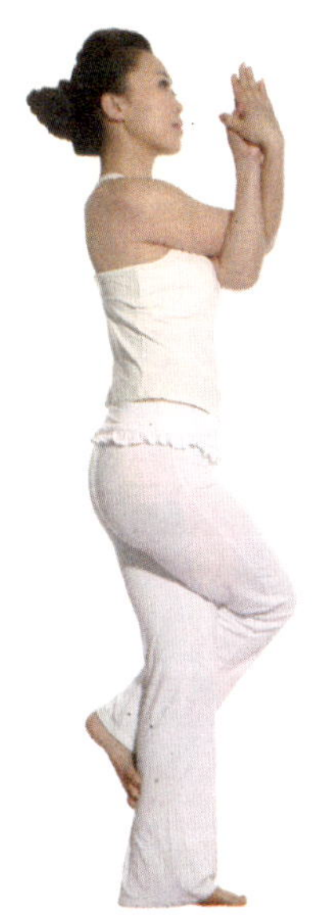

02 曲双膝，右脚跨过左膝勾住左小腿，挺直背部保持自然的呼吸。

03 随着呼气上体向前向下，腹部贴近大腿，指尖指向前方。

魅力伽人一点通

鸟王式堪称全能体位法，不但能够发展平衡和协调感，同时按摩腹部器官，加强两踝、两膝和小腿肚子的肌肉。同时还能激活身体的每一个细胞，燃烧手臂和大腿多余的脂肪。

持之以恒地练习，一定会取得意想不到的效果，抓紧时间练习吧，突然有一天，周围的人会对你眼前一亮。

练习的时候需注意不要勉强自己，如果右脚勾不到左小腿，就让右小腿自然搭放就可以。

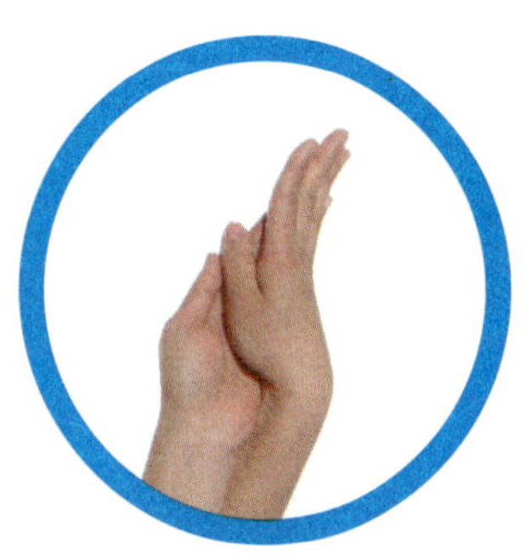

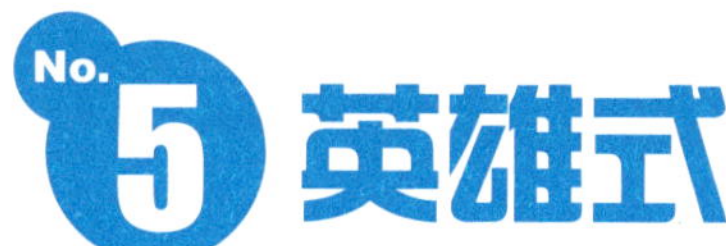

英雄式

瑜伽罗盘

功效：

打开双肩强壮肺部，减少腰腹多余的脂肪，扩张胸部、伸直颈部、延缓衰老，增强人的平衡感及集中注意力的能力，消除下背部及肩部的肌肉紧张。

练习时间：任何时间段
练习场合：户外，室内
练习次数：3—5次
辅助工具：无
难易系数：★★★

问题独白：

经常对着电脑桌，时常感到肩背酸痛，直不起身来，做事无精打采，毫无效率可言，到头闹了个身体工作两都误，哎……我这是图什么啊！

瑜伽导师面对面：

英雄式这套动作能够有效地扩张胸部，打开双肩强壮肺部，增强平衡感和集中精神的能力。减少要付多余的脂肪，消除下背部及肩部的肌肉紧张。

此外还能灵活脚踝消除扁平足，缓解跟骨痛和应风湿症引起的膝部疼痛。

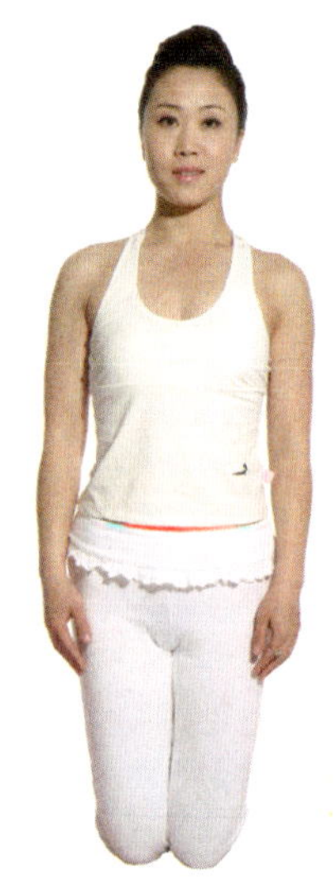

01 跪立，双膝并拢，两脚分开，臀部坐于两脚中间，脚跟夹紧臀部。

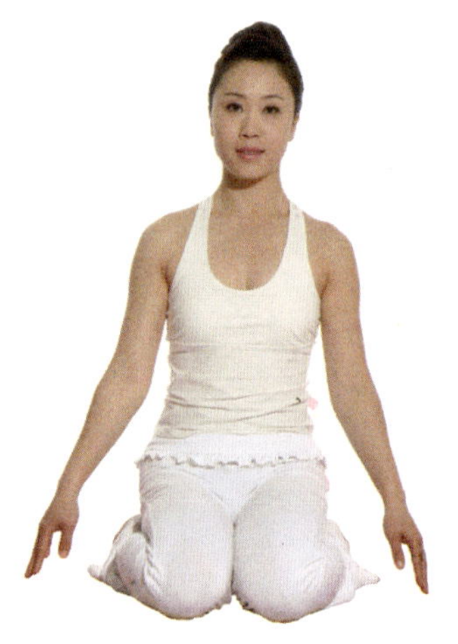

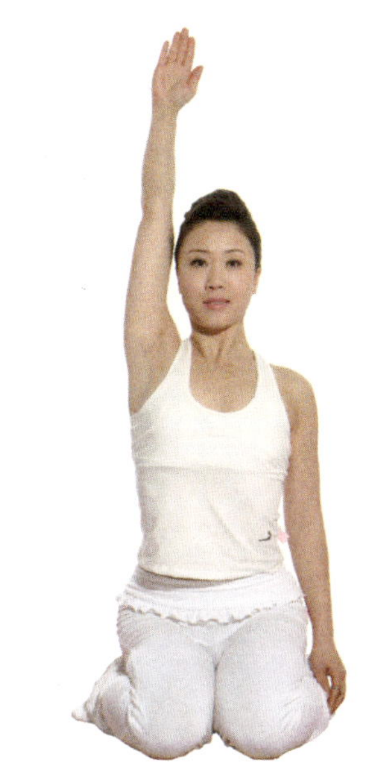

02 吸气将右臂高举过头顶。

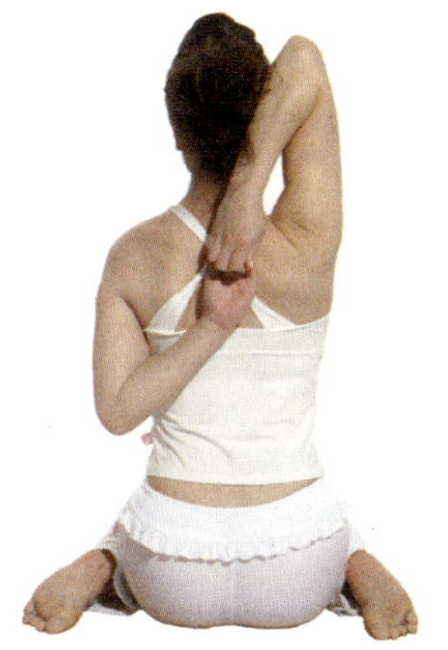

03 呼气曲肘，右手搭放于后背部，再次将左手从背后于右手相扣，右肘关节应放于头顶百汇穴的后方。抬头注视前方。

魅力伽人一点通

这套姿势的动作难度很大，建议身体柔韧性较差的练习者用循序渐进的态度（方法）进行练习，不要试图一次就能完成整套姿势。初练阶段，身体不要紧张。

这套姿势对于糖尿病患者有特殊疗效。她活动了胰脏所有细胞，并增加了胰脏的供血。使得胰脏得到正常的恢复。它还能通过内部的活动，滋补肠胃、肝脏、肾脾和腹部的其他器官，从而治疗这些部位的疾病。

对于患有消化不良、胃炎、便秘、痔疮等疾病的患者，也有疗效。这个姿势可以治愈脊椎和关节部位的疾病，并增强性的能力。

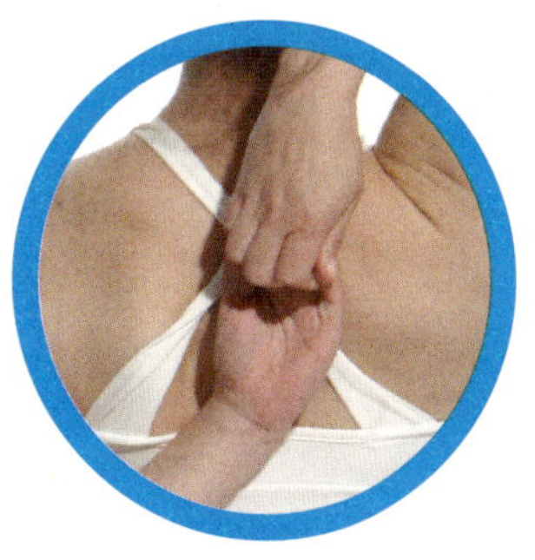

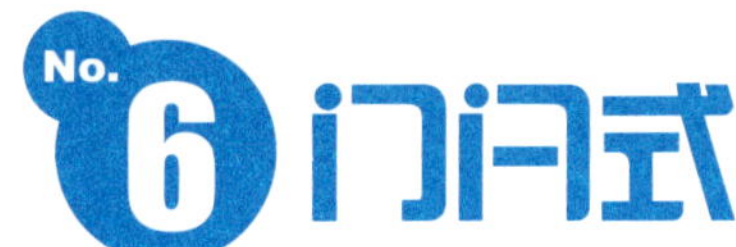

No.6 门闩式

瑜伽罗盘

功效：

通过侧弯的姿势紧实腰侧的肌肉，使肾脏得到轻柔的按摩，促进体内毒素的代谢。

练习时间：任何时间段
练习场合：户外，室内
练习次数：3－5次
辅助工具：无
难易系数：★★

问题独白：

近几年，超短裤和迷你裙风靡一时，看着路上大秀美腿的漂亮MM们，心中既羡慕又嫉妒，再看看穿着长裙的我，仿佛一个灰姑娘，相差万里啊……

瑜伽导师面对面：

瑜伽门闩式对于消除腰围线上脂肪有很好的效果，并强化脊柱和内脏，增强腹部肌肉的紧实，很适合久坐办公室的OL们。瑜伽姿势不仅能提拉胸腺，让乳房更性感，更可通过按摩脏腑，疏导肝气，让乳房更健康！

这套体位姿势不仅仅可以充分伸展双腿和腰部，同时还可以消除腰部两侧的赘肉和脂肪，经常练习，可以让我们拥有修长的双腿、苗条的腰部曲线。

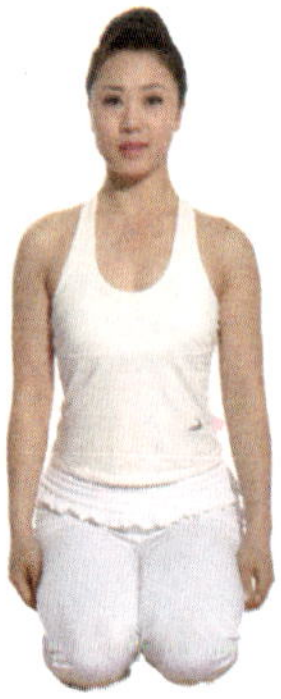

01 金刚坐姿。

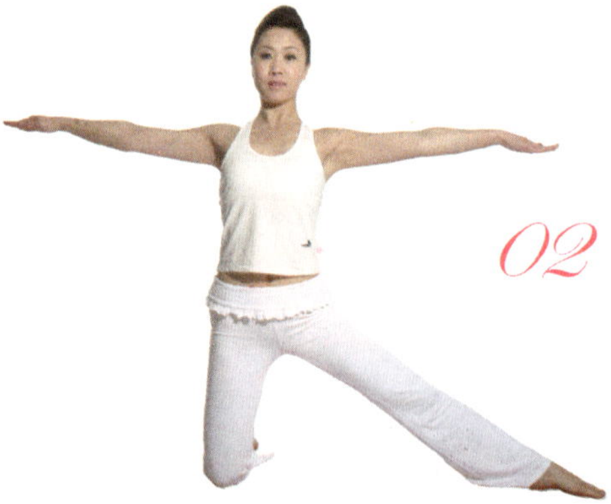

02 向左伸直左腿，右膝着地，双臂伸开平行于地面。

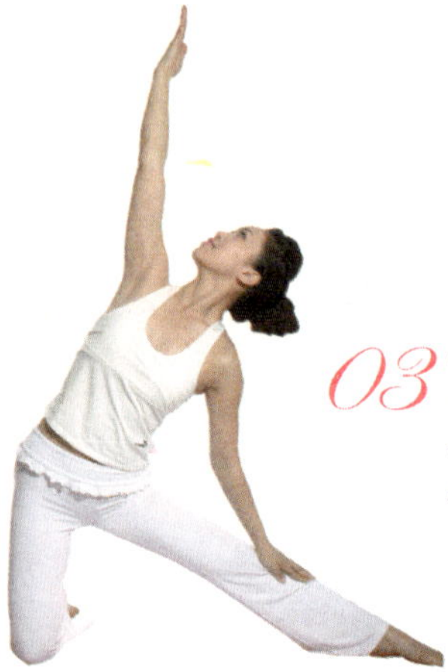

03 呼气，上身及右臂向左弯，左臂相应下沉，左手伏在左小腿上。右手指尖指向上方。

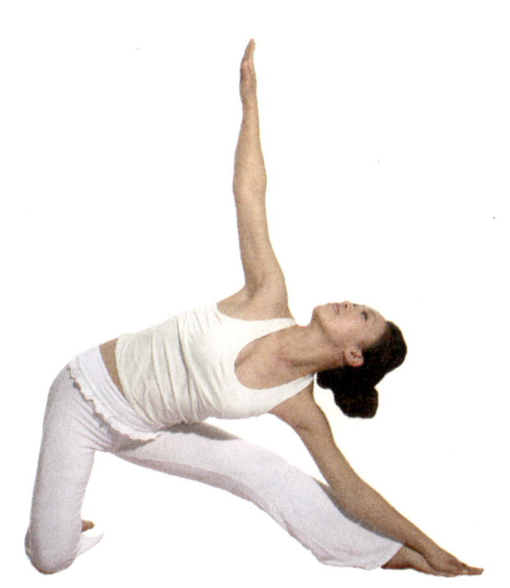

04 上半身继续向左下压，直到左手摸到左脚背。

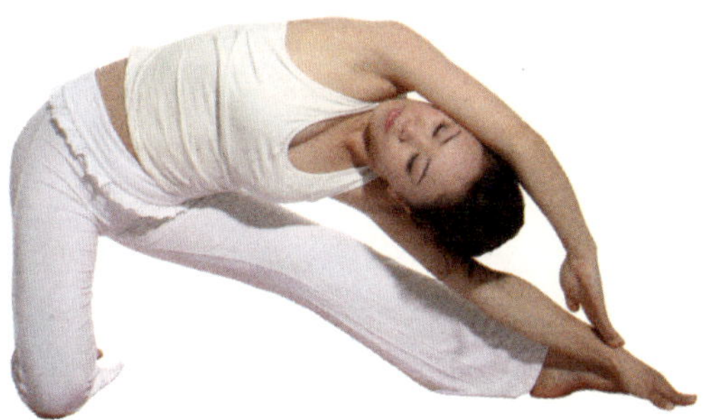

05 右臂伸展绕过头右侧，去触摸左手背；上身保持与左腿在同一平面上，不要向前倾。

魅力伽人一点通

练习这个体位时注意：左腿不能打弯，尽量使左脚尖触地，要保持两肩的平行。

另外这个体位动作多男性朋友也是非常有益的，长期练习，能强健肾上腺，预防膀胱炎以及男性前列腺增生。

这个体式是全身性的运动，减脂塑身的效果自然不言而喻，特别是脂肪容易堆积的大腿内侧。

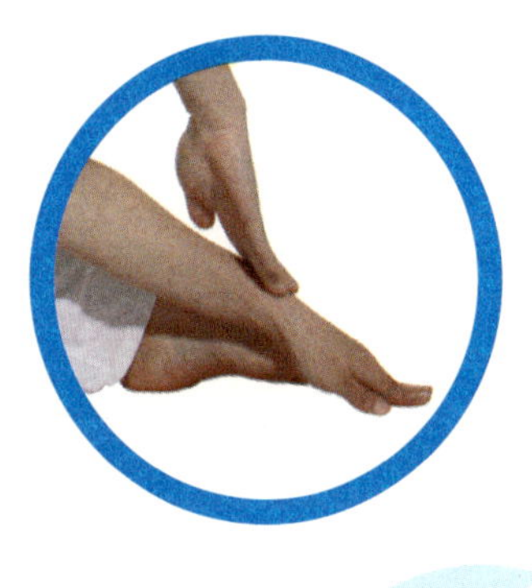

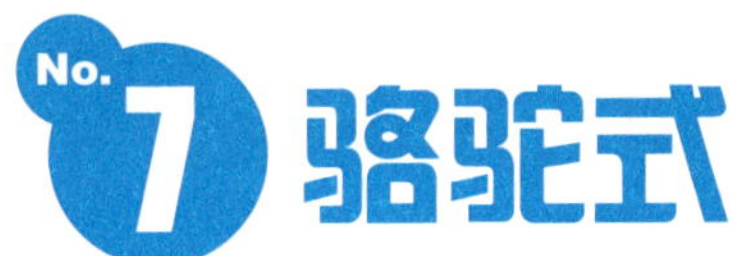

No.7 骆驼式

瑜伽罗盘

功效：

伸展颈部与胸部，消除胸部胀痛感，灵活肩关节消除肩周炎。

练习时间：任何时间段
练习场合：户外，室内
练习次数：3－5次
辅助工具：无
难易系数：★★★

问题独白：

多年的办公室工作使我的颈椎出现了严重的不适，酸痛、麻木，严重时会伴有头晕目眩的症状，严重影响了正常的工作和生活。

瑜伽导师面对面：

骆驼式对脊柱和神经有很好的调节作用：

1）伸展和强壮脊柱。

2）促进血液循环，使脊柱神经得到额外血液的滋养而受益。

3）对于纠正驼背和两肩下垂的不良体态有极佳效果。

4）加强肾上腺功能。

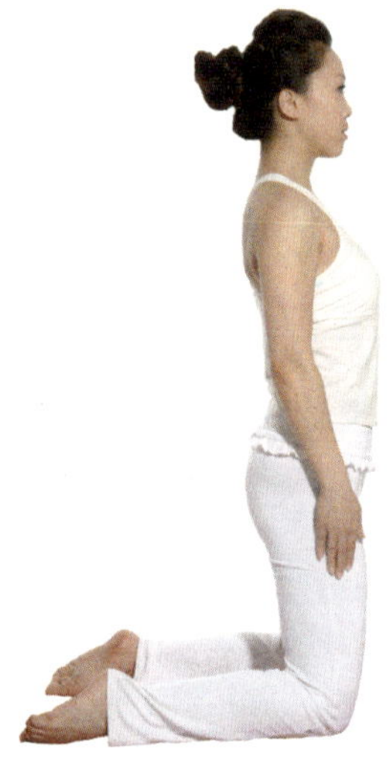

01 跪立，双腿分开与肩同宽，吸气，挺胸。

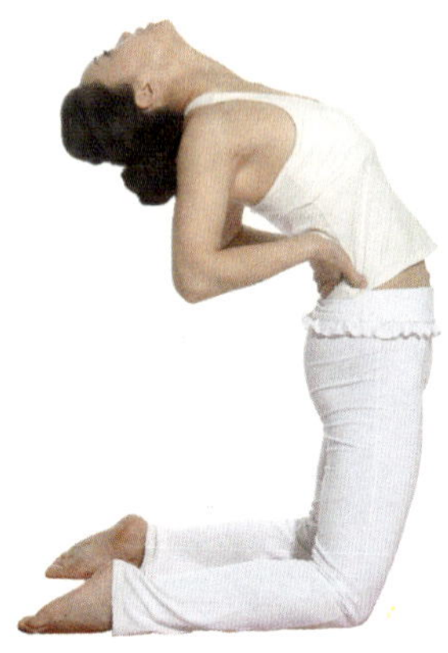

02 呼气慢慢向后弯腰，双手去抓脚后跟，头部放松自然下垂。停留3～5个呼吸。

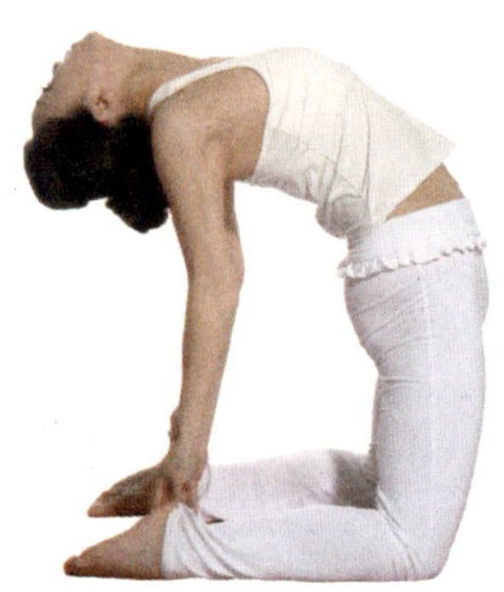

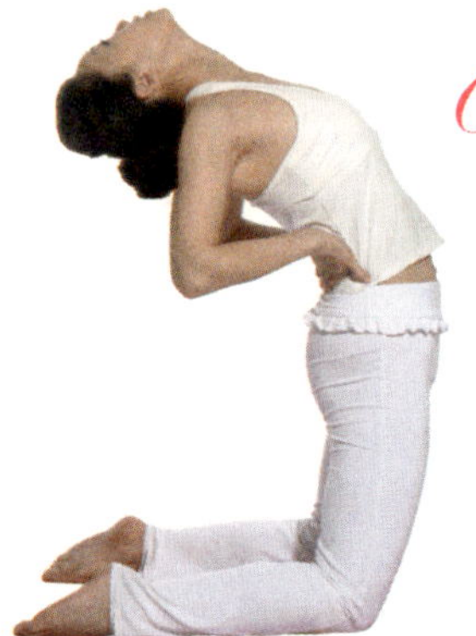

03 吸气，双手扶住腰部慢慢回正。

04 呼气，身体前曲折叠放松。

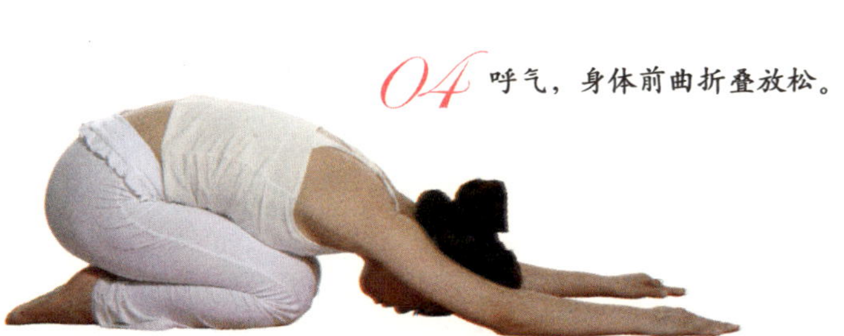

魅力伽人一点通

通过瑜伽运动来调节身心的同时，我们还要切记保有一个良好的日常生活习惯。例如，每工作一个小时闭目养神五分钟；每坐着工作一个小时站起来活动放松三分钟，我们要时刻放松心情，缓解压力，才会有一个好心情！

在做骆驼式这个体位时，注意脊柱向前推让大腿垂直于地面，保持自然的呼吸，切记做完这个练习，一定要做大拜式去放松调息，达到身体和心灵的和谐与统一。

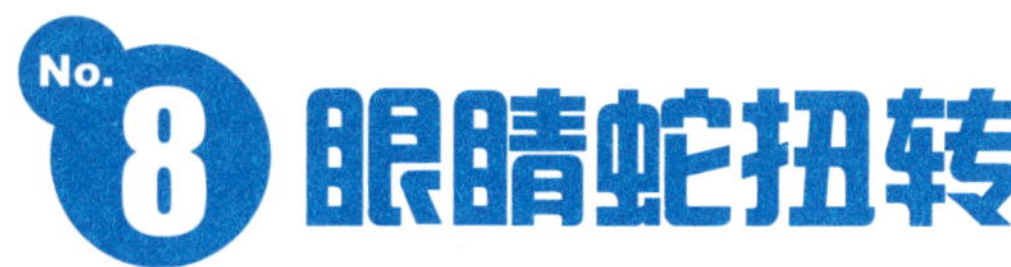

眼睛蛇扭转

瑜伽罗盘

功效：

促进背部血液循环，滋养双肾，预防结石的沉淀，纠正月经不规则现象。

练习时间：任何时间段
练习场合：户外，室内
练习次数：3－5次
辅助工具：无
难易系数：★★

问题独白：

每天早上一起床，感觉这后背好像不是自己的，僵硬麻木，不管睡多长时间也解不过这个乏来，一起身就听见“嘎嘣嘎嘣”的声响，心中感叹着，我不会就这样老去吧？

瑜伽导师面对面：

背部僵硬木木，主要是坐姿不正确，或是长时间久坐造成的，缓解此症状一要保持良好的习惯，二要选择有效的运动，三要持之以恒的坚持下去。

通过眼镜蛇扭转式的练习，能够有效促进你背部的循环，从而缓解背部僵硬麻木的状况。同时还能够滋养双肾，预防结石的沉淀，纠正月经不规则现象。是非常适合广大女性朋友们的一个体位法。

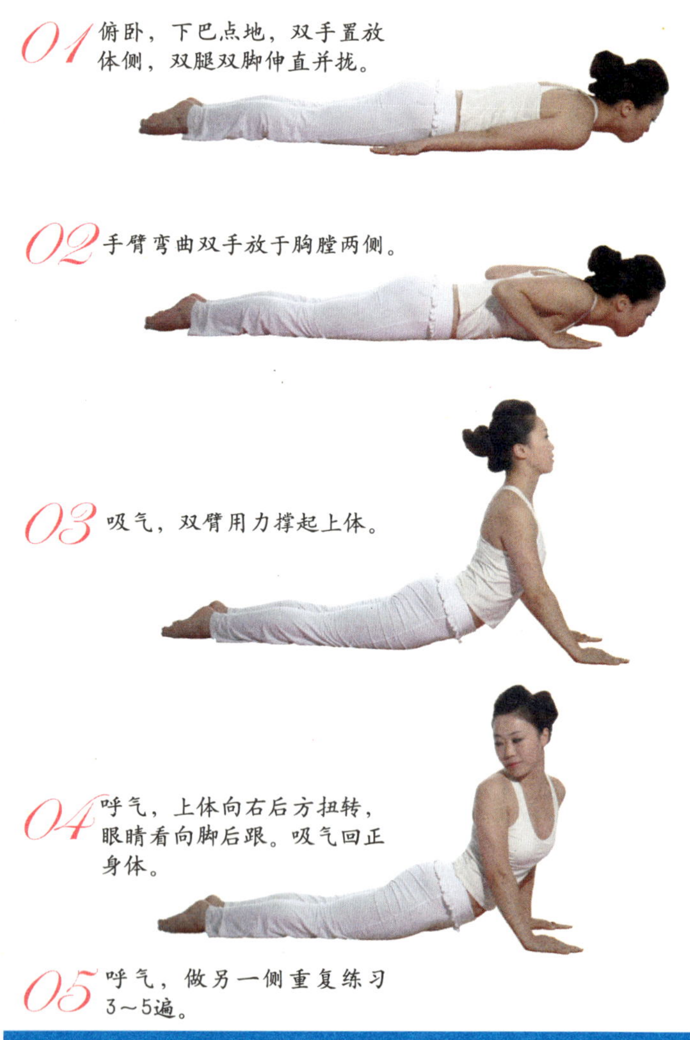

01 俯卧，下巴点地，双手置放体侧，双腿双脚伸直并拢。

02 手臂弯曲双手放于胸膛两侧。

03 吸气，双臂用力撑起上体。

04 呼气，上体向右后方扭转，眼睛看向脚后跟。吸气回正身体。

05 呼气，做另一侧重复练习3～5遍。

魅力伽人一点通

此体位法不仅能够促进背部血液循环，更有助于治疗各种背痛和轻微的脊椎损伤，消除背部紧张与僵硬。这个姿势在扭转时拉伸、挤压到侧腰及腹部器官，使消化排泄增加，消除便秘等问题。

练习时要注意：不要耸肩，髋部不能抬起，扭转时手臂不能弯曲。头尽量大的向后扭动，眼睛向后看。尽量长时间坚持。将意识放在腰椎上。

No.9 仰卧扭脊式

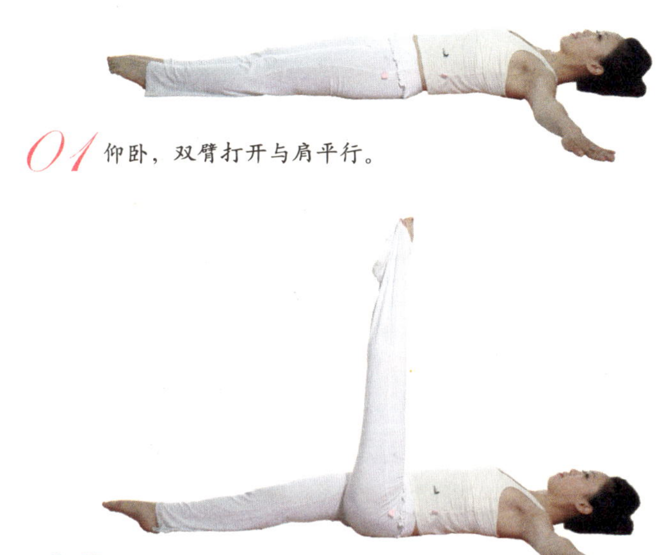

01 仰卧，双臂打开与肩平行。

02 吸气，左腿向上抬起。

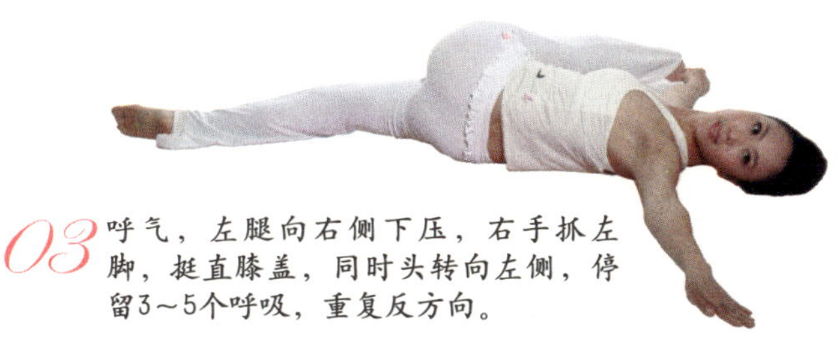

03 呼气，左腿向右侧下压，右手抓左脚，挺直膝盖，同时头转向左侧，停留3～5个呼吸，重复反方向。

魅力伽人一点通

练习这个体位时要注意双肩不能离地，头部向反方向扭转。否则效果是会打折扣的。

另外这个体位还可以减少腿部和腋下脂肪，排除腹部胀气，刺激肠胃蠕动，消除和预防便秘的现象。

坚持下去，一定会有意想不到的效果的！

瑜伽罗盘

功效：

灵活髋关节，拉伸腿部韧带，减少腿部和腋下脂肪，排除副部胀气，刺激肠胃蠕动，消除和预防便秘的现象。

练习时间： 任何时间段
练习场合： 户外，室内
练习次数： 3－5次
辅助工具： 无
难易系数： ★★★

问题独白：

突然有一天，我发现自己捡一张废纸都要缓慢的蹲下，捡起，然后起身，仿佛VCD里的慢动作一样，我开始慌了，从前那个健步如飞的我是从什么时候开始慢慢消失的呢？

瑜伽导师面对面：

仰卧扭脊式非常适合拉伸腿部韧带，力度适中，不会使韧带压力过大，又能达到很好的舒展效果。

同时还能灵活髋关节，让身心都能得到一个很好的放松，拥有一份舒适放松的心情，好心情也自然随之而来。

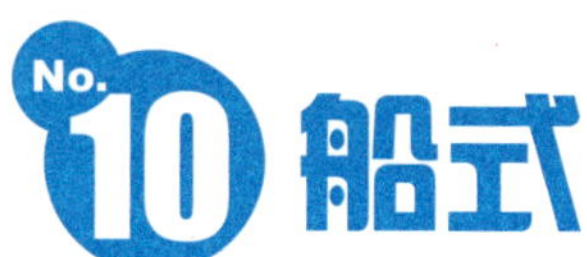

船式

瑜伽罗盘

功效：

刺激肠胃蠕动改善消化功能，帮助消除肠道中的寄生虫，舒缓神经，强壮背部。

练习时间： 任何时间段
练习场合： 户外，室内
练习次数： 3－5次
辅助工具： 无
难易系数： ★★★

问题独白：

俗话说：“不做亏心事，不怕鬼敲门”，可我却是白天辛辛苦苦的工作一天，晚上却依然神经紧张，失眠、多梦，总也休息不好，第二天又没什么精神，这样的恶性循环什么时候是个头啊！

瑜伽导师面对面：

船式促进肠道蠕动，改善消化功能。它也可以达到肌肉和关节的效果，从而使它对神经质或紧张的人特别有益。最重要的是这个姿式有助于加强腹部肌肉，消除腹部脂肪。

船式除了可以塑造腰背、腹部及腿部线条以外，还可以减缓腰背疼痛，促进新陈代谢，强化肾脏，改善消化不良和胃胀气等问题。但注意孕妇及患有低血压、哮喘、失眠、头痛、腹泻等症状的人不要练习这组动作！

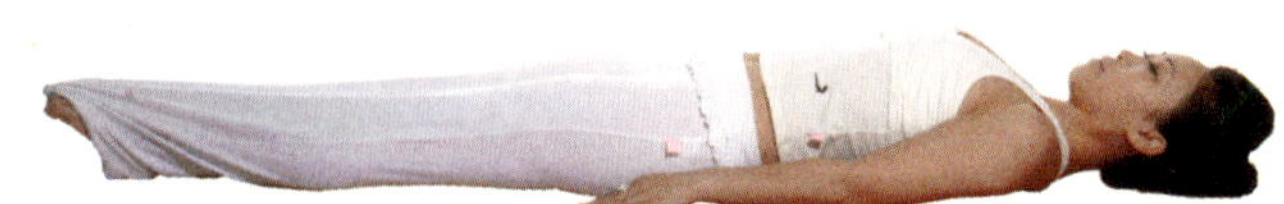

01 仰卧，双腿并拢伸直，双臂放于身体两侧掌心向下。

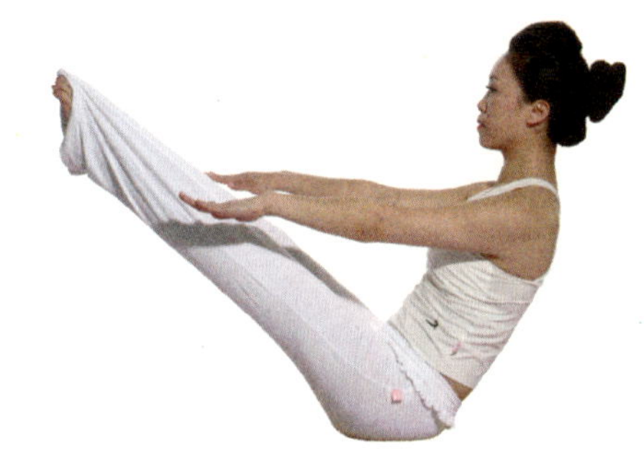

02 吸气的同时将头部，背部，双臂和双腿同时抬起，挺直膝盖，双臂平行于地面，掌心向下，挺直背部，颈部放松，保持3～5个呼吸。

魅力伽人一点通

练习时注意：双腿抬起45度，双臂平行地面。还原时要轻轻的放下背部和双腿。

如果双脚蹬直对保持平衡有难度，也可以双腿膝盖微弯，维持这样的姿势能适当降低难度。船式最重要的是必须挺直腰背，使脊椎向上提，这样就不会导致保持姿势时的背部疼痛，也是维持平衡的秘诀。既然身体要稳定地挺直并与双腿维持一个“V”字形，就需要腰背和腹部足够的力量，因此这组练习对纤细腰部和塑造背部线条大有帮助，另外也能培养出很好的身体平衡能力。

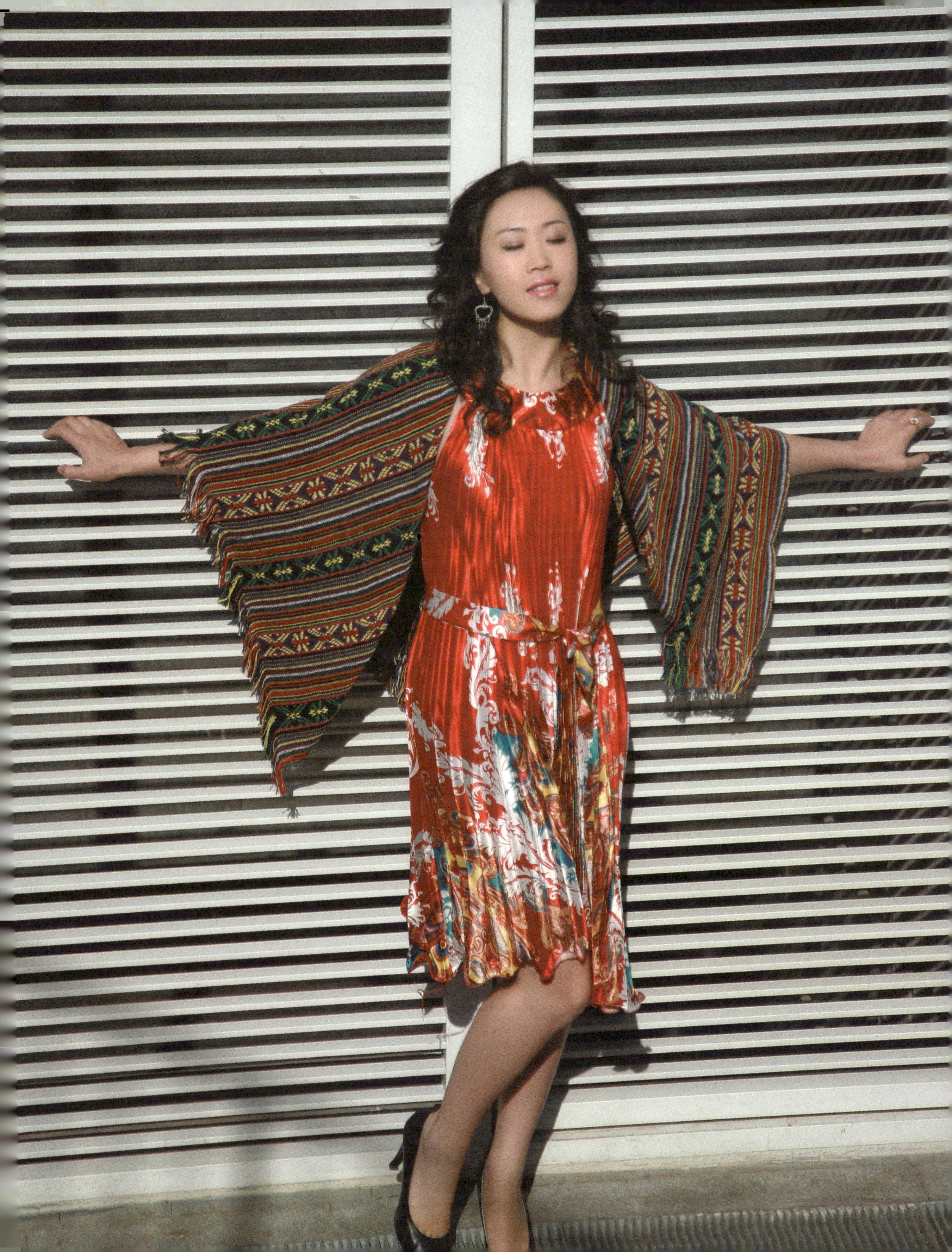

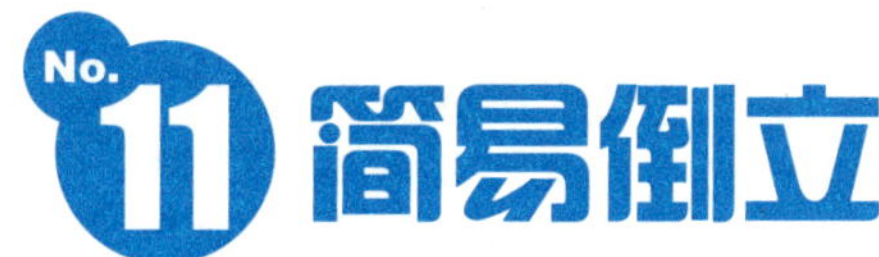

No.11 简易倒立

瑜伽罗盘

功效：

将健康新鲜的血液输送到头部和脊柱，使头脑清醒并滋养脊柱神经，缓解背痛。

练习时间：任何时间段
练习场合：室内
练习次数：3－5次
辅助工具：无
难易系数：★★★

问题独白：

“醍醐灌顶”这个成语不知从什么时候开始在我的世界里渐渐消失了，取而代之的是“一团浆糊”。炒菜时把盐放成了糖，把酱油当成了醋……天哪，我到底离老年痴呆还有多远？

瑜伽导师面对面：

作为一种特殊的锻炼法，倒立裨益良多。首先，它能改善脑部供血的能力，消除大脑疲劳，恢复体力。对由于血流不畅、供血不足或暂时缺血、缺氧而引起的一系列疾病特别有效，对于神经衰弱、植物神经紊乱、慢性头痛、腰痛、坐骨神经痛、缺血性脑贫血、下肢静脉曲张等有良好的治疗效果。同时增加脑血管的抗压能力，使脑血管变得柔韧，有效预防脑溢血。

倒立时，内脏也跟着倒置，此时内脏在重力作用下轻柔地摩擦碰撞、互相按摩，对内脏下垂、痔疮等病症有预防和治疗效果，还有助于缓解心脏压力。

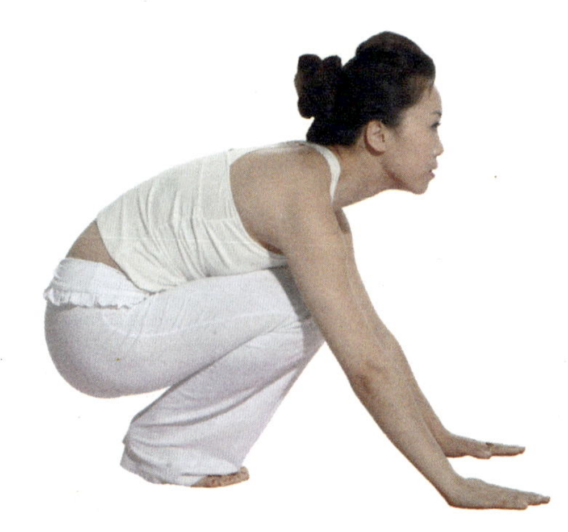

01 蹲姿，双手指尖向前分开一肩宽，头放在地上，与双手成三角形。

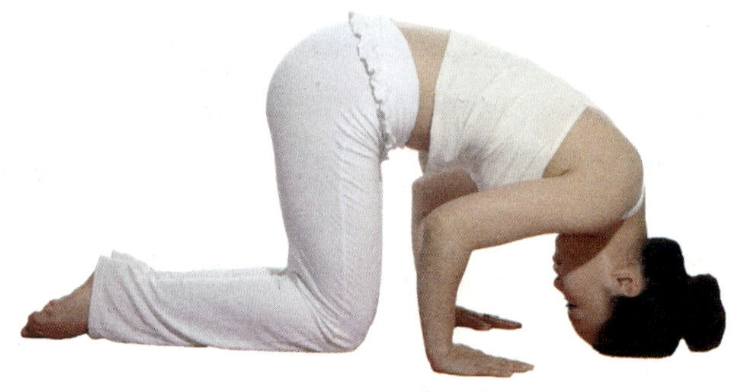

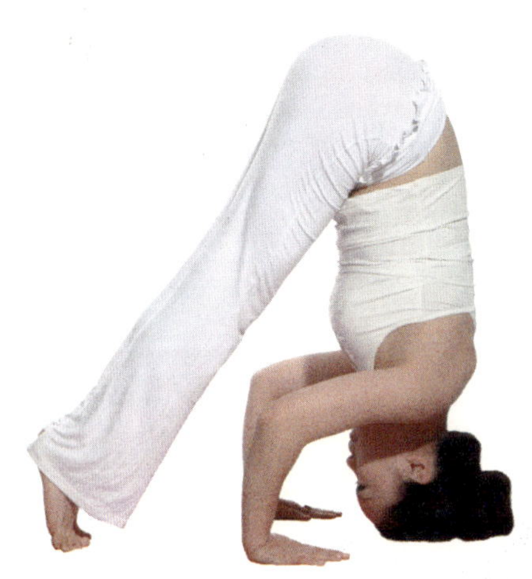

02 挺直双腿向前走，等身体垂直地面时将膝盖弯曲放于手臂上，全程可以自然呼吸。

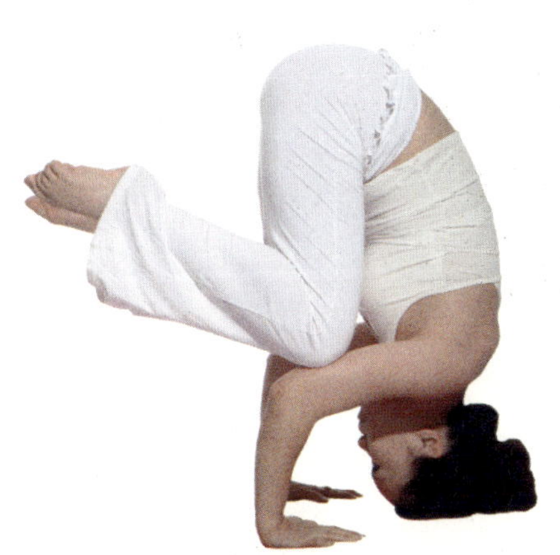

魅力伽人一点通

倒立对整个手臂、肩部、胸肌上部、上背部以及腰腹部的肌肉力量和耐力都有很好的锻炼效果，有助于提升身体稳定性及平衡能力。简易倒立主要靠手臂上，人体的头部。颈部没有受到多大压力，只受到人体的自身牵引力和地球的引力及磁力线的切割，坚持锻炼对颈椎病患者有治疗和康复作用。

坚持倒立能使人的血压处于“理想值”，上下肢血压相差无几，增多动脉中流动的血液，减少在静脉中的血液循环，因此起到强身的作用。

练习此体位时注意：头和手成等腰三角形稳定三个着力点。

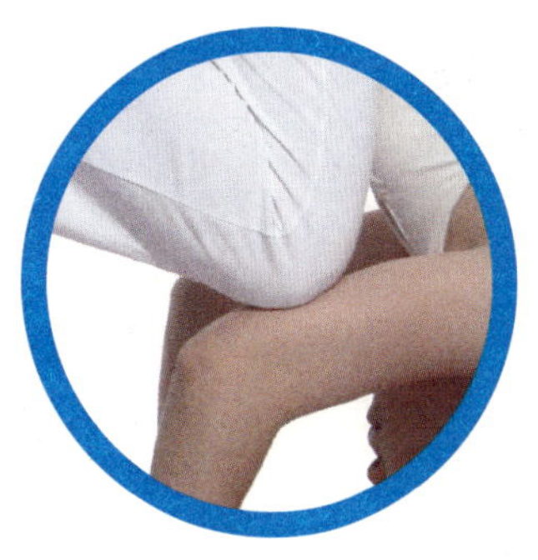

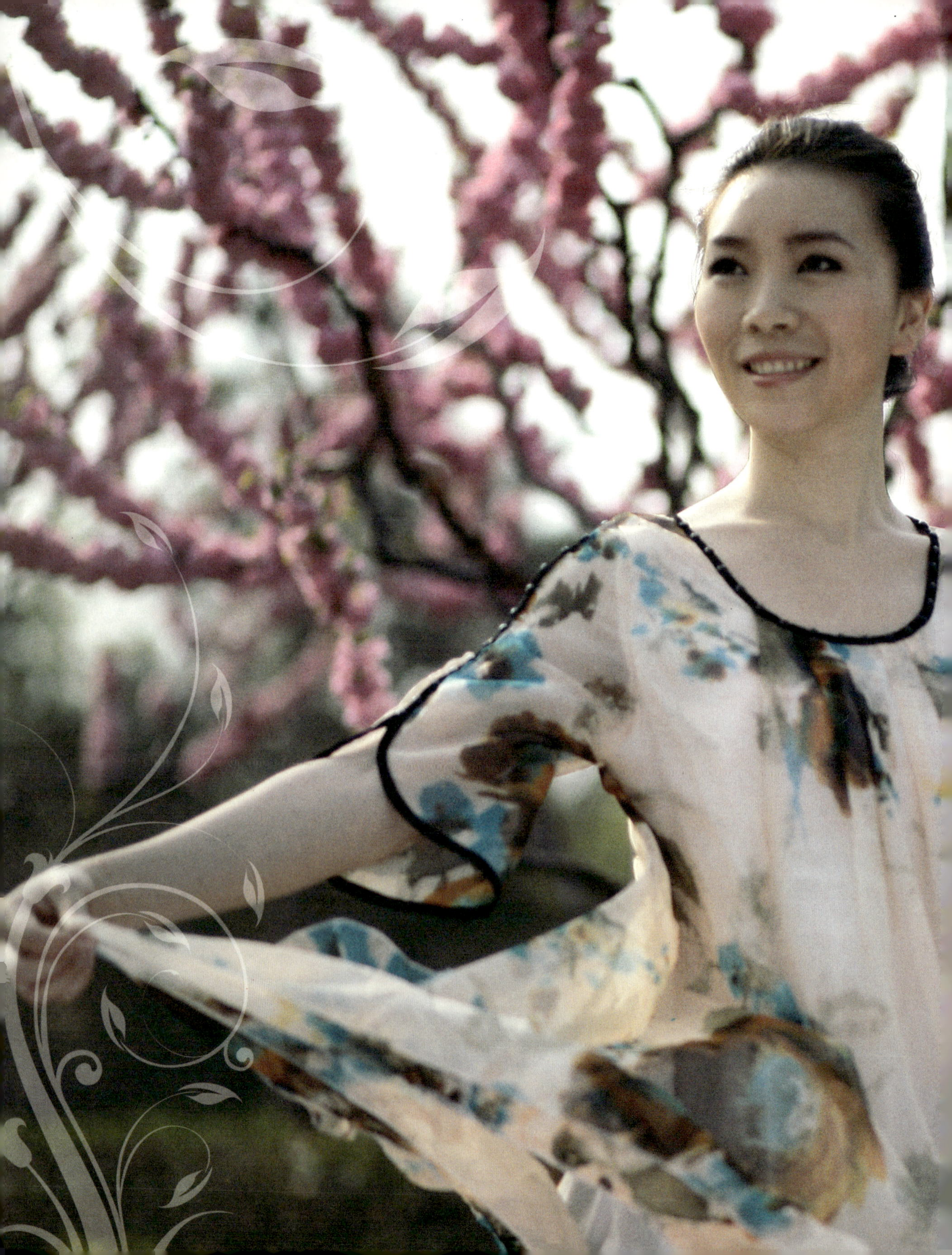

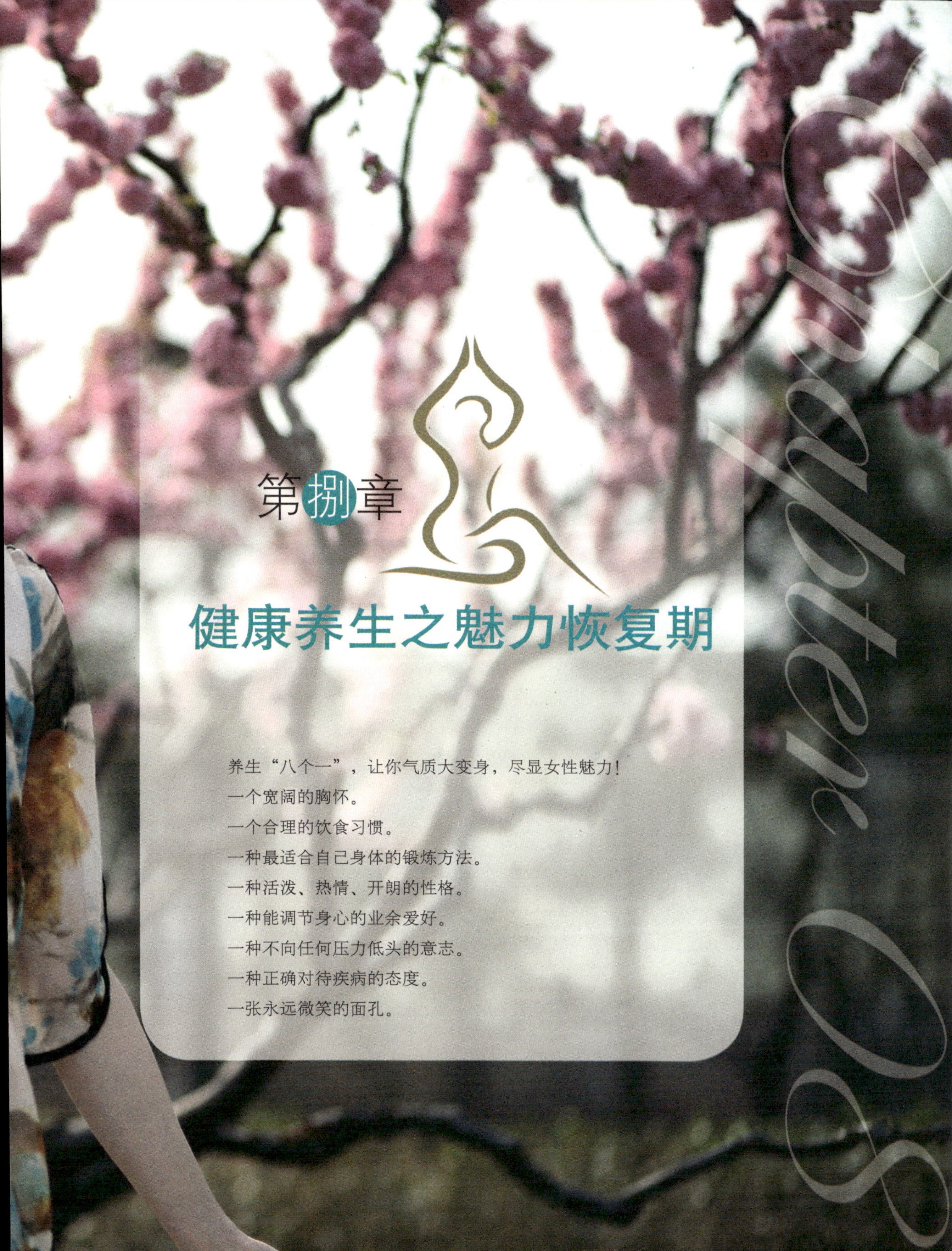
第捌章
健康养生之魅力恢复期
养生“八个一”，让你气质大变身，尽显女性魅力！
一个宽阔的胸怀。
一个合理的饮食习惯。
一种最适合自己身体的锻炼方法。
一种活泼、热情、开朗的性格。
一种能调节身心的业余爱好。
一种不向任何压力低头的意志。
一种正确对待疾病的态度。
一张永远微笑的面孔。
Chapter 08

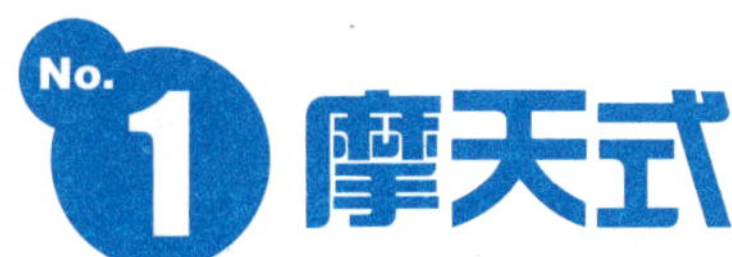

瑜伽罗盘

功效：

擎天式通过踮起脚尖，拉伸整个身体，能够收缩臀小肌与股方肌，锻炼并按摩到臀部，将臀部提拉起来并且美化臀形。还可以缓解椎间盘突出带来的疼痛感。

练习时间：任何时间段
练习场合：户外，室内
练习次数：3－5次
辅助工具：无
难易系数：★★

问题独白：

丰胸翘臀是衡量女性的一项恒古不变的标准，面对市面上各式各样的丰胸丰臀的整形、微整形手术，我可以放心选择吗，不会留下后遗症吗，有没有更加安全有效的方法呢？

瑜伽导师面对面：

美容大王大S说：只要站着就能翘臀，不论是你看电视时还是坐公车时，只要站立，双腿双臀夹紧，久而久之就能塑造美丽臀形。

摩天式，让站立的效果加倍，通过踮起脚尖，拉伸整个身体，能够收缩臀小肌与股方肌，锻炼并按摩到臀部，将臀部提拉起来并且美化臀形。还可以缓解椎间盘突出带来的疼痛感。

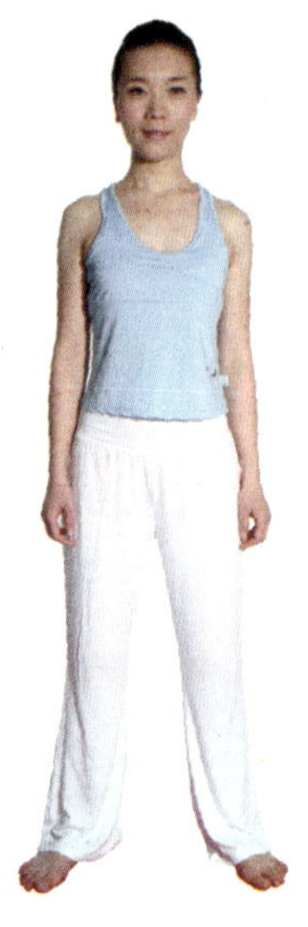

01 站姿，双腿分开与肩同宽。

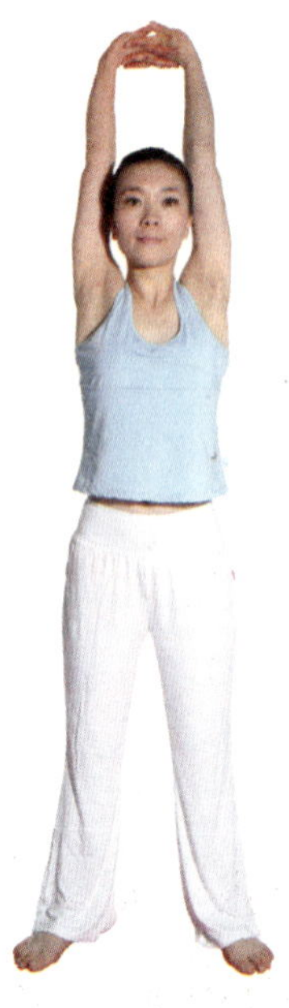

02 十指于胸前交叉，吸气双臂向上伸展，高举过头顶，翻转掌心向上。

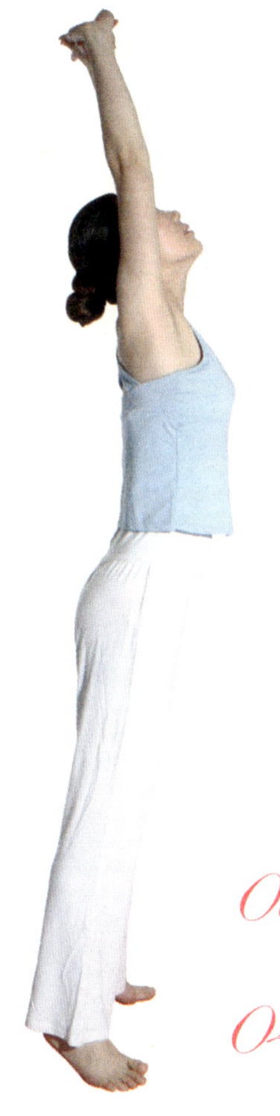

03 脚尖踮起，腰往前倾，头往后仰，脸向上方。

04 呼气，双臂打开与肩平行，脚跟落地。

魅力伽人一点通

练习此体位时需注意：踮起脚尖时，注意保持身体的平稳。

这样才能使动作保持，从而达到很好的拉伸和提升的效果。

美丽就是日常所做的点点滴滴，每一个小运动，都会为你的美丽增添生动的一笔。只要我们坚持不懈，你会发现，哇！我的“S”形曲线回来了。

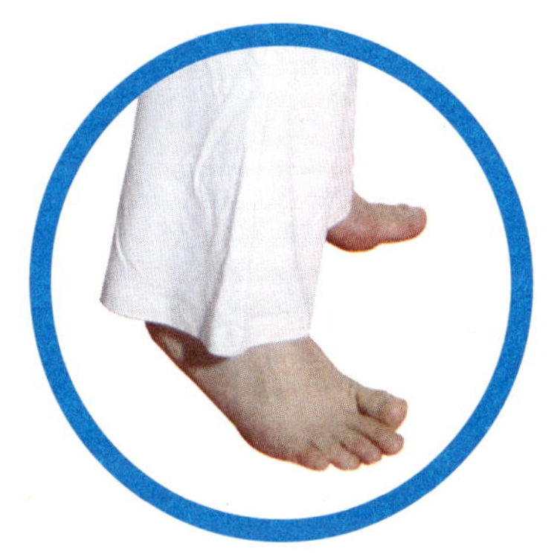

No.2 半月式

瑜伽罗盘

功效：

消除腰围线上的脂肪，强壮神经系统，帮助消化和排泄，有助于消除肠胃问题。

练习时间：任何时间段
练习场合：户外，室内
练习次数：3－5次
辅助工具：瑜伽砖
难易系数：★★★

注意：

双脚始终并拢，膝关节不可以弯曲，摆动腰部要量力而行。

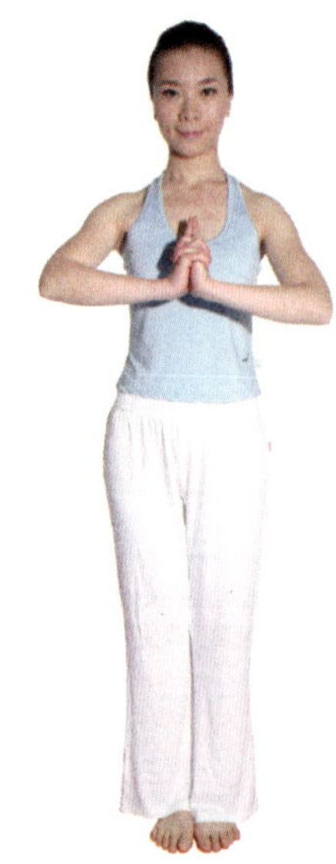

01 站立，双脚并拢，双手在胸前合十，食指向上其它手指相扣。

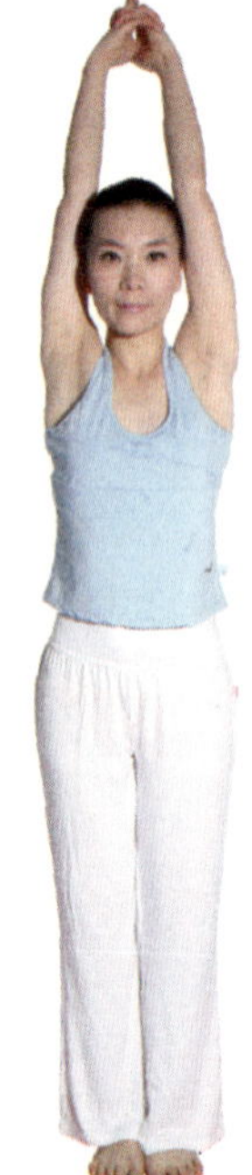

02 吸气双臂向头顶上方伸直。

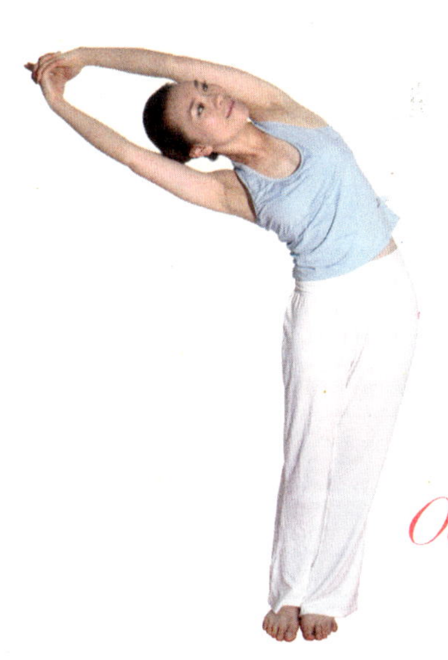

03 呼气，上体向右侧弯腰到极限，眼睛向上看，要保持双肩的平行。

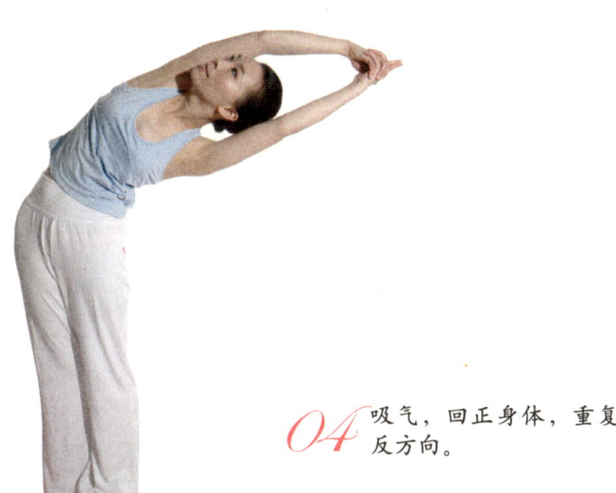

04 吸气，回正身体，重复反方向。

问题独白：

我最近发现自己不只腰上小肚子的肉见多，就连胃好像也比之前突出了，医生说是胃胀气，平时多注意饮食。哎……我走在路上好像一个早期孕妇啊！

瑜伽导师面对面：

半月式这这动作能够强健腹部、脚踝、大腿、臀部和脊椎；伸展腹股沟、筋腱和小腿、肩膀、胸部以及脊椎；提升协调性和平衡感；帮助缓解压力；改善消化能力。

这个姿势对那些腿部受过伤或者感染过的人非常有益。它能强健脊椎骨的下部区域，与腿部肌肉相连的神经和膝部。这个姿势与其他站立式一起练习，有助于治疗胃部疾病。

但是如果您的颈部有问题，请不要将头转向上方；保持向前方看让颈部的两侧都保持均匀受力。头痛或者偏头痛、低血压、痢疾、失眠那些感到身体虚弱，练习站立姿势感到筋疲力尽的人应该只练习三角伸展式和三角侧伸展式，这两个姿势有助于强健身体。只有当你的身体强健之后才能开始练习其他站立姿势。

许多初学者都无法做到用手或者手指接触到地面，对这些初学者而言，取代的做法是可以将手放在砖块上。

魅力伽人一点通

做这个体位时，要注意避免这些常见的错误，例如：曲膝，以致无法平衡身体；肩膀没打开；脊椎没伸展；提起的脚没蹬直；脸部、胸部及腹部朝向下；胯部向内缩。

练习这个体位可以说是益处多多：脊椎得到伸展，增加柔韧度；消除腰侧、臀部外侧及大腿外侧过多的脂肪；舒缓下背痛；舒缓坐骨神经痛；伸展肩膊，改善肩膊的不良姿势；改善双脚的血液循环；提升专注力。

但是切记要注意：若你有头痛、眼疾、腹泻、静脉曲张、失眠等，请暂时不要做这姿势；有高血压者，请在进行步骤4时不要将头转上看。眼睛请望向前方。

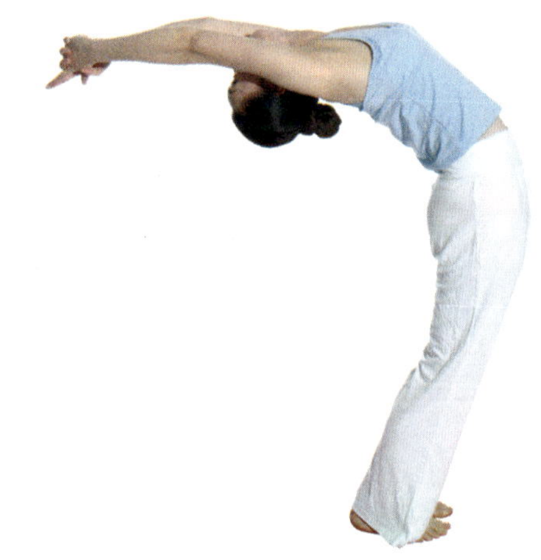

05 呼气，向后弯腰，头部放松自然下垂，髋部尽量向前推。

06 吸气，回正身体。

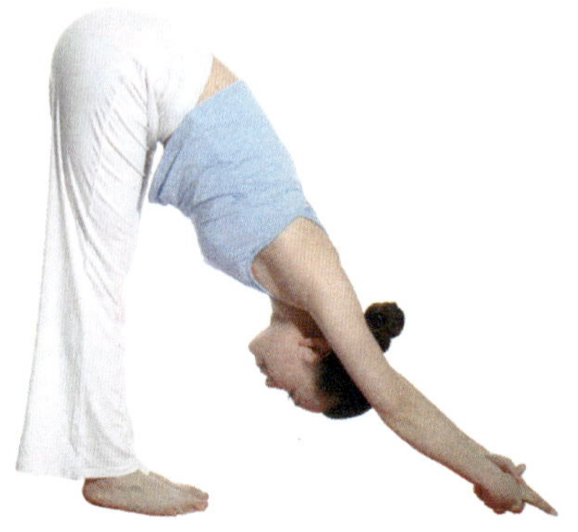

07 呼气，向前向下弯腰，手指触地头部自然下垂，手臂带动身体。

08 吸气，起身，呼气从体侧还原手臂。闭上眼睛调整呼吸。

No.3 头入双腿式

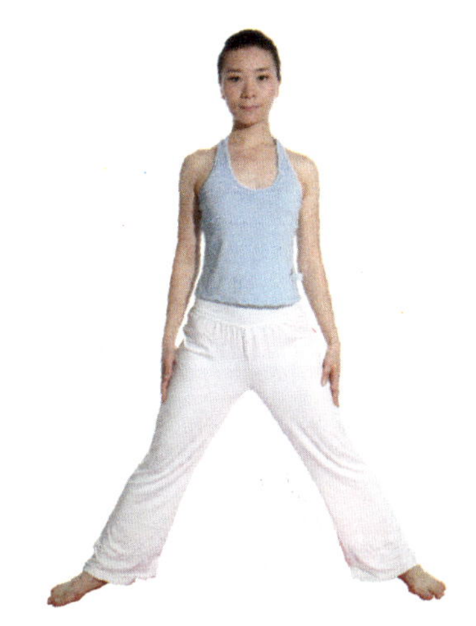

01 站立，双脚左右大大分开。

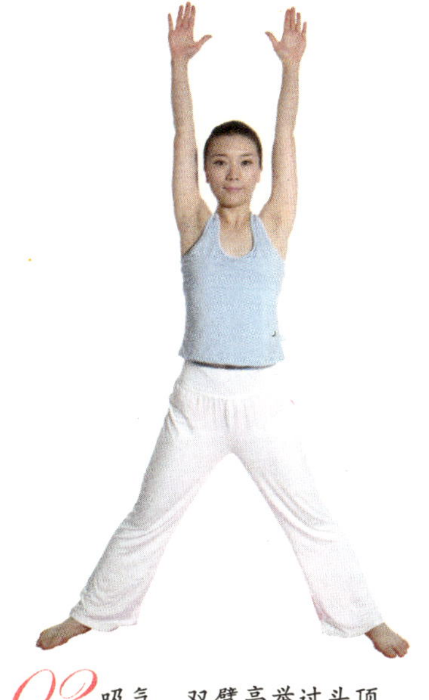

02 吸气，双臂高举过头顶。

瑜伽罗盘

功效：

促进骨盆区域的血液循环，按摩腹部器官，调整月经，旺盛卵巢。

练习时间：任何时间段
练习场合：户外，室内
练习次数：3—5次
辅助工具：无
难易系数：★★★★

问题独白：

“面色红润有光泽，气色越来越好了”这是我近年来梦寐以求的事情。我不想再让老公笑称我是黄脸婆了，我要让他对我刮目相看。

瑜伽导师面对面：

经常练习头入双腿式，能够增强人体的弹性，脊椎得以伸展，脊柱神经得到滋养、强健，并强壮双肾、肝脏、脾脏，减少痛经，滋养大脑、头皮、面容，心率减慢，使人快速安定，对患有抑郁、沮丧和过分激动的人非常有好处。

魅力伽人一点通

练习这个体位时需注意：两脚的距离不要太大或太小，头部要放松，慢慢向后移动不要勉强自己。高血压、心脏病的练习要谨慎。生理期不可以练习。

坚持不懈的练习，总会带给你莫大的惊喜，一段时间过后，你将会从“黄脸婆”成功的蜕变成真正的“面色红润有光泽”，成为名副其实的素颜美女。

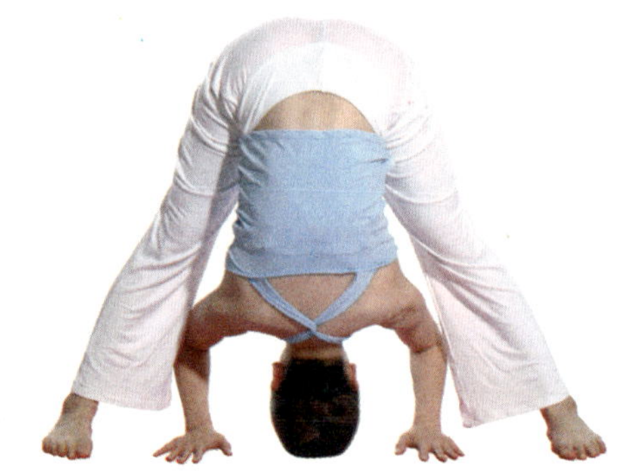

03 呼气，上体向前向下弯腰，双手放于双腿中间，颈部放松，尽量将头、肩、胸向后伸展，使后脑勺触地停留3～5个呼吸。

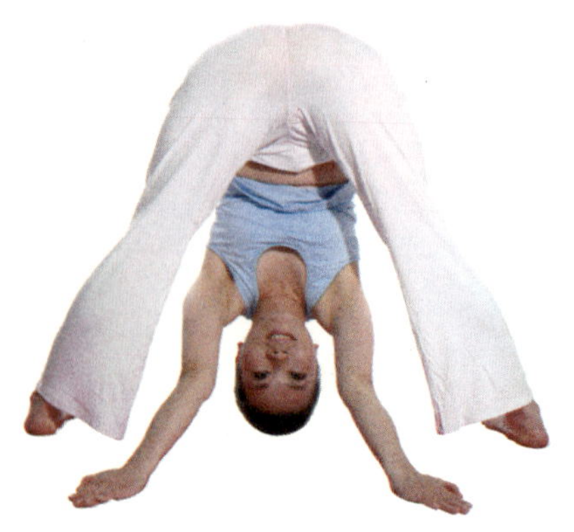

04 吸气，起身直立。

05 呼气，还原手臂。

No.4 牛面式

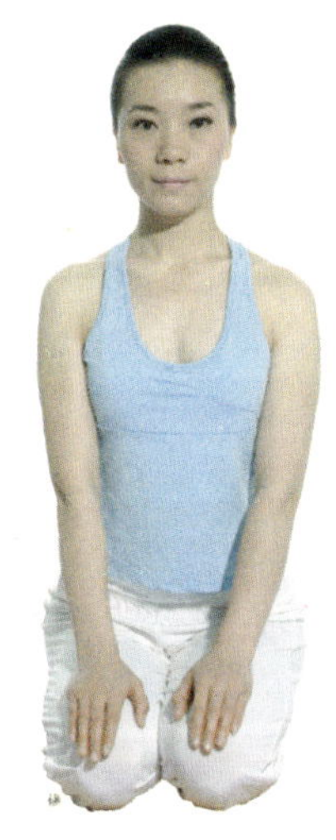

01 跪坐在地上，双手自然放于膝盖上。

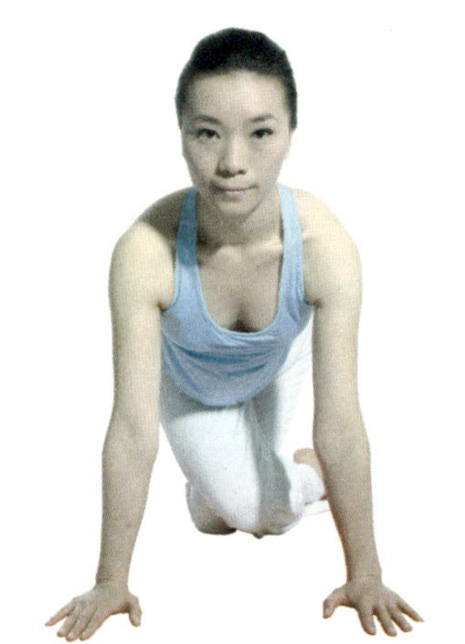

02 双手撑地，身体前倾，右腿绕过左腿。

瑜伽罗盘

功效：

这个姿势改进人的体态与平衡。它矫直背部，扩张胸部，放松两肩肩关节，并使阔背肌得到伸展。它也使双腿肌肉柔软有弹性，并治愈腿痉挛。还能锻炼胸部肌肉，刺激胸腺，美化胸形。

练习时间：任何时间段
练习场合：户外，室内
练习次数：3－5次
辅助工具：无
难易系数：★★★

问题独白：

早晨起床后后感觉肩部某一处痛，几天下来疼痛范围扩大，并牵涉到上臂中段，同时伴肩关节活动受限。或为钝痛，或为刀割样，如欲增大活动范围，则有剧烈锐痛发生。有时不能梳头，洗面和扣腰带。夜间因翻身移动肩部而痛醒。

瑜伽导师面对面：

长期在办公室伏案工作的上班族由于长期工作姿势，肩部的肌肉韧带处在紧张状态，容易导致肩关节组织炎，即肩周炎。这是肩周肌肉、肌腱、滑囊和关节囊等软组织的慢性炎症，中医认为肩周炎由肩部感受风寒所致，又因患病后胸肩关节僵硬活动受限，好像冻结了一样，所以称“冻结肩”、“肩凝症”。

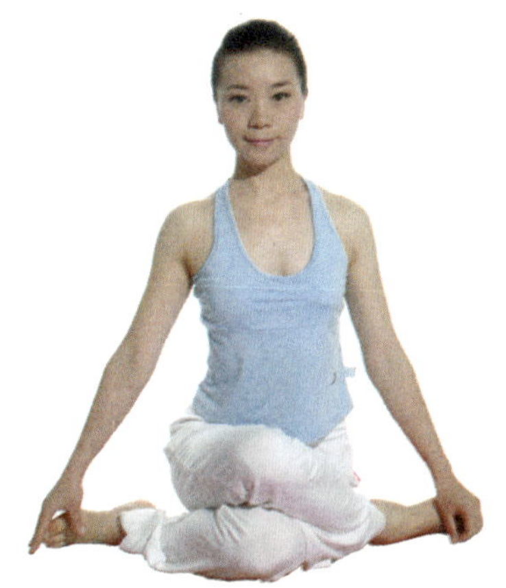

03 两个膝盖上下重叠，臀部坐在双脚之间。

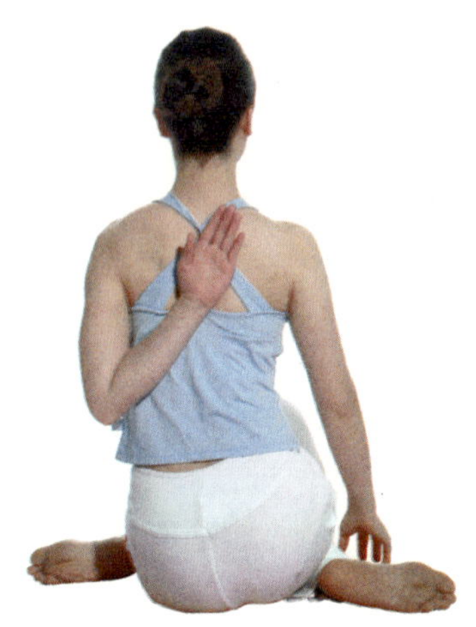

04 左手由下方绕过背后。

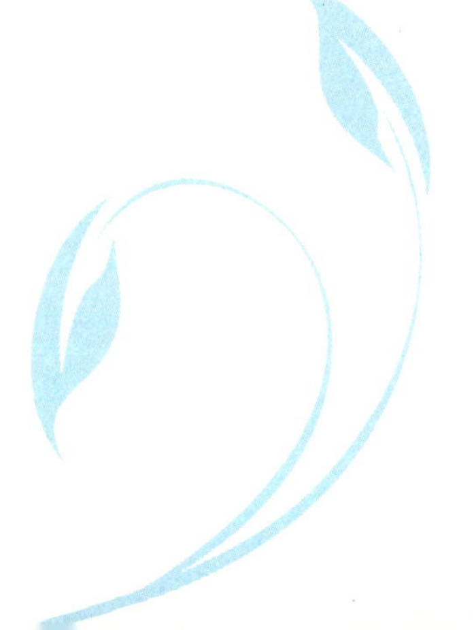

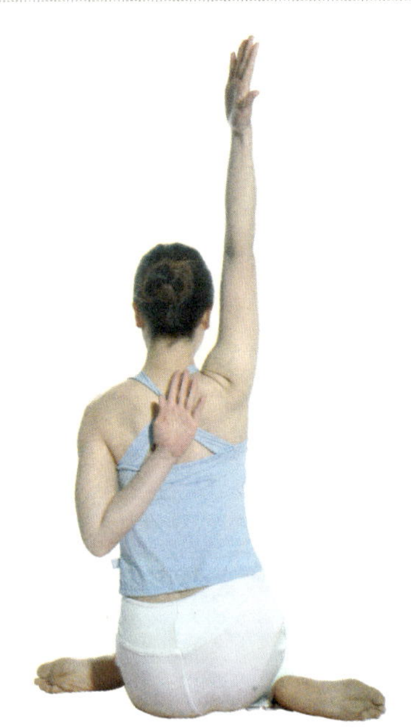

05 右手伸直右臂上举。

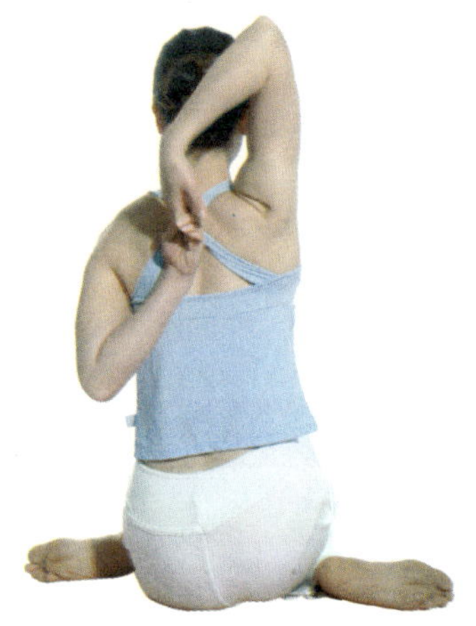

06 与左手在背后互握，停留数秒。

魅力伽人一点通

牛面式能够有效改善颈肩僵硬、疼痛，矫正驼背、脊柱弯曲和双肩下垂，消除紧张。它矫直背部，扩张胸部，放松两肩肩关节，并使阔背肌得到伸展。它也使双腿肌肉柔软有弹性，并治愈腿痉挛；还能锻炼胸部肌肉，刺激胸腺，美化胸形。使人的机体达到平衡状态。

练习时你会发现，这个拉伸姿势会让你有意识运动某些肌肉，而你从来没觉察到这些肌肉的存在。

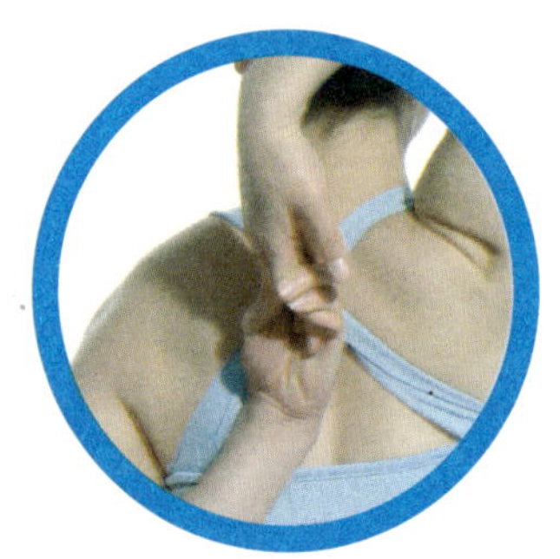

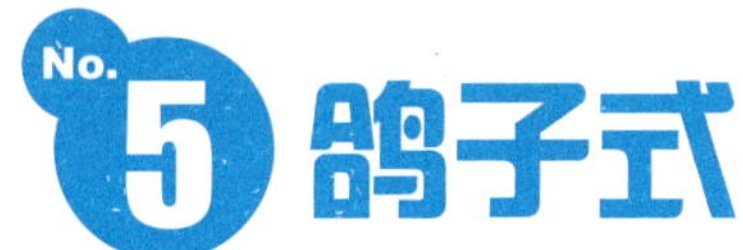

No.5 鸽子式

瑜伽罗盘

功效：

消除身体的酸疼感，纠正不良体态，塑造身体的完美曲线。

练习时间：任何时间段
练习场合：户外，室内
练习次数：3－5次
辅助工具：无
难易系数：★★★

注意：

两脚的距离不要太大或太小，头部要放松，慢慢向后移动不要勉强自己。高血压心脏病的练习要谨慎。生理期不可以练习。

魅力伽人一点通

随着髋部被打开，人的身心就能体会到真正的舒解与释放，而有规律地习练鸽子式，是你正确调整、锻炼自己僵硬、紧张髋部的有效方法。

如果你坚持练习这个体式，不仅会发现髋部的柔韧性正在逐渐提高，还会发现身体在每次习练过后更容易平静——因为骨盆是人体运动的中心。一方面，鸽子式使紧张僵硬的肌肉变得柔软，展开了髋部，使你感到更轻松、灵活。另一方面，如果你曾经尝试过鸽子式，那一定知道它所带来的挑战并不像看上去那样简单，伸展这些肌肉使得进展变得非常艰难。除了要在开始前做好思想准备，还要明白，只有付出足够的时间和耐心，才能品尝到甜美的果实。

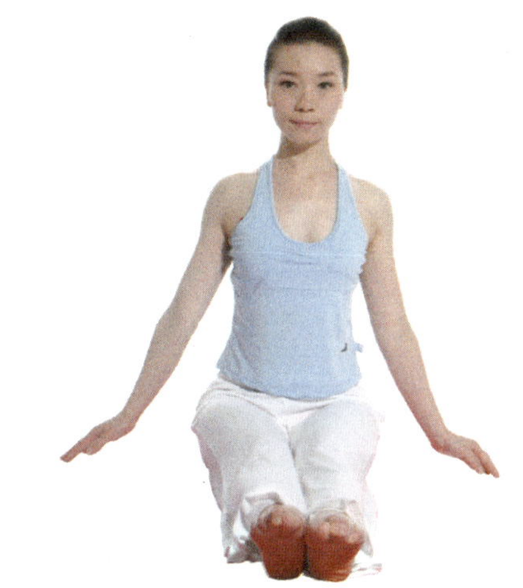

01 坐姿，伸直双腿，双手搭放于身体两侧。

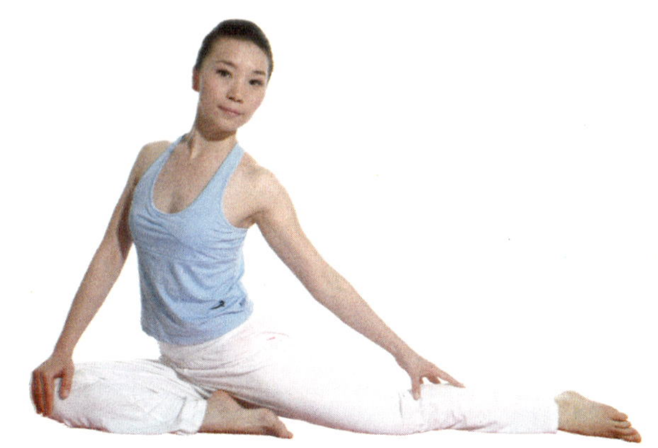

02 屈左膝，右手帮助右脚脚跟收至会阴处，同时左腿向外侧打开，让左大腿内侧着地，双膝在同一条直线上。

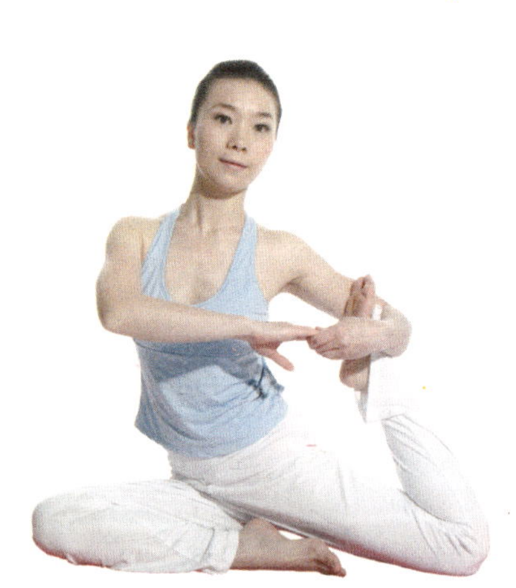

03 吸气时，屈左膝，双手帮助左脚背放于左手肘内测，屈左肘，双手与胸前相叠，左脚尽量向外伸拉成弓状，保持上身的直立，眼睛看向正前方。随呼气，放松身体并还原。

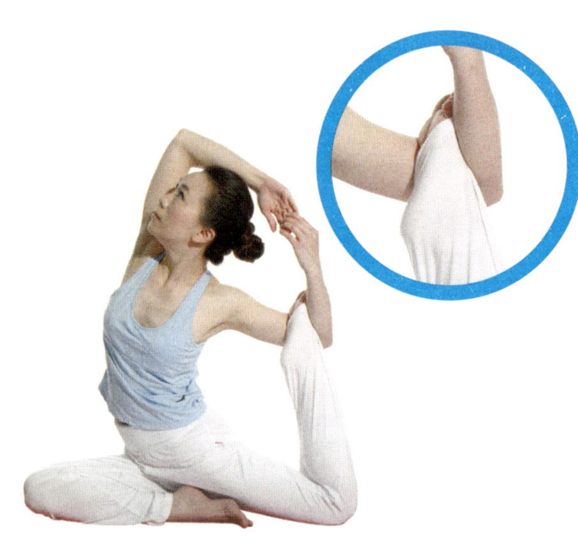

问题独白：

我有一个疑问，为什么我每天都坚持跑步做运动，我的髋关节还是缺乏柔韧性，时常有僵硬的感觉。到底应当怎样做才能得到有效的环节呢？

瑜伽导师面对面：

造成髋部僵硬的原因有很多：首先，现代的生活方式使我们每天在大多数时间里都坐着，髋部不需要任何的旋转、屈伸或延展，时间长了灵活性自然降低。其次，普通的体育运动，如，跑步、骑车和日常的步行等需要的都是髋部的力量而非柔韧。最后，也是罪魁祸首的原因则是压力。只要有压力，就会给身体造成紧张，尤其是髋部区域。

髋关节是一个被大量肌肉、肌腱和韧带等复杂组织围绕着的关节，任何微小的压力都会导致它的紧张和收缩。所以，若想要髋关节柔韧放松，要么将臀部从椅子上挪开，要么就想办法去除生活中的压力。如果统统做不到，怎样才能让髋部打开，重新体会自由、轻盈的感觉呢？请将鸽子式列入每天的习练计划吧！

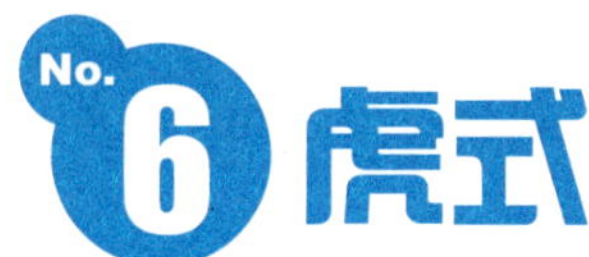

No.6 虎式

瑜伽罗盘

功效：

伸展腰、腿部，灵活脊柱，按摩腹部器官，促进消化与排泄。提升臀部，防止臀部下垂。

练习时间：任何时间段
练习场合：户外，室内
练习次数：3－5次
辅助工具：无
难易系数：★★

问题独白：

痛经困扰了我很多年，疼起来真要命，身体蜷缩在一起，一动不敢动，全身盖上三床被子都不觉得热，那种痛苦非常人可以忍受，要怎样才能得到改善呢？

瑜伽导师面对面：

妇科内分泌疾病很常见，子宫内膜异位症、月经量不规律、痛经、月经不调等都是妇科内分泌的疾病，还有一些乳腺疾病也和内分泌失调有关。在正常情况下，大多数女性在来月经前和行经期，总会有轻微的腹胀感和腰酸感，使人心情十分烦燥，而且特别容易造成人的疲劳，严重的除了腹胀腰酸之外，还伴有头痛、恶心、呕吐、腹泻、水肿、神经质、面色苍白、出冷汗等一系列亚健康的症状。针对痛经，女性不应被动地加以应付，而要以积极的态度去战胜它，特别是不要因为痛经而落入亚健康的陷阱并不能自拔。

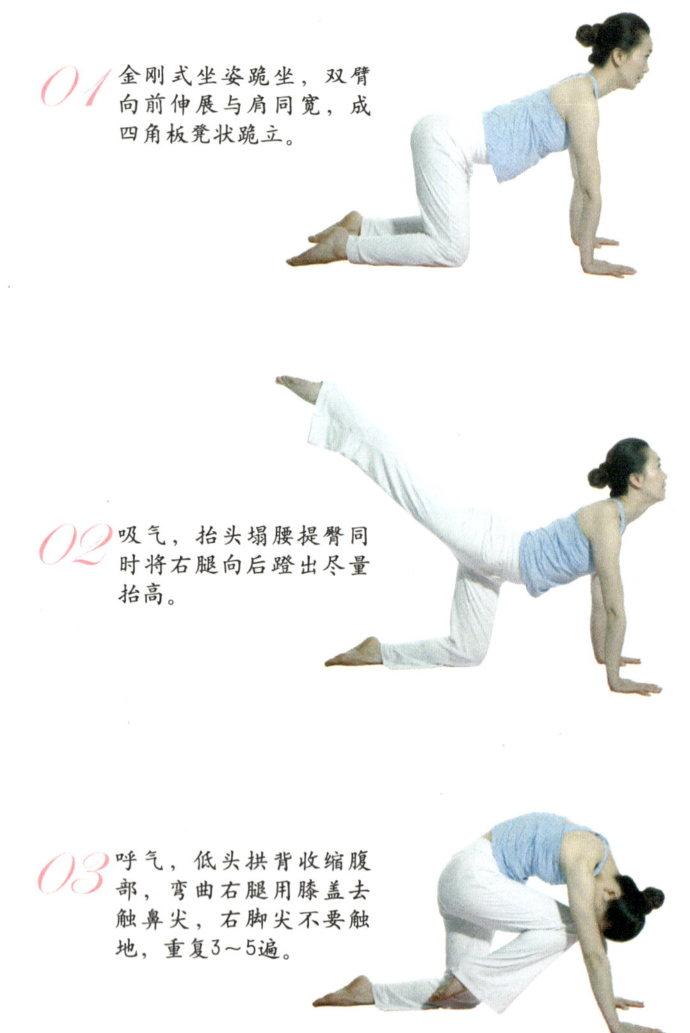

01 金刚式坐姿跪坐，双臂向前伸展与肩同宽，成四角板凳状跪立。

02 吸气，抬头塌腰提臀同时将右腿向后蹬出尽量抬高。

03 呼气，低头拱背收缩腹部，弯曲右腿用膝盖去触鼻尖，右脚尖不要触地，重复3～5遍。

魅力伽人一点通

练习这个体位时要注意：髋部不可以向上翻转，大腿垂直于地面，双肩要放松结束后做大拜式休息。

虎式能够有效放松劲项和肩膀，使脊柱更富有弹性，补养和强化神经系统，改善血液循环，增进消化，有助于削除女性月经痉挛的痛苦。缓解由于背部紧张给脑部带来的压力。

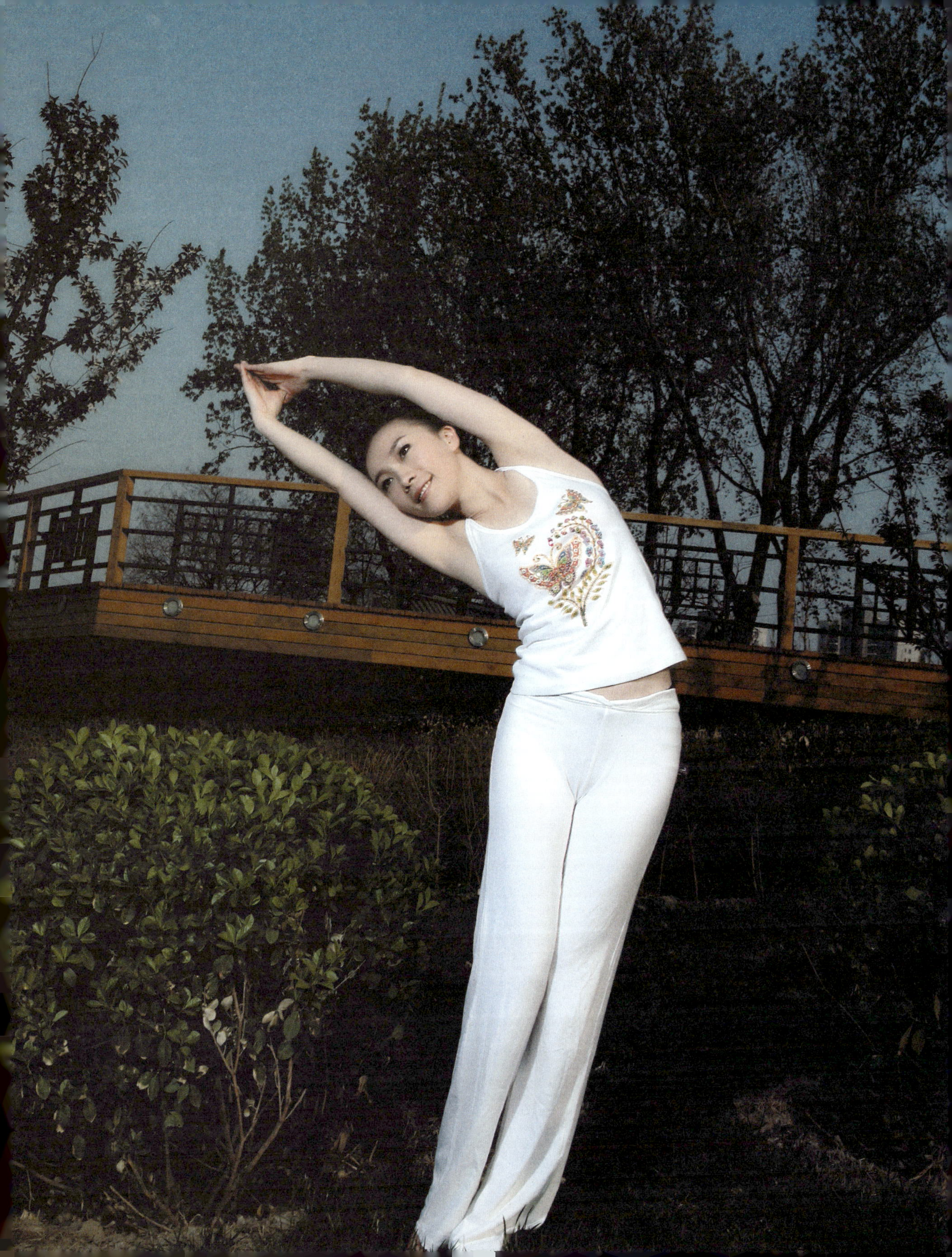

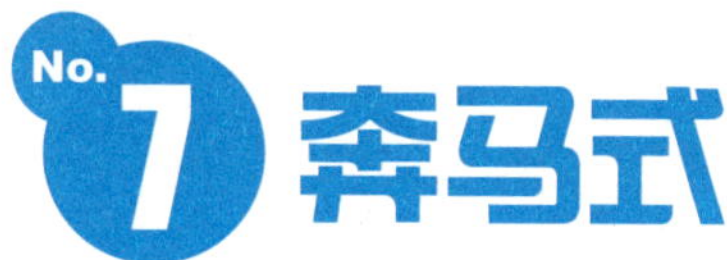

No.7 奔马式

瑜伽罗盘

功效：

促使肠胃功能变好，加速身体新陈代谢，改善脸部斑点的症状。

练习时间：任何时间段
练习场合：户外，室内
练习次数：3—5次
辅助工具：无
难易系数：★★★

问题独白：

我的皮肤很白，因此年龄越大，越担心会有黄褐斑的来袭，会对我今后的生活带来不必要的困扰，有没有好方法可以提前预防呢？

瑜伽导师面对面：

促使肠胃功能变好，加速身体新陈代谢，改善脸部斑点的症状。

这个体位也非常适合男士锻炼，能够达到强壮腿肌，放松膝关节；对肌肉萎缩收效优异，对膝关节痛风湿患者大为有益；有益于发展保留精液的能力；减少肾脏活动亢进和尿频等诸多功效。

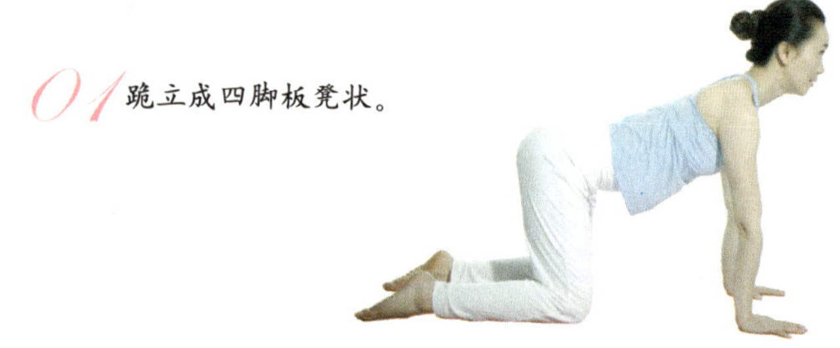

01 跪立成四脚板凳状。

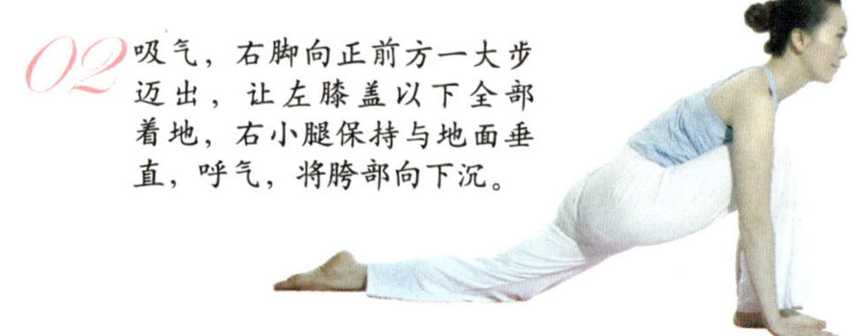

02 吸气，右脚向正前方一大步迈出，让左膝盖以下全部着地，右小腿保持与地面垂直，呼气，将胯部向下沉。

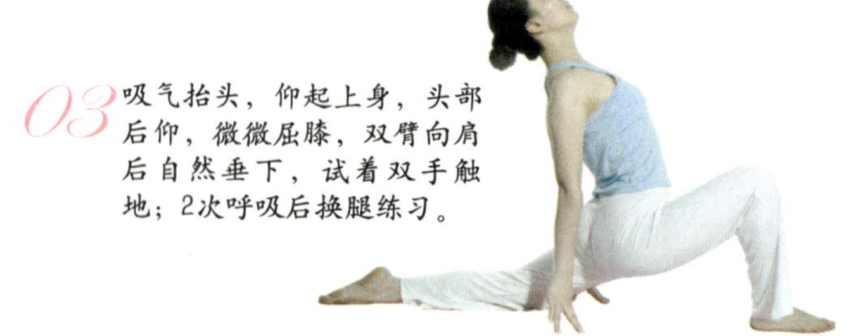

03 吸气抬头，仰起上身，头部后仰，微微屈膝，双臂向肩后自然垂下，试着双手触地；2次呼吸后换腿练习。

魅力伽人一点通

练习这个体位时需注意头尽量向后仰，放松肩部，胯部要注意下沉。身体重心在两胯之间，不在膝关节上，膝关节不要过于外翻或内收，一面膝关节过度压迫而疼痛。初期练习者保持上体直立即可。脖颈有问题的话做之前要先咨询医生或教练。

No.8 弓式

01 俯卧，下巴点地，弯曲双膝将小腿尽量收到臂部，双手向后抓住脚踝。

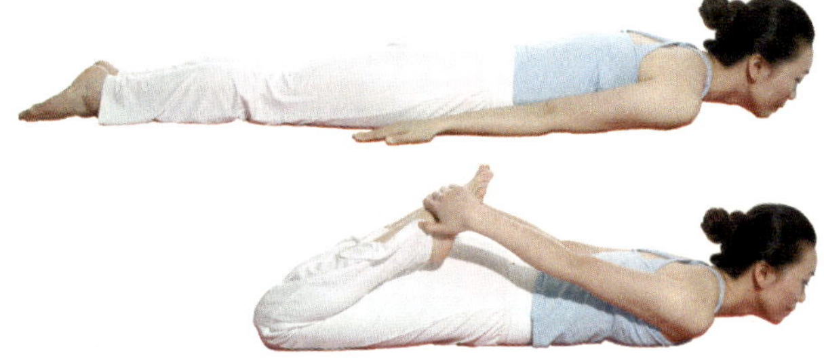

02 吸气，脚踝用力向后向上拉动双臂使胸部和大腿抬离地面，眼睛向上看。停留3～5个呼吸。

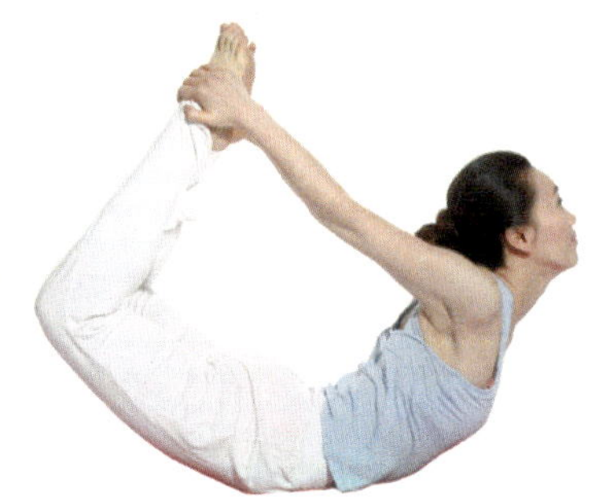

03 呼气，放松身体还原地面。

魅力伽人一点通

弓式对于全身的肌肉都是极佳姿势。背部肌肉群得到增强，以至消除由于疲劳而产生的疼痛和僵硬不灵；胸部和腹部肌肉得到强壮；髋部和肩部肌肉以及关节得到放松；腿、臂、喉、颈、颚、缘肌肉全都得到伸展和强壮；肝脏、肾脏、和膀胱等许多内部器官也受到按摩，获得更多的血流供应，功能有改善；有助于纠正肠胃失调、消化不良、慢性便秘和肝脏机能不振的毛病；胰脏得到补养，肠脏蠕动作用加强；是预防胆、肾结石形成的极好练习；能刺激和增强各内分泌腺体特别能刺激和增强甲状腺；有益于骨盆区域，减少腰围线上的脂肪，有助于治疗糖尿病。

瑜伽罗盘

功效：

扩张胸腔，柔韧整个后背，保养脊柱及减少背部脂肪。

练习时间：任何时间段
练习场合：户外，室内
练习次数：3－5次
辅助工具：无
难易系数：★★★

注意：

患有甲状腺肿大或活动亢盛的人，建议不要练习这个姿势。患有脊椎关节盘错位的人应向医生咨询后才进行练习弓式。患有疝气、胃溃疡或肠结核症的人如果没有医务专家的指导也不要做这个姿势。

问题独白：

夏季到了，又到了沙滩海边泳装秀的时候了，看着一个个的美女们尽情展现曲线身材，我披在身上的外套却怎么也不敢脱下来……

瑜伽导师面对面：

弓式，几乎对于全身的肌肉都是极佳姿势。它使背部肌肉群得到增强，使胸部和腹部肌肉得到强壮，使肝脏、肾脏、和膀胱等许多内部器官也受到按摩，有助于纠正肠胃失调、消化不良、慢性便秘和肝脏机能不振的毛病。胰脏得到补养，肠脏蠕动作用加强。能刺激和增强各内分泌腺体特别能刺激和增强甲状腺。有益于骨盆区域，减少腰围线上的脂肪。

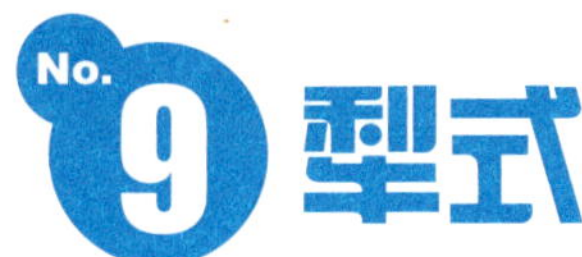

犁式

瑜伽罗盘

功效：

滋养脊柱神经刺激肠脏，消除胃胀气，纠正月经不调，治疗各种头痛、痔疮等。

练习时间：任何时间段
练习场合：户外，室内
练习次数：3—5次
辅助工具：无
难易系数：★★★★

问题独白：

我最近在节食减肥，每天吃的很少，甚至不吃，却毫无效果，甚至感觉还有点发胖，这是什么原因呢？难道我是喝凉水都会长胖的人吗？

瑜伽导师面对面：

“喝凉水都长肉”，很多人经常发出这样的感慨。这可能和本人的内分泌失调有关系，高热量、高脂肪的食物，不注意膳食平衡等饮食习惯也会对内分泌产生影响。肥胖作为亚健康的典型表现，已成为人的生命健康的最大威胁。

犁式能够很好的滋养脊柱神经刺激肠脏，消除胃胀气，纠正月经不调，治疗各种头痛、痔疮等症状。

01 仰卧，双腿并拢，双手放于身体两侧人掌心向下。

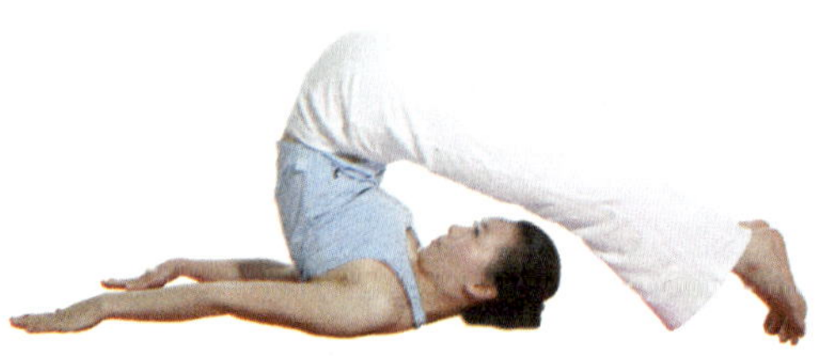

02 吸气，抬起双腿依次抬高臀部、腰部及背部，将双脚伸向头顶上方，脚尖点地，下巴抵住锁骨，挺直膝盖。

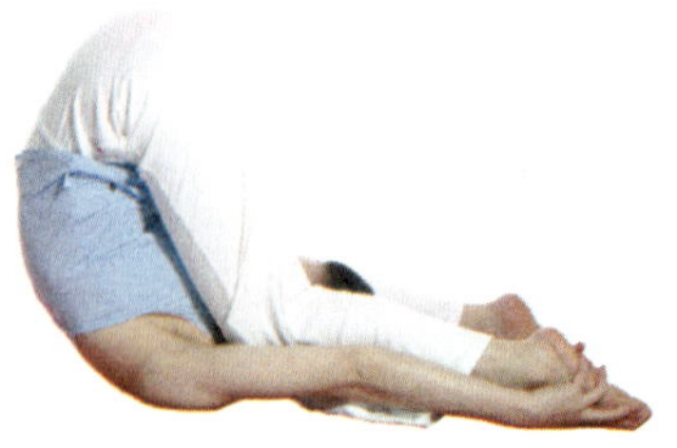

03 呼气，膝盖慢慢放松靠近双耳，双手伸展过头握住双脚。

04 吸气，伸直双腿，将身体慢慢还原。

魅力伽人一点通

犁式能够有效的滋养脊柱旁的32对神经，刺激肠脏，消除胃獐气，痔疮，缓解便秘。

在练习这个动作时要注意：背部太过僵硬不要勉强完成，患有严重脊椎病高血压、坐骨神经痛的人不可以练习，生理期也不可以做此式。

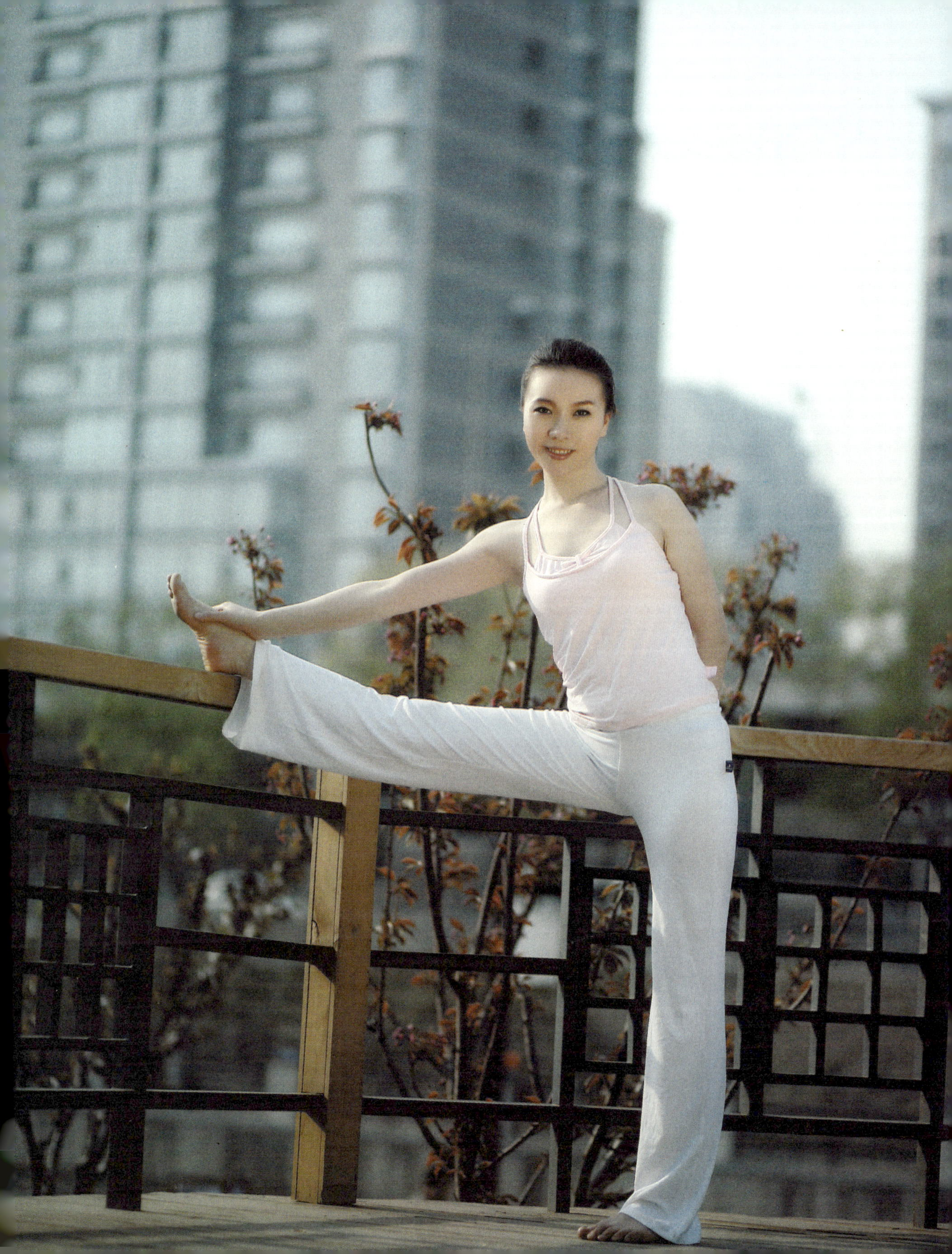

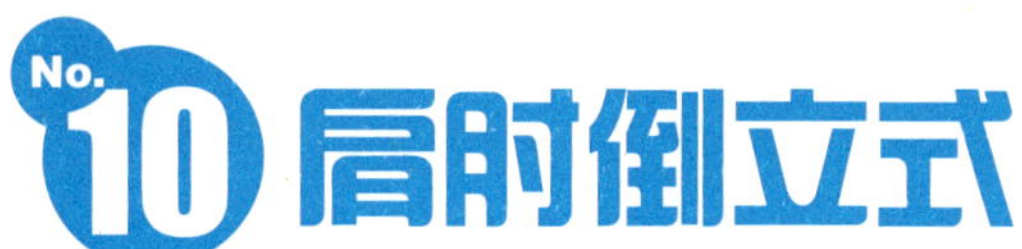

No.10 肩肘倒立式

瑜伽罗盘

功效：

帮助清醒大脑，消除因过度紧张而引起的失眠、头痛等症状，减轻身体的负担，非常适合经常熬夜的朋友练习。

练习时间： 任何时间段
练习场合： 户外，室内
练习次数： 3－5次
辅助工具： 无
难易系数： ★★★★

注意：

当脚尖至头上方时，要伸髋、伸腿、两肘用力撑垫，两手撑于腰背两侧，伸腿不能一步到位，生理期禁做。

问题独白：

久坐办公室，肩肘僵硬更增加我的疲劳感，打印一份文件都懒得抬胳膊，怎样才能得到有效缓解呢？

瑜伽导师面对面：

肩肘倒立式是瑜伽的经典体式之一，肩肘倒立式的特色功效就是可以改善肩部和腿部的肌肉，使血液可以充分倒流到头部，消除疲劳症状，帮助清醒大脑，消除因过度紧张而引起的失眠、头痛等症状，减轻身体的负担，非常适合经常熬夜的朋友练习。

对于初学者这个式有点难度，不要急慢慢来，量力而为，双手要扶好腰部，保持身体的平衡感。只要能够体会肩颈的紧实压迫感，就会有效果。

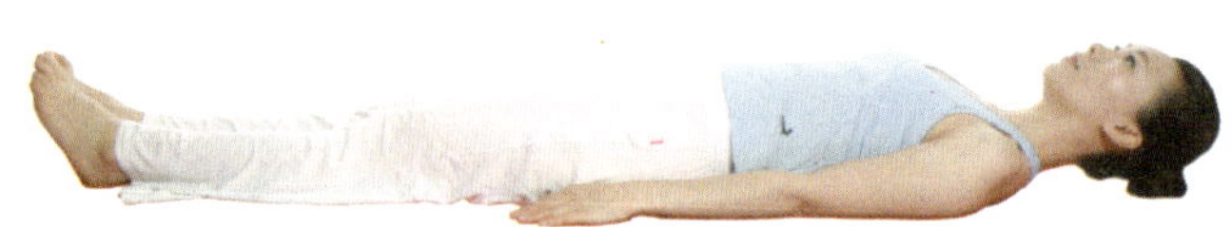

01 仰卧或以双腿结合式为基础。

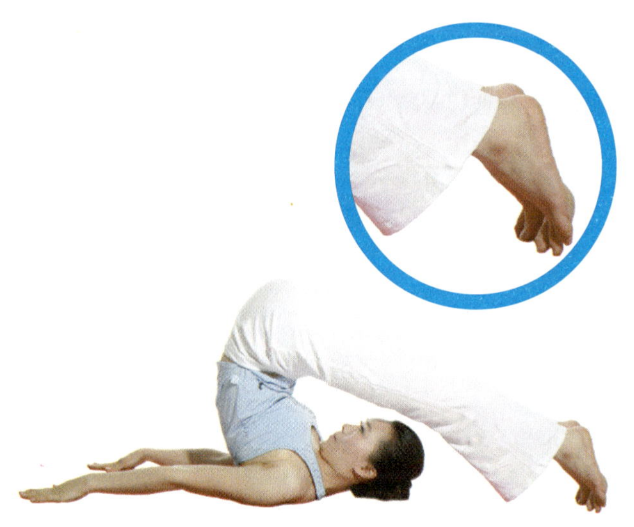

02 双手撑地，双腿双脚并拢伸直向上，试着双脚触碰头顶上方地面。

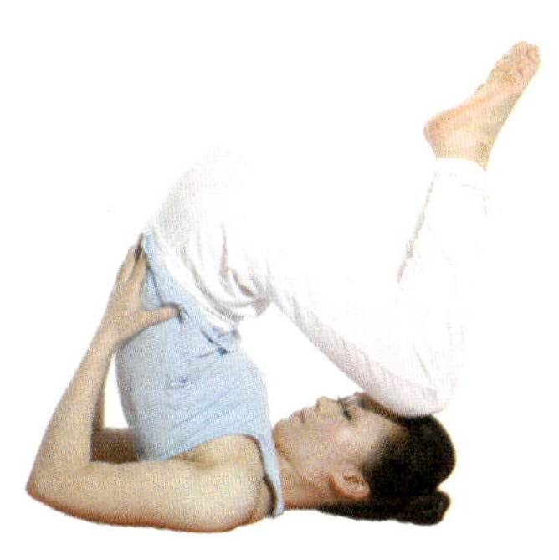

03 双手扶于后腰，双膝并拢置于额头，双腿同时弯曲直至小腿与地面垂直。

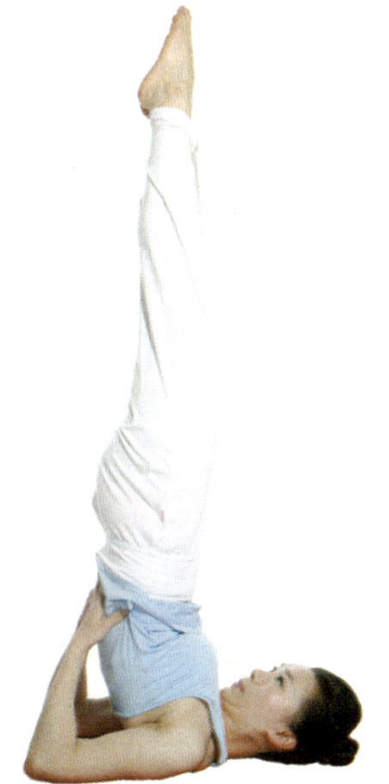

04 双脚缓慢地向上直立，脚尖指向天花板，肩部、头部、大臂及双肘着地，下巴抵于锁骨。

05 屈双膝，双手帮助身体由背开始一节一节向下还原于垫子上。

魅力伽人一点通

肩肘倒立式能够增强腹部器官活力，释放肠道中气体，排除毒素，防止内脏下垂，有助于治疗便秘、结肠炎和肠溃疡。大量新鲜血液注入脑部，使面色红润，脑部充满活力，预防心脑血管硬化。血液暂时停留在颈部，同时使甲状腺、甲状旁腺和脑垂体受益。平静神经系统，有助于减轻过度紧张、心烦、头疼、失眠等症状。还有减肥的功效。

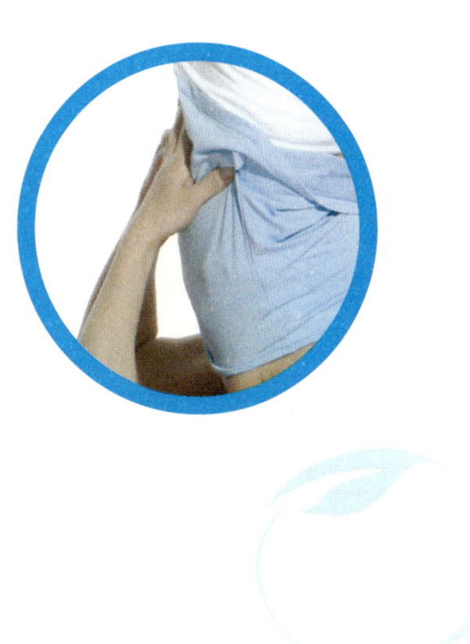

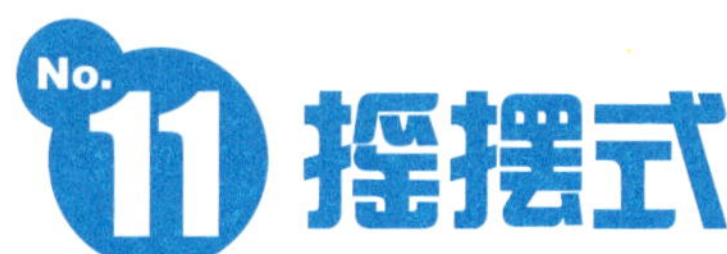

No.11 摇摆式

瑜伽罗盘

功效：

放松背部肌肉，缓解腰部疲劳，促进背部血液循环。

练习时间：任何时间段
练习场合：户外，室内
练习次数：3－5次
辅助工具：无
难易系数：★★

注意：

脊柱有严重损伤者不宜做。

问题独白：

我是位风风火火的假小子，工作业务完成的如长相一般利落漂亮，最近经常腰椎疼，后腰的一处骨节疼，慢慢发展到整个腰部酸痛，给工作带来好多不便。

瑜伽导师面对面：

上班族之所以易患腰酸背痛，罪魁祸首是坐的时间太久。久坐不动，使得整个躯体重量全部压在腰骶部，压力分布不均，会引起腰、腹、背部肌肉下垂或疼痛。另外，固定姿势或姿势不正也可引起腰酸背痛。

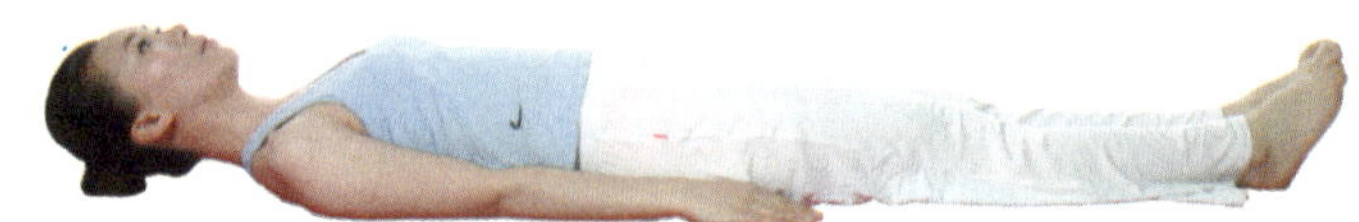

01 仰卧，双手置放体侧，双腿双脚伸直并拢。

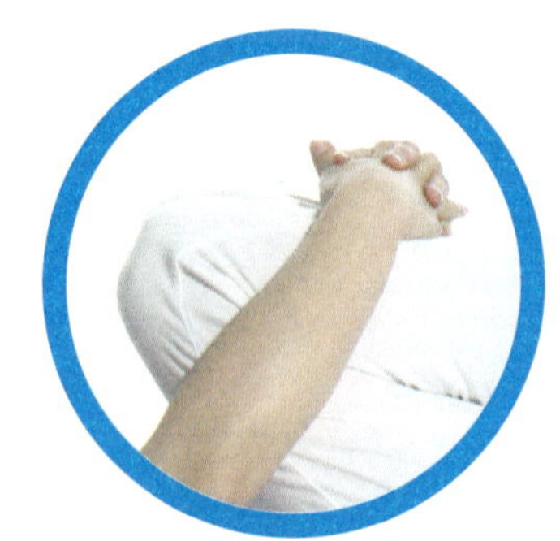

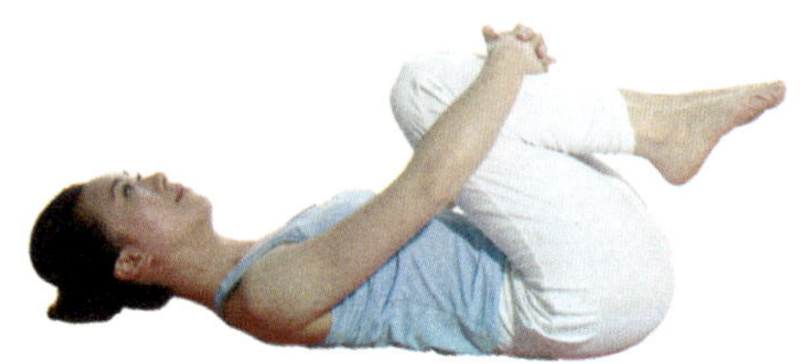

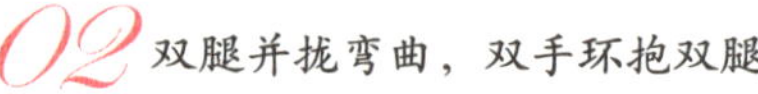

02 双腿并拢弯曲，双手环抱双腿。

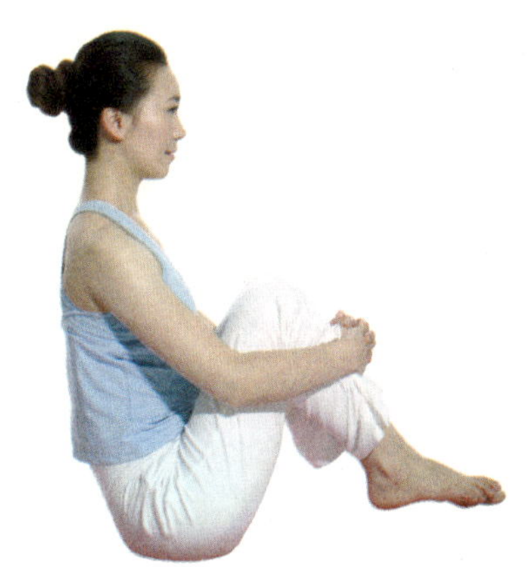

03 吸气，向前用力坐立起来，脚尖不能触地，挺直背部。

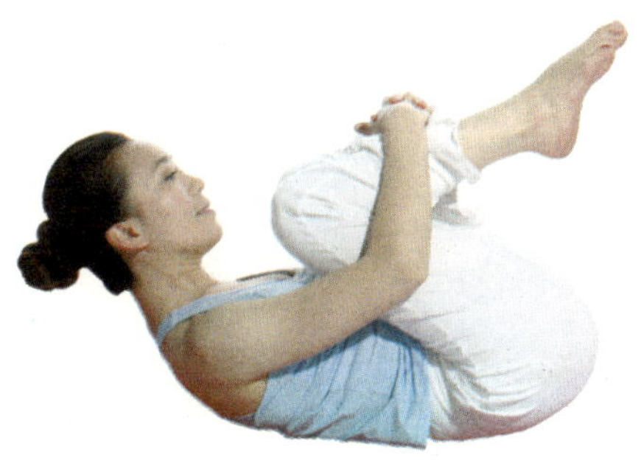

04 呼气，向后，后脑勺也不能触地，保持这样的动作随着呼吸前后摇摆。

魅力伽人一点通

练习此动作时，要注意放松，不只要让身体上的完全的舒缓与放松，更要从心理、精神上让自己减压，完全释放。此时才能感觉到全身身轻如燕、酣畅淋漓的痛快之感。

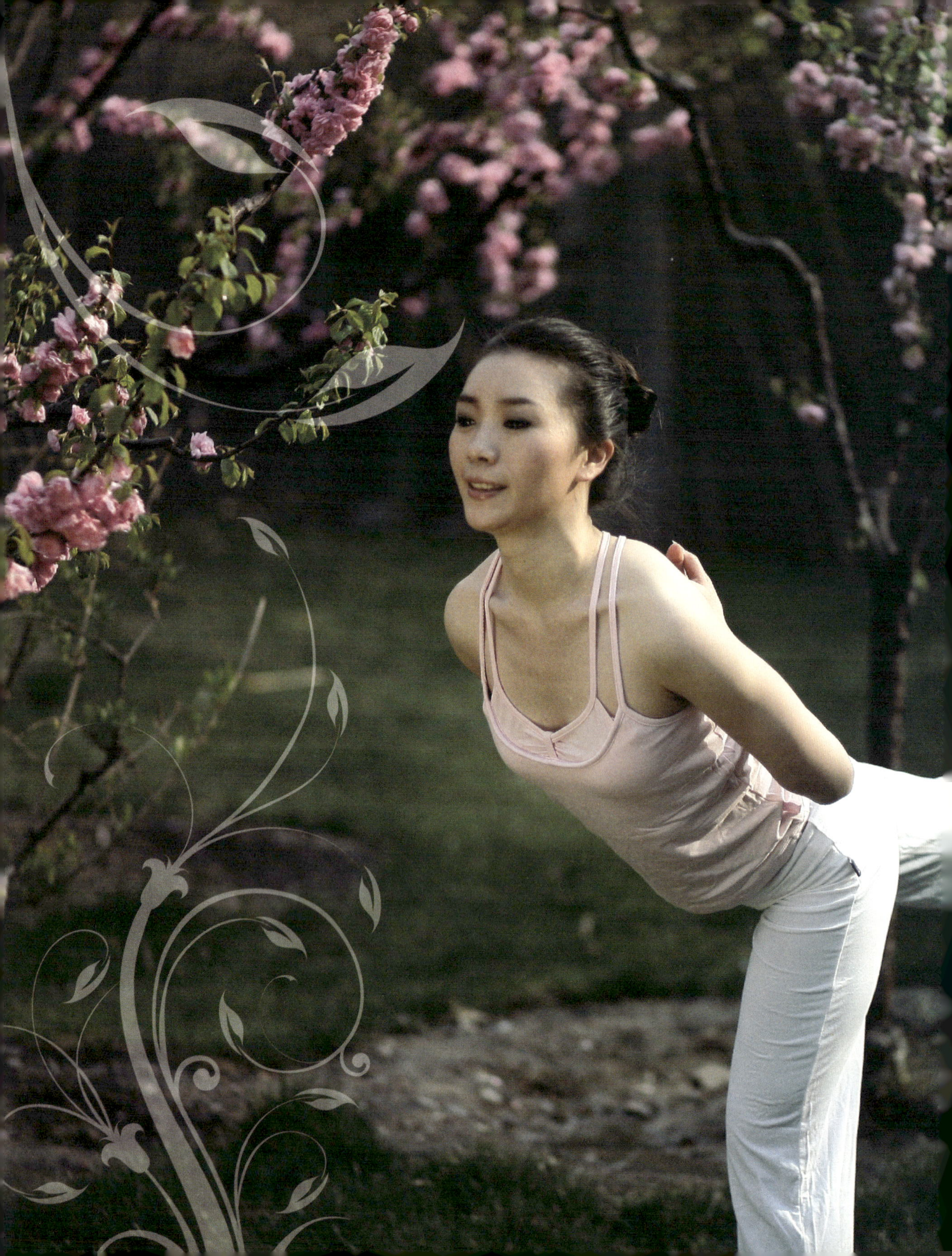

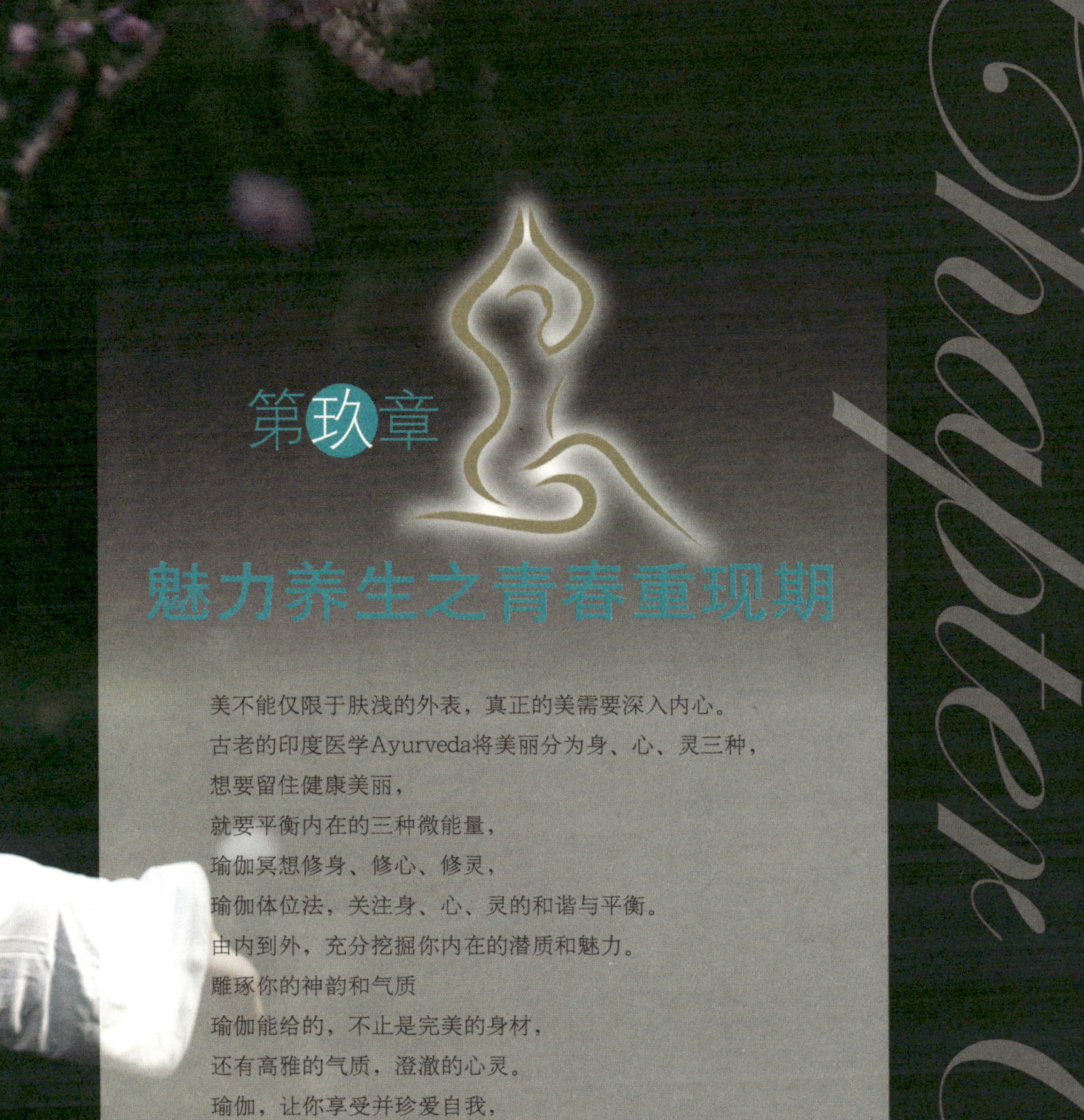

Chapter 09

第玖章

魅力养生之青春重现期

美不能仅限于肤浅的外表，真正的美需要深入内心。
古老的印度医学Ayurveda将美丽分为身、心、灵三种，
想要留住健康美丽，
就要平衡内在的三种微能量，
瑜伽冥想修身、修心、修灵，
瑜伽体位法，关注身、心、灵的和谐与平衡。
由内到外，充分挖掘你内在的潜质和魅力。
雕琢你的神韵和气质
瑜伽能给的，不止是完美的身材，
还有高雅的气质，澄澈的心灵。
瑜伽，让你享受并珍爱自我，
让你成为真正美丽而成熟的女人。

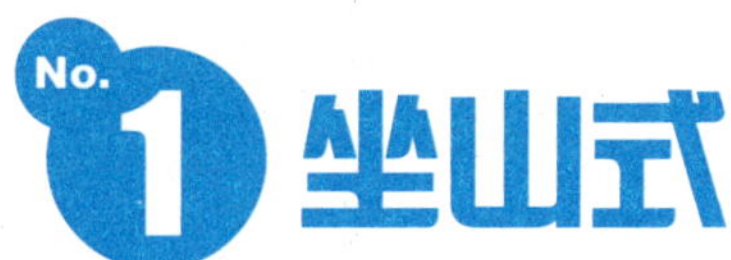

坐山式

瑜伽罗盘

功效：

坐山式可以很好的安定神经，扩展胸部，强壮腹部器官，并且还可以消除肩膀僵硬，缓解风湿痛等。

练习时间： 任何时间段
练习场合： 户外，室内
练习次数： 3—5次
辅助工具： 无
难易系数： ★★

注意：

当脚尖至头上方时，要伸髋、伸腿、两肘用力撑垫，两手撑于腰背两侧，伸腿不能一步到位，生理期禁做。

问题独白：

最近早晨起床后后感觉肩部某一处痛，几天下来疼痛范围扩大，并牵涉到上臂中段，同时伴肩关节活动受限。或为钝痛，或为刀割样，如欲增大活动范围，则有剧烈锐痛发生。有时不能梳头，洗面和扣腰带。夜间因翻身移动肩部而痛醒。

瑜伽导师面对面：

长期在办公室伏案工作的上班族由于长期工作姿势，肩部的肌肉韧带处在紧张状态，容易导致肩关节组织炎，即肩周炎。这是肩周肌肉，肌腱，滑囊和关节囊等软组织的慢性炎症。

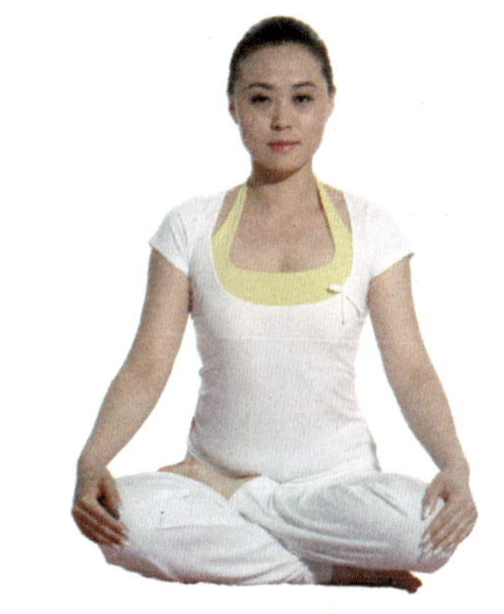

01 莲花座（半莲花、全莲花都可）。

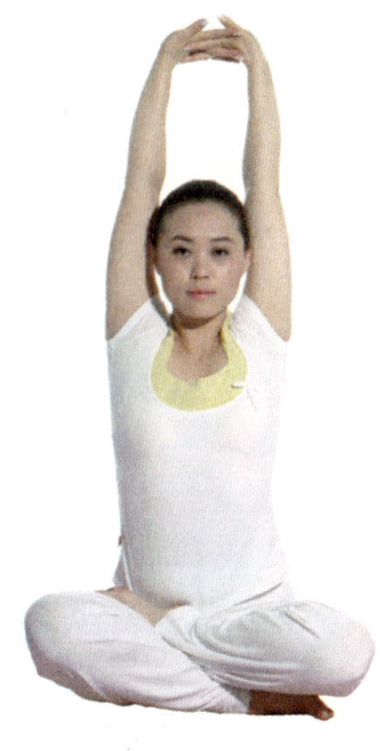

02 吸气，十指与胸前交叉翻转掌心向上举过头顶，两臂尽量向上伸展。

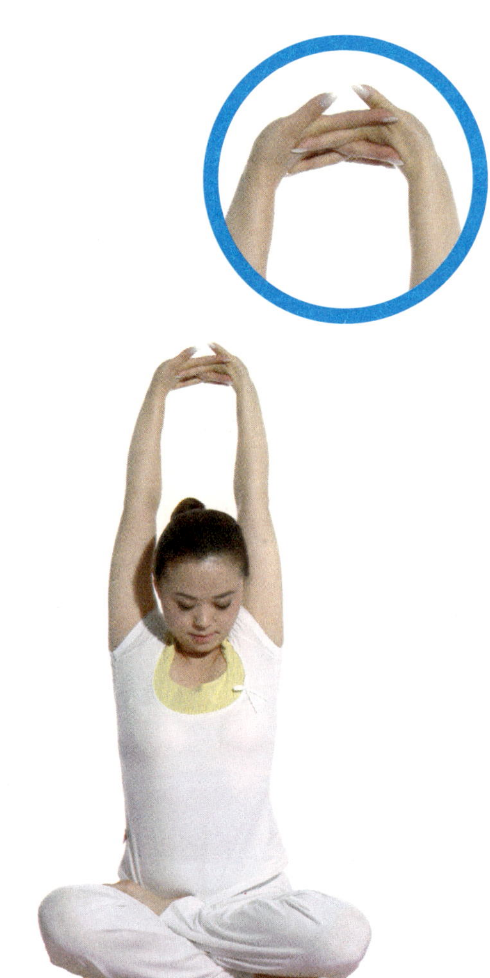

03 呼气，低头，下巴找锁骨深长平稳的呼吸背部挺直。

魅力伽人一点通

练习这个体位时需注意：手肘不能弯曲，保持背部的挺直，要深长平稳的呼气。

坐山式可以很好的安定神经，扩展胸部，强壮腹部器官，并且还可以消除肩膀僵硬缓解风湿痛等。

坚持长期锻炼，不但腰酸背痛解决了，你甚至发现，可能你多年的老风湿也得到了明显的缓解和控制。同时你会欣喜的发现自己的胸部越来越挺拔了。不要骄傲，继续努力吧。

No.2 背部伸展式

瑜伽罗盘

功效：

滋养背部神经，改善消化和排泄功能，促进骨盆区域的血液循环。伸展背部和腿部。

练习时间：任何时间段
练习场合：户外，室内
练习次数：3—5次
辅助工具：无
难易系数：★★★

注意：

不要只是试图着将头部向下扎，而忽略了背部，使背部拱起来，除了不能强迫自己，时刻听从身体的感觉外，腰椎间盘突出患者，背部不好的朋友，应相当谨慎地练习！

问题独白：

“腰酸、背痛、腿抽筋”真是很痛苦，我像是受刑一样忍受着他们在我身体上精神上的双重折磨，这样的日子，何时能够得到彻底的解脱啊！

瑜伽导师面对面：

背部伸展时，背部获得伸展和放松，腘旁腱得到伸展，髋关节放松，增大的血流流向背部，滋养脊柱神经。有助于消除腰围线上的脂肪。强壮肝脏和脾脏，使双肾、胰脏和肾上腺活动旺盛。减少或消除胃胀气和其他胃肠问题，促进消化排泄。向骨盆区域供应健康血液，增强生殖器官的健康，根除多种性功能失调的毛病。

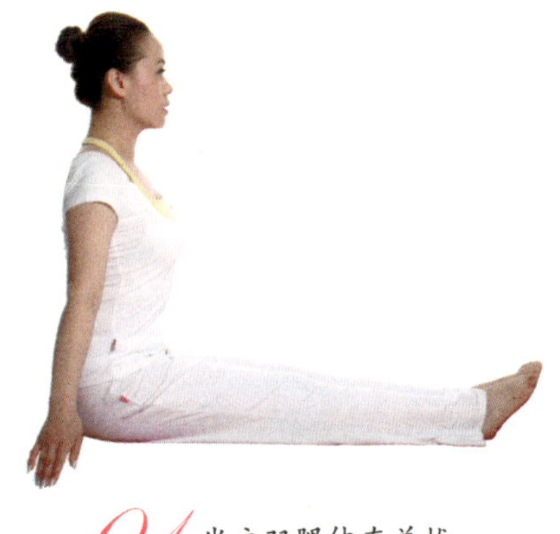

01 坐立双腿伸直并拢。

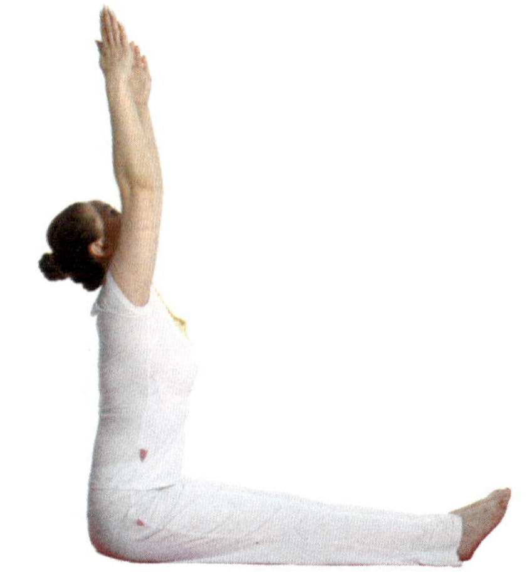

02 吸气双臂从体侧举过头顶眼睛看向手指的方向，脊柱向上延伸。

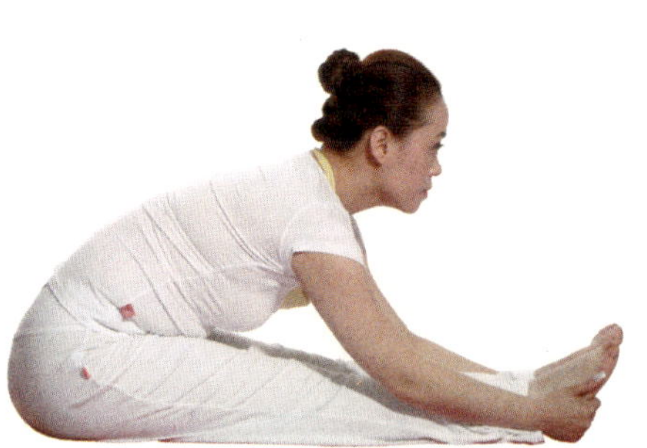

03 呼气手臂带动身体向前向下弯腰，手抓脚，抬头注视前方，保持自然的呼气，每一次呼气时身体放松下压，直到上体与双腿完全的折叠。

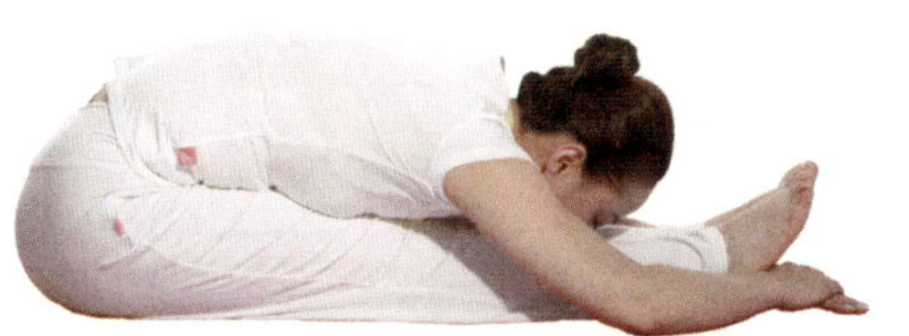

魅力伽人一点通

经常练习这个动作，使整个背部得到伸展、强壮。恢复精力，充满朝气；肩膀、双臂、腘旁腱和两腿的肌肉群得到伸展；腹部器脏受到挤压、收缩，改进消化与排泄；医治痔疮、便秘以至肾脏和肝脏功能失调的毛病；改善血液循环，使心脏得到按摩；有助于调整脑下腺（垂体）；向骨盆区域输送额外的充氧血液，使子宫、膀胱和前列腺充满活力；生殖腺受到滋养，会治好阳萎，增强性能力；促进精神官能症的解除。

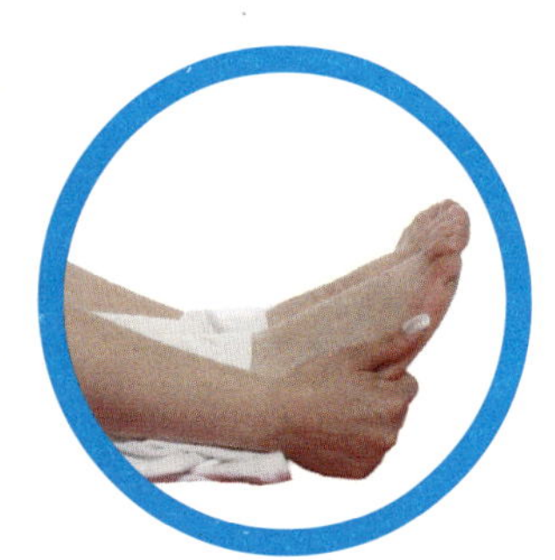

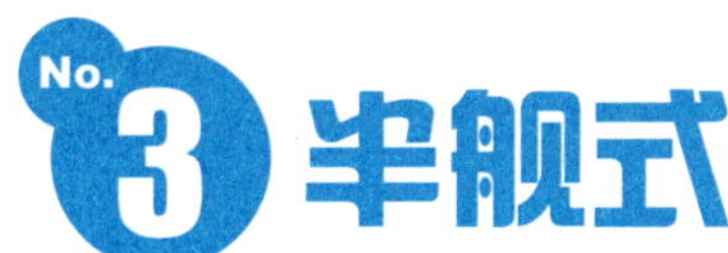

No.3 半舰式

瑜伽罗盘

功效：

有助于腿部肌肉变得紧致结实，让腿部的线条更具美感。而且脚踝也能得到锻炼，能使脚踝处的水肿消失，令脚踝纤细，小腿修长。

练习时间：任何时间段
练习场合：户外，室内
练习次数：3－5次
辅助工具：无
难易系数：★★★★

注意：

双膝不要弯曲，全身重量应靠臀部来平衡，背部任何部分绝不触及地面。脚趾的顶尖与头的顶端同一高度，两腿应与地面成30～40度角。近期做过腹部手术，严重胃溃疡，胃痛，呕吐，心脏病，背痛者不宜练习。

问题独白：

年龄大了，身体一天不如一天了，干点什么都觉得没有力气，提不起精气神儿来，这要如何是好呢？

瑜伽导师面对面：

这个姿势强壮双腿，腹部和背部增加这三处的力量，它也强壮神经系统、脾脏、肝脏和胆囊。在做这个姿势时，背部肌肉受到很大的张力，开始学做时你也许不能够忍受这种拉力。如果受不了的话，就试试以感到舒服为限，尽量长久地保持这个姿势。你的背部会逐渐变得更壮健，你保持这个姿势的能力也会增强。

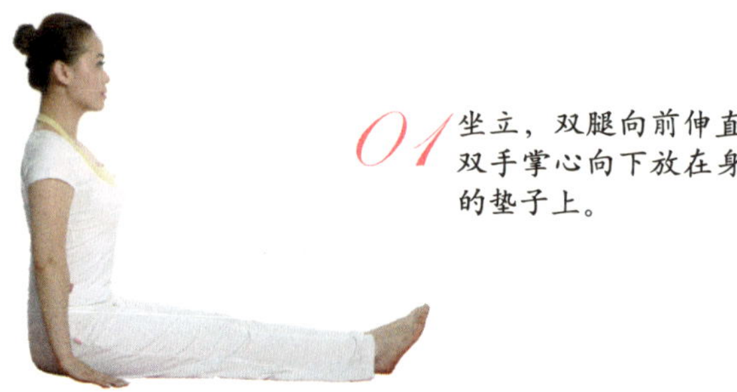

01 坐立，双腿向前伸直并拢，双手掌心向下放在身体两侧的垫子上。

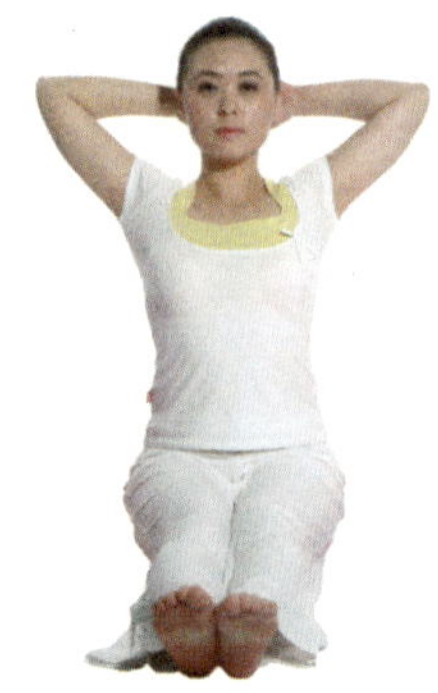

02 吸气，十指相交，置于头后，手臂往后拉，与后背平行。

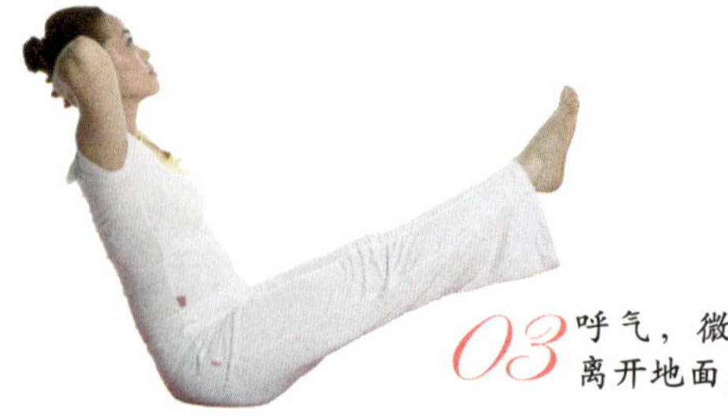

03 呼气，微微向后倾，两脚离开地面，伸直脚面。

魅力伽人一点通

半舰式具有减少腹间脂肪，强健大小肠、肝脏、脾、肾、胰腺，预防便秘，加强小腹弹性，改善胃胀气，有助于缓解糖尿病，强健大腿肌肉。同时强壮双腿、腹部和背部，增加这三处的力量。强壮神经系统、脾脏、肝脏和胆囊的功效。

No.4 花环式

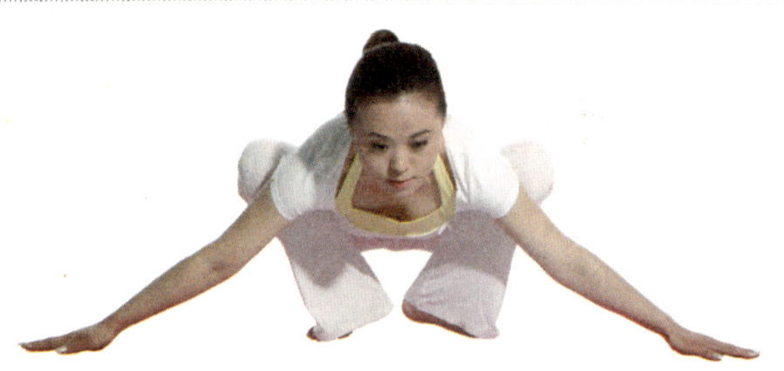

01 两脚跟靠拢，蹲下。两脚平放在地面上。臂部升离地面，伸出两臂维持平衡。

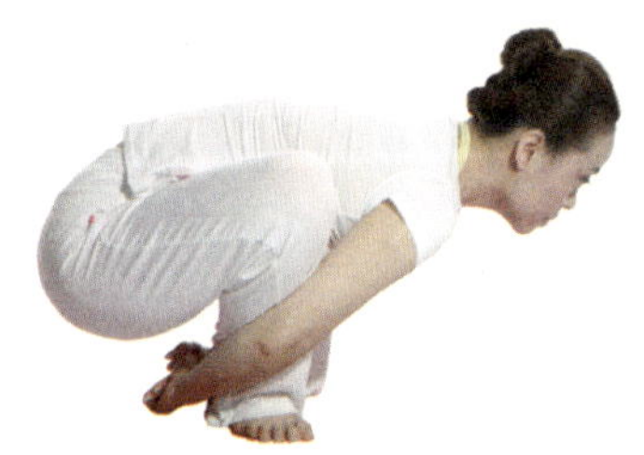

02 分开两腿，上身躯干向前倾。手臂展开，两手抓住两脚踝。

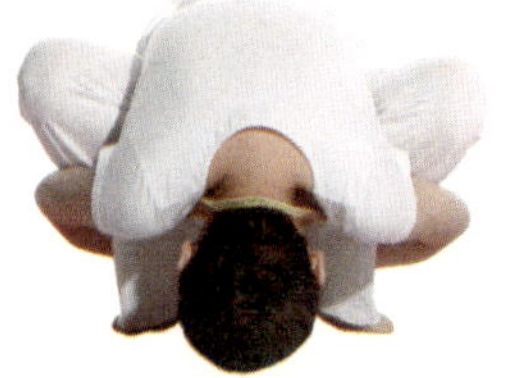

03 把头垂下放在地上。正常地呼吸，保持这个姿势约20秒钟。

魅力伽人一点通

做此式时意念要集中在腹部，头垂下时尽量闭目。你会明显感觉呼吸道的血管群供血量增加，促进各部位细胞活化。头部着地的呼吸能够充分调动肺部的气穴的张力，使你拥有强壮的肺脏，预防肺部疾病的发生，更确保了整个呼吸系统机能的提升。它还向骨盆区域输送血液;能消除背痛，特别是女性经期间发生的背痛。

瑜伽罗盘

功效：

这个姿势使呼吸道的血管群供血量增加，促进各部位细胞活化。头部着地的呼吸能够充分调动肺部的气穴的张力，使你拥有强壮的肺脏，预防肺部疾病的发生，更确保了整个呼吸系统机能的提升。它还向骨盆区域输送血液。能消除背痛，特别是女性经期间发生的背痛。

练习时间：任何时间段
练习场合：户外，室内
练习次数：3—5次
辅助工具：无
难易系数：★★★★

注意：

向前伸展时，背部尽量保持平直，不要弯曲背部，做到自己身体的极限就行。不要太用力，以避免拉伤。

问题独白：

最近经常腰椎疼，后腰的一处骨节疼，慢慢发展到整个腰部酸痛，经期中腰疼的更加厉害，给工作也带来很多麻烦。

瑜伽导师面对面：

上班族久坐不动，使得整个躯体重量全部压在腰骶部，压力分布不均，会引起腰、腹、背部肌肉下垂或疼痛。

花环式可以伸拉腰背部的肌肉。当身体还原放松时可以更好地使背部放松。

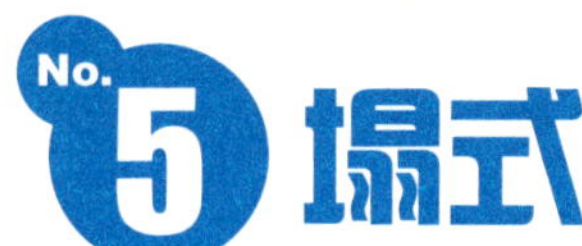

No.5 榻式

瑜伽罗盘

功效：

增强脚掌弧度，促使形成正确的足弓度，从而保护足底血管、神经免受压迫，使足部的血液得到良好的循环。同时还能使两踝的肌肉得到增强，让自己免受“扭伤脚踝之痛”。

练习时间：任何时间段
练习场合：户外，室内
练习次数：3—5次
辅助工具：无
难易系数：★★★★

问题独白：

经常穿高跟鞋，不但小腿酸痛，磨伤脚趾，更严重的是你会发现双脚有些许的变形，是你不但穿着高跟鞋很痛，就是脱掉高跟鞋，换上平底鞋，走路也还是很痛。

瑜伽导师面对面：

我们建议女性朋友要高跟鞋和平底鞋相互搭配，换着穿，避免长时间穿着高跟鞋给足底带来过大的压力。

此外，选择一双舒适的鞋子也是非常必要的，鞋子选对了，自然也会帮助足底分担一部分压力。

选取运动鞋时要注意鞋的大小适宜，以及鞋底的弹性适中。

选取高跟鞋最好在下午买鞋子，保证大小的适宜，此外，再挑选一个适合自己高度的鞋跟即可。

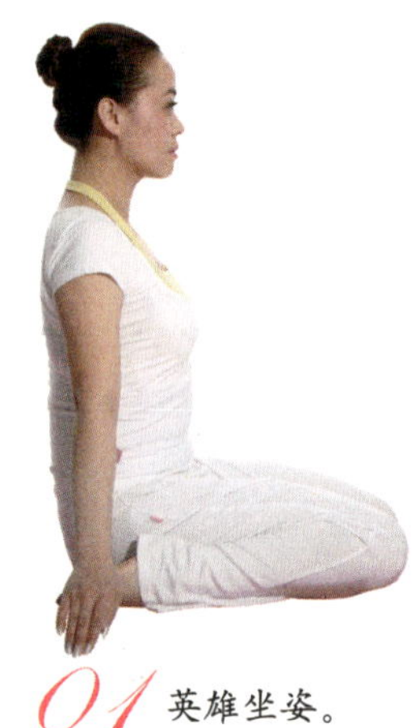

01 英雄坐姿。

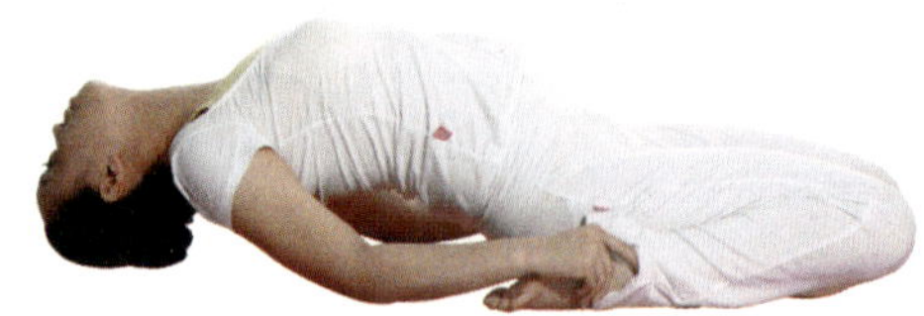

02 呼气，上体向后用双肘支撑上半身，上体向后仰，将头顶在垫子上，颈部、胸部向上拱起，整个背部离开垫。

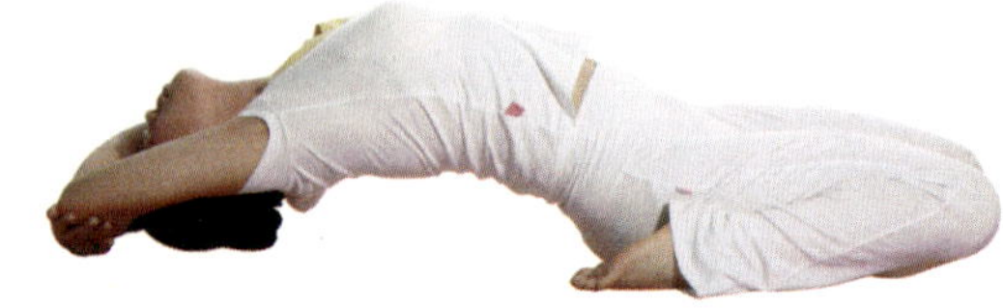

03 吸气，双手向上举过头顶，双臂环抱。

魅力伽人一点通

注意在练习榻式不能在就餐之后练习，另外无法完成鱼式的人可以通过练习榻式获得相同的功效。

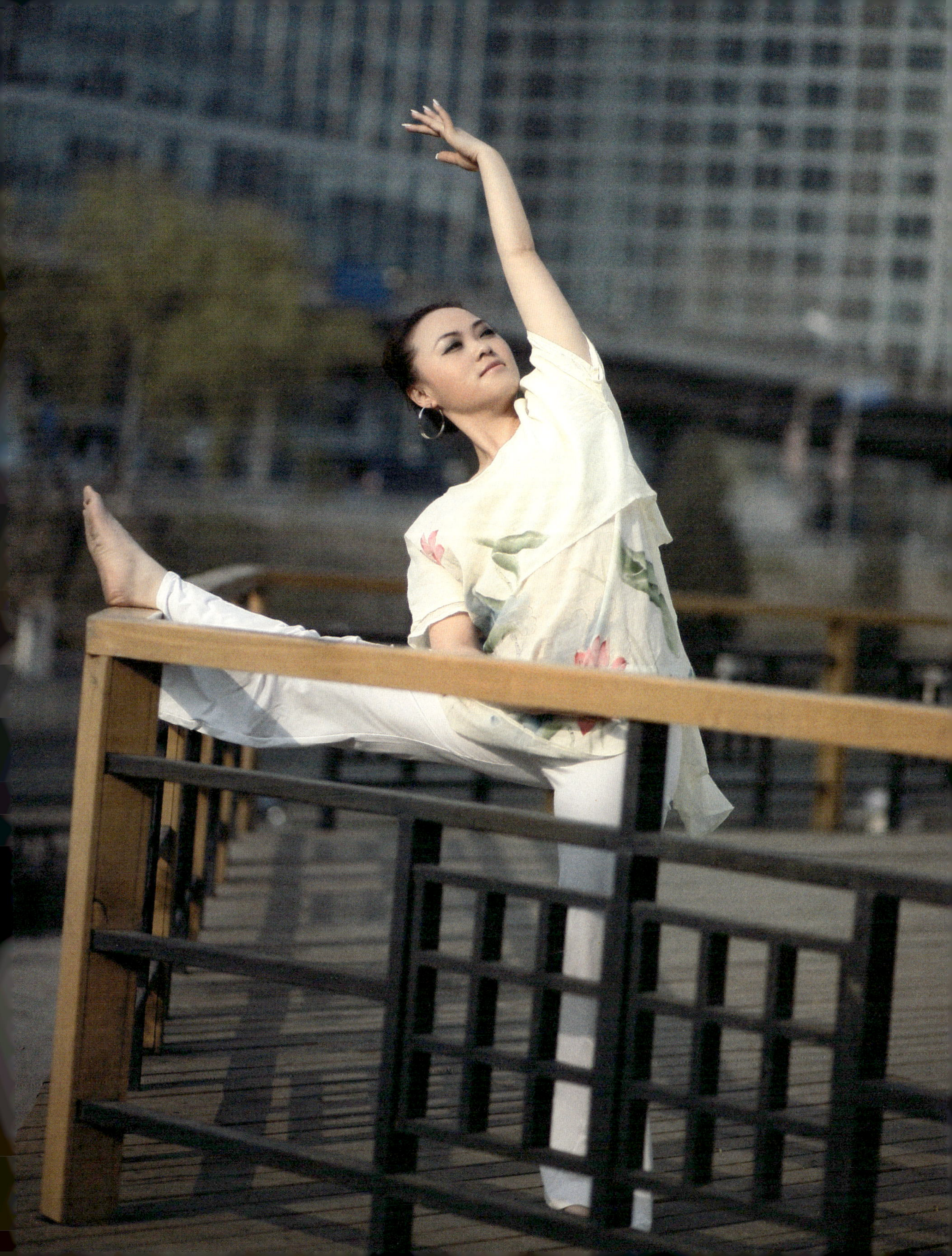

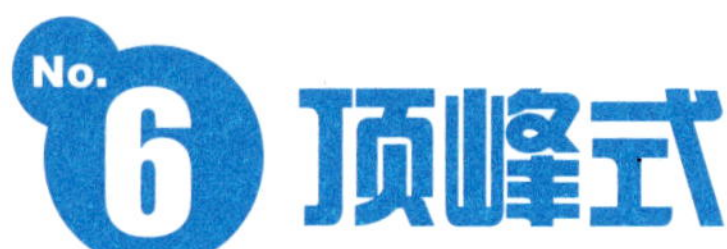

No.6 顶峰式

瑜伽罗盘

功效：

拉伸腿部后侧韧带，将新鲜血液留向头部滋养面部级脊柱，扩张胸腔，纠正驼背。

练习时间：任何时间段
练习场合：户外，室内
练习次数：3—5次
辅助工具：无
难易系数：★★★★

注意：

高血压、眩晕者、经期不宜做。

问题独白：

最近总感觉面色晦暗，看起来没什么生气，无论怎样化妆似乎都掩盖不住那一脸的倦意……

瑜伽导师面对面：

做时的动作要领：注意保持深长的呼吸，感觉臀部不断向上抬起，两腿得到了伸展。

同时，顶峰式还可以加强双臂和两腿神经和肌肉，加强脊神经，并向他们供应新鲜血液。伸展肩关节、小腿肌肉、双踝及跟腱，亦可消除脚跟疼痛和僵硬感。

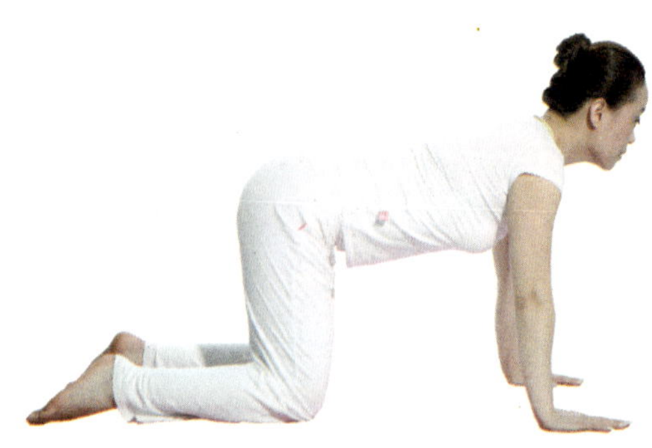

01 身体成四角板凳状跪立。

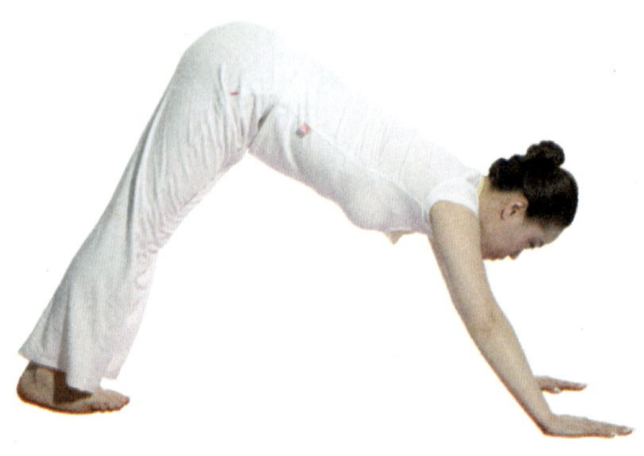

02 吸气，勾双脚脚尖点地，伸直双腿，臀部向上。

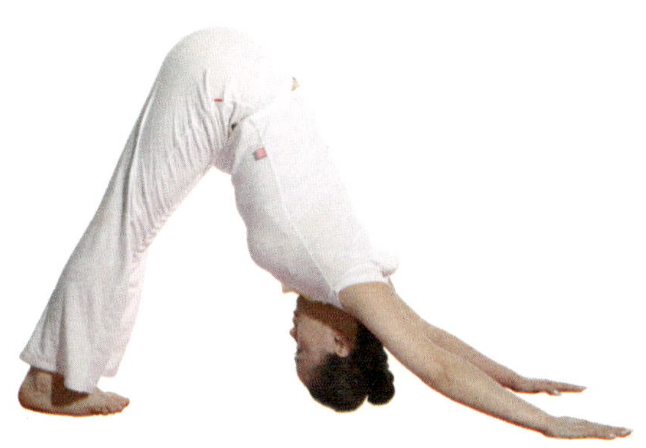

03 呼气，下压肩背部，眼睛看向小腹的方向，如果可以，头部可以尝试接触地面。

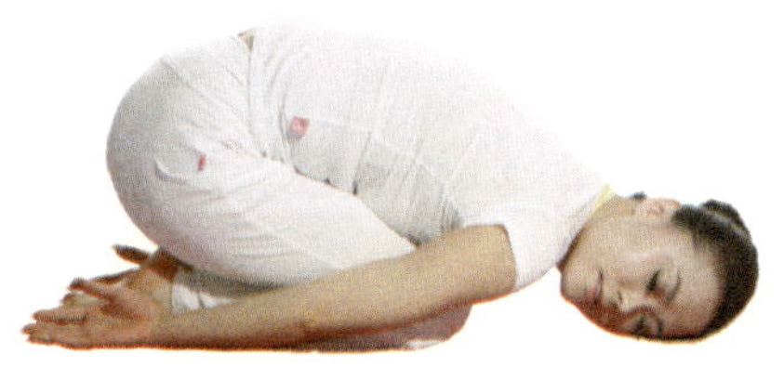

04 呼气，放松双膝，臀部坐到脚后跟上，成婴儿式放松。

魅力伽人一点通

顶峰式的功效很多，例如消除紧张和疲劳的感觉，减缓心率，美化小腿线条。消除肩膀僵硬和关节炎，也有改善面部血液循环的作用，练习时意识力应放在整个身体后侧的伸展上，放松脸部，并柔和地伸展颈部，同时辅助治疗：心脏病、脚跟骨刺、坐骨神经痛等症状。

我们在做这个动作时需注意：血压不稳和眩晕症的人不宜坚持的太久。高血压病人慎做。此式也可治疗肩关节炎、消除疲劳、恢复精力。

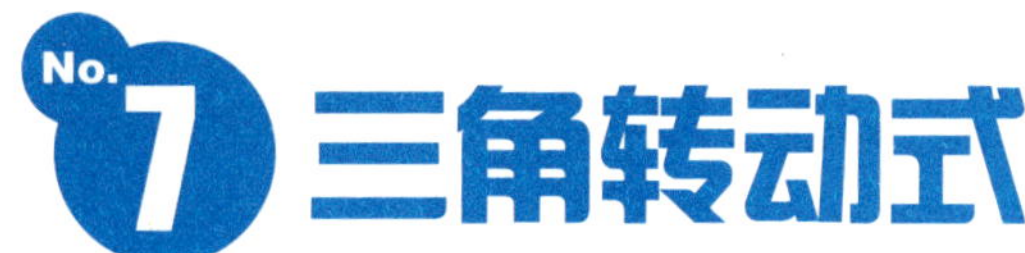

瑜伽罗盘

功效：

拉伸腘旁腱及小腿韧带；按摩腹部血液供应；滋养脊柱神经；增强背部肌肉群。

练习时间：任何时间段
练习场合：户外，室内
练习次数：3－5次
辅助工具：无
难易系数：★★★★

问题独白：

我还是老毛病，脊柱僵硬，好像整个后背都不是自己的一样，这样状态，不论是工作还是游玩，都让我不能尽兴，无精打采……

瑜伽导师面对面：

脊柱僵硬的朋友多半是因为长时间保持坐姿而导致的，三角转动式能够增强脊椎的伸展性，缓解神经抑郁，增强消化功能。

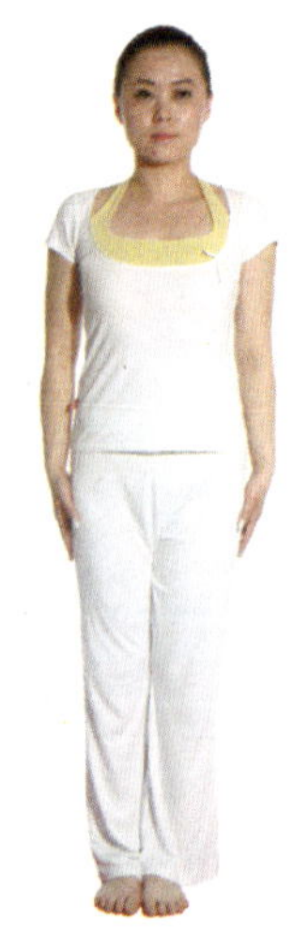

01 以基本站姿站立于垫子上。

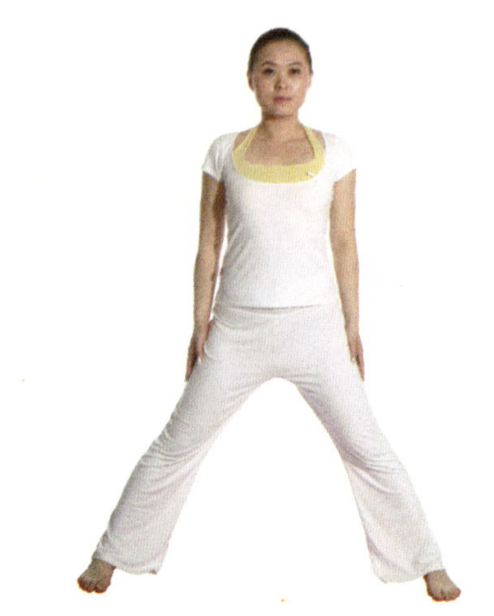

02 呼气，双脚左右大大分开约2～3个肩宽。

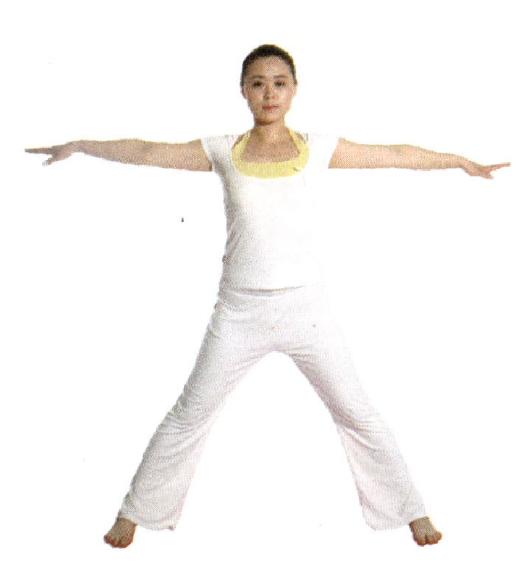

03 吸气，双臂左右侧平举。

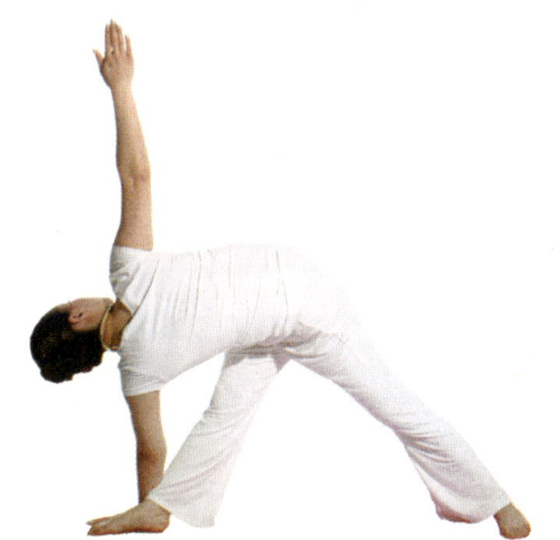

04 呼气，双臂带动上半身向右下侧转体，将左手放于右脚外侧的垫子上，右手手指指向天花板，眼睛看向右手指尖，上身各部位仍在同一平面上。

05 吸气，缓缓抬起上半身，回复直立姿势。再反方向练习。

魅力伽人一点通

练习这个体位时要注意：两脚的距离不要太大，要掌握身体的平衡，初学者可将手搭放在膝关节上，切忌不可勉强。认真感受大腿后部伸拉的感觉 。高血压病人慎做。

这个动作能够有效消除神经紧张引起的疲劳，滋养脊柱神经，强健背部肌肉，消除背痛。扩张胸部，减少腰围脂肪。更大强度地锻炼腰部，增强腰部及腰骶椎的力量，增强脊柱的弹性。更大强度地锻炼两腿。强化腰部灵活练习，大幅度伸拉和强化肌肉力量。伸展两侧颈部，加强颈部肌肉力量。

直挂云帆式

瑜伽罗盘

功效：

滋养脊柱神经及肾脏、肝脏、脾脏。可调整心跳速度，对患抑郁症或易过分激动的人来说是个好体位。

练习时间：任何时间段
练习场合：户外，室内
练习次数：3—5次
辅助工具：无
难易系数：★★★★

注意：

高血压、孕妇、坐骨神经敏感者不宜做。

问题独白：

睡眠时间达到8个小时以上，清晨醒来还是觉得浑身上下紧巴巴，怎么伸懒腰都舒展不过来，睡了一夜，竟然一点困乏都没解过来，这是什么情况？

瑜伽导师面对面：

浑身僵硬紧张，最主要还是压力造成的，压力承受过大，首先从心理上就无法得到释放，从而每根神经都保持紧绷状态，进而身体自然得不到很好的舒展和缓解。

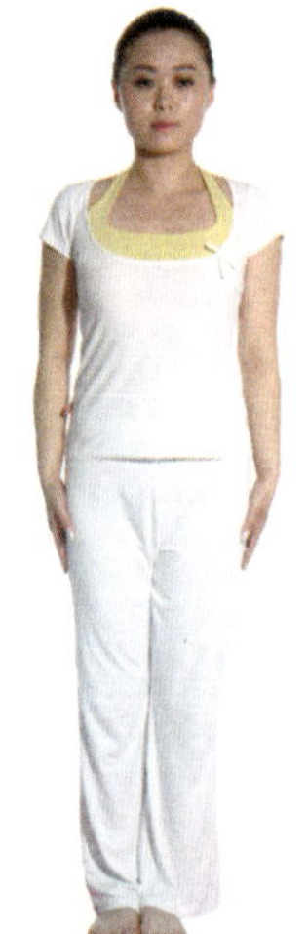

01 以瑜伽基本站姿站立于垫子上。

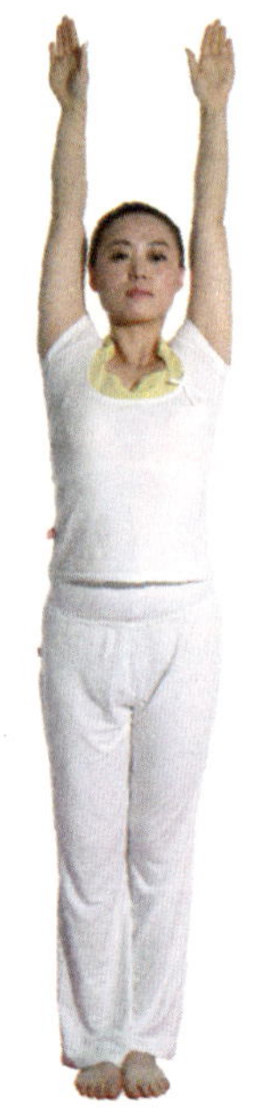

02 吸气，双手高举过头。

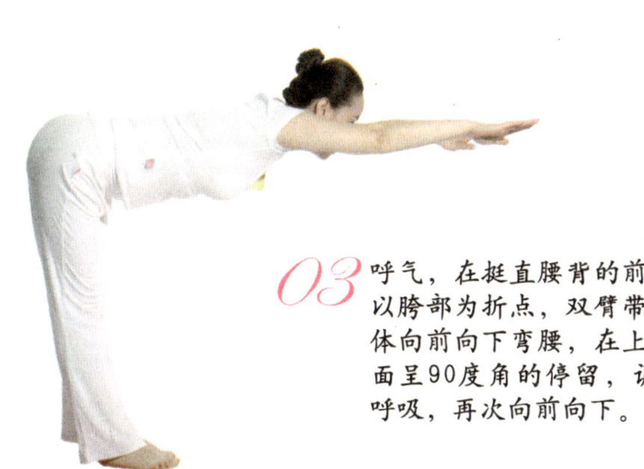

03 呼气，在挺直腰背的前提下，以胯部为折点，双臂带致力身体向前向下弯腰，在上身与地面呈90度角的停留，调整1个呼吸，再次向前向下。

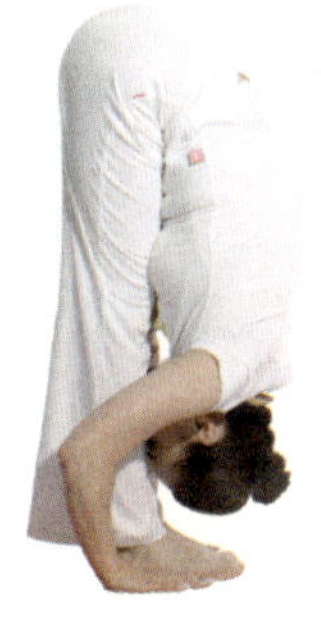

04 随着呼吸，上下弹压上身，然后将双手手掌都放于双脚两侧的垫子上，尽量使胸腹部紧贴大腿，上身自然下垂。

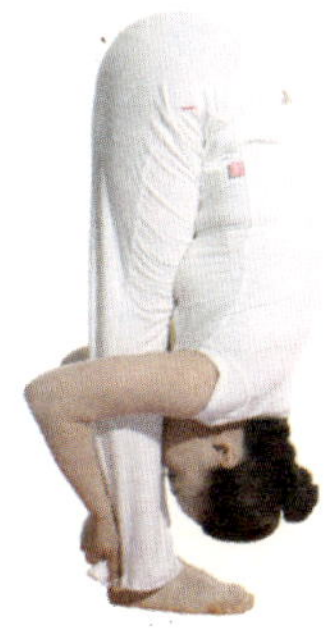

05 如果可以的话，尽量使上半身完全贴到大腿上，下巴去找小腿胫骨；如果仍然做得到，可以手扶于双脚脚踝处。

06 吸气慢慢起身，脊椎从下向上一节一节还原。

魅力伽人一点通

这个体式增进了身体的平衡、协调、集中与注意的能力。腿部肌力与肌耐力、柔韧度得到全面提高，骨盆稳定性增强。髋关节区域赘肉减少，美化臀形。有利于生命能量向上运行。

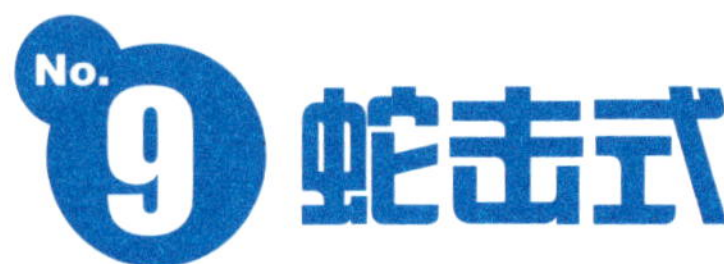

No.9 蛇击式

瑜伽罗盘

功效：

蛇击式这个动作可促进背部血液循环，提升肌肤保湿度与角质层抵抗力，为肌肤补充水分，让肌肤组织结构饱满有弹性。脖子向上仰的动作可以紧实下巴，让耳垂到下巴的肌肤不再松松垮垮，使面部线条更加流畅分明。

练习时间：任何时间段
练习场合：户外，室内
练习次数：3－5次
辅助工具：无
难易系数：★★★

注意：

在动作过程当中，大臂向后夹紧上体，小臂微微翘起，不要接触地面。

问题独白：

月经不调不只让我的小腹胀痛，更严重的是我脸上冒出了许多令人尴尬的小痘痘，中药调理对我这样怕苦的人来说简直太困难了，有没有更简单易行的办法呢？

瑜伽导师面对面：

蛇击式具有强化手臂力量，收紧臂部肌肉，胸部肌肉也得到强化，活化整个脊柱，纠正轻微的错位，对月经不调有辅助疗效。

同时促进背部血液循环，提升肌肤保湿度与角质层抵抗力，为肌肤补充水分，让肌肤组织结构饱满有弹性。脖子向上仰的动作可以紧实下巴，让耳垂到下巴的肌肤不再松松垮垮，使面部线条更加流畅分明。

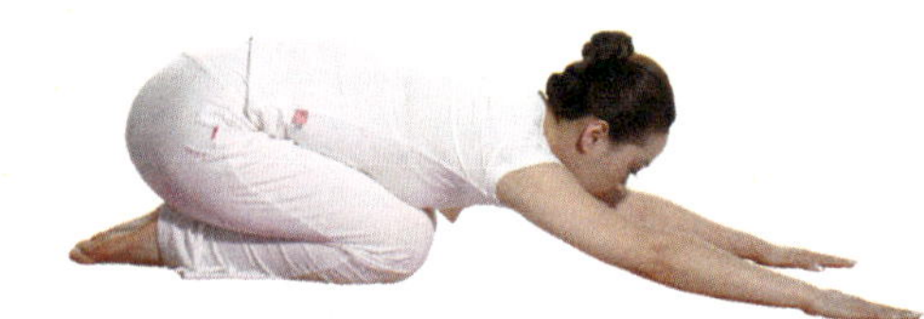

01 跪地伏卧，双手放在地板上，胸膛和下巴离垫子约两寸。

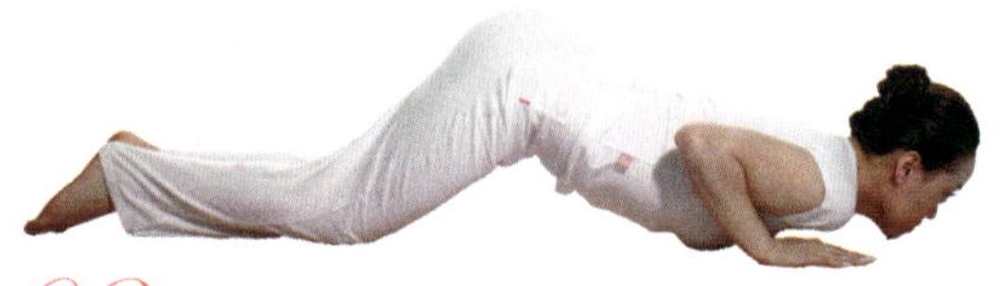

02 一边吸气一边将胸腹部引领身体向前移动。

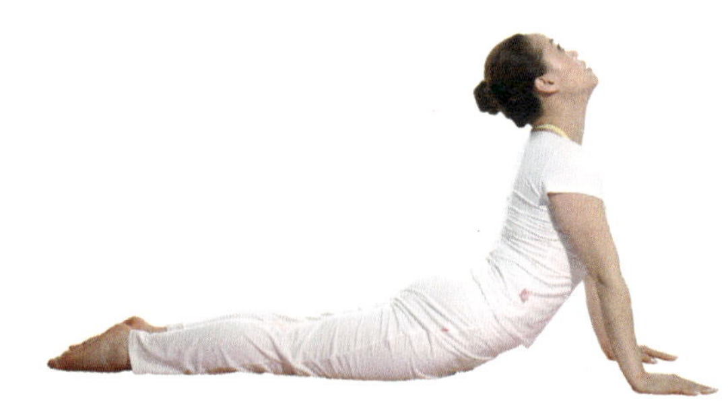

03 当胸腹部接触地面不能移动时双臂迅速用力撑起上半身直立。抬头，眼睛看向天花板。腰部成一定的弧度，胯部、大腿尽量贴向地面，呼气，屈肘，髋部抬起，按原来的顺序还原。

魅力伽人一点通

生活中难免有些无奈，也许是出于自身的原因需要调整，也许是被别人所迫。有时迫不得已，顺从别人，但这并不代表我们放弃了自己的目标，所以“眼神盯住前方一点不动”，只是身体放慢速度或暂时停止，“就好像一只等待出洞的蛇”，也可以趁机做做“婴儿式”，养精蓄锐，准备下一次出击。

此动作能够充分强化手臂力量，收紧臂部肌肉，胸部肌肉也得到强化，活化整个脊柱，纠正轻微的错位，对有辅助疗效。

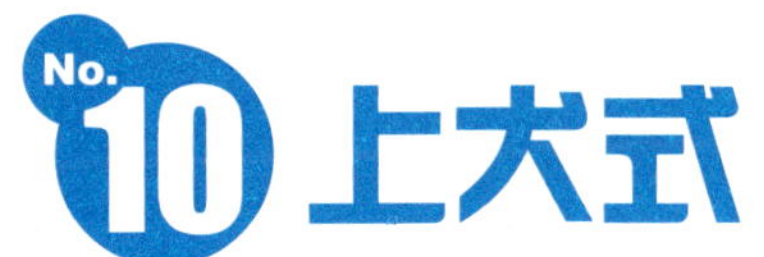

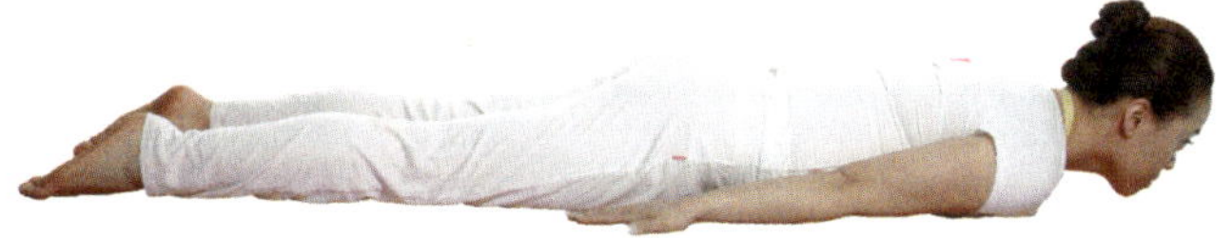

01 俯卧在地面上，双腿左右分开与髋同宽，双腿和臀部肌肉收紧。

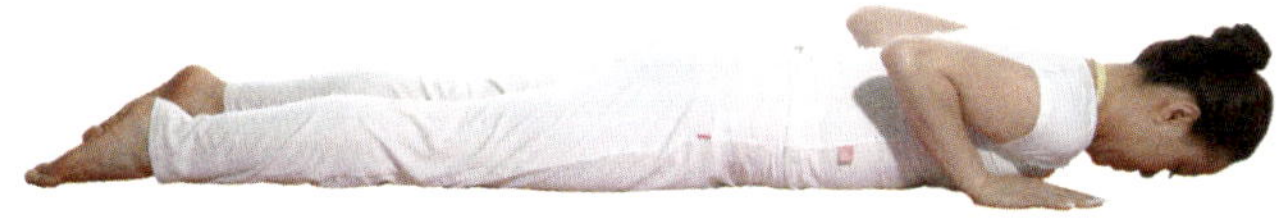

02 双手放到胸旁两侧，掌心撑地，指尖向前，腋下夹紧，鼻间触地。 呼气时，小腹微微向内收。

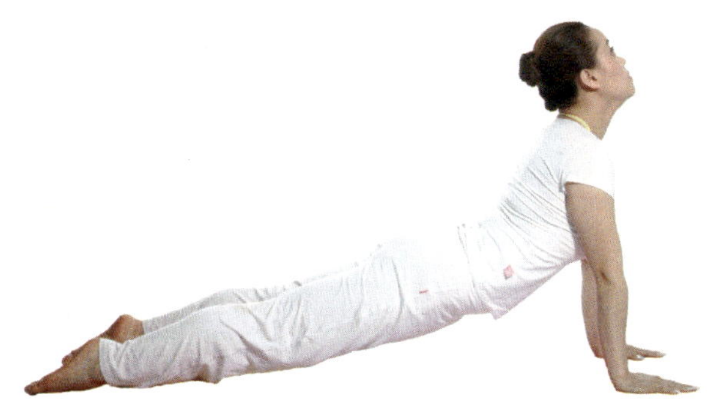

03 吸气，依次抬起头、胸、腰部，再用手臂的力量支撑身体，让髋部离地。眼睛看向上方。均匀的呼吸，保持10～30秒钟。

瑜伽罗盘

功效：

这个体式收紧从脚部到肩膀的肌肉和关节，使脚趾背面着力，向里收回，刺激脚部的毛细血管与淋巴进行排毒；同时可以刺激脚部神经末稍，改善脚部微循环。

练习时间：任何时间段
练习场合：户外，室内
练习次数：3－5次
辅助工具：无
难易系数：★★★

注意：

呼气时，先放下髋部、腿部，并放平脚背，再将脊柱一节节放回到地面。

问题独白：

年龄增长了，体态也变得沉重了，走起路来笨笨的，说的通俗点，怎么越来越像老太婆了呢？

瑜伽导师面对面：

这个体式使脊椎恢复活力。尤其推荐给那些苦于背部僵直的人。这个体式对于腰部疼痛、坐骨神经痛以及椎间盘突出或脱出人也有很好的效果。这个体式增强脊椎，治疗背部疼痛。由于胸部得到完全的扩张，因此增加肺部弹性。骨盆区域的血液也得到完全的循环，使其保持健康。

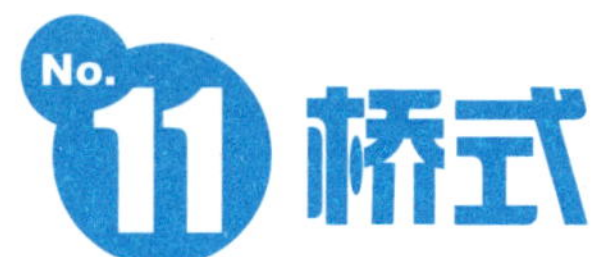

No.11 桥式

瑜伽罗盘

功效：

灵活后腰，给骨盆输送健康的血液。

练习时间： 任何时间段
练习场合： 户外，室内
练习次数： 3－5次
辅助工具： 无
难易系数： ★★★

注意：

练习时头部一定要放松，用力点在髋部，切记生理期不可以练习。

问题独白：

更年期的我，心烦意乱，极易乱发脾气，像只刺猬一样，见谁扎谁，与亲戚朋友之间接下了不少矛盾；一到晚上还失眠，盗汗，哎……怎么办呀？！

瑜伽导师面对面：

桥式，能够补养和增强背部肌肉群，滋养内脏，帮助放松大脑，释放压力。促进血液循环，使疲劳的双腿回复活力，同时塑造美丽的臀部。这个动作还能缓解更年期症。如果有支撑的做这个动作还可以缓解经期不适症。对高血压、哮喘、骨质疏松症、窦炎都有治疗效果。

练习时如果腿不能伸直，就保持弯曲，也能达到效果。腰部一定要尽力抬高。手掌不只是托住腰部，而是撑住全身。这套动作可以刺激位于肾脏和骨盆后面的管理肠道的穴位，使排便通畅。

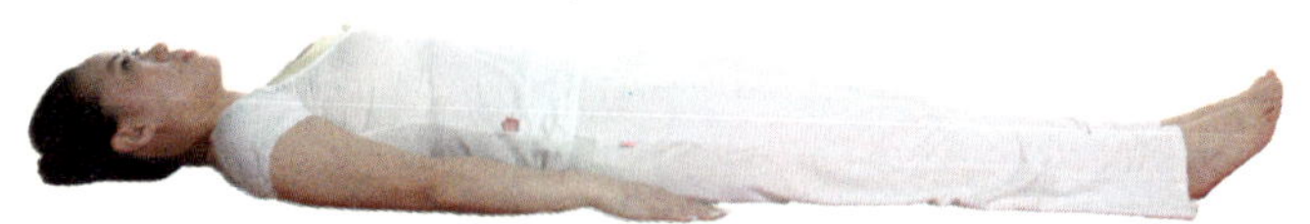

01 仰卧，双腿并拢伸直，双臂自然放于身体两侧，掌心向下。

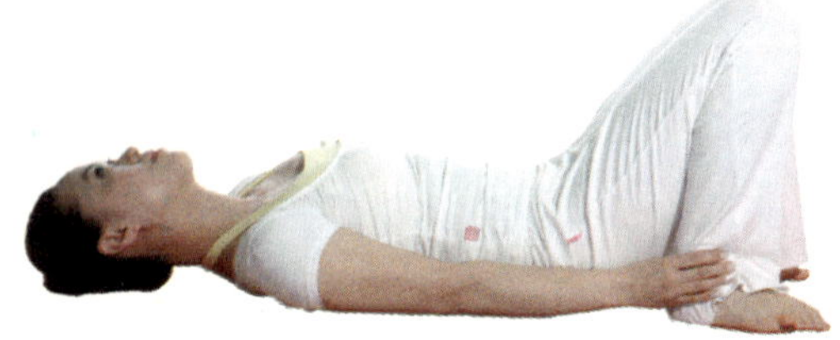

02 曲双膝，脚跟尽量靠近臀部，双手去抓双脚脚踝。

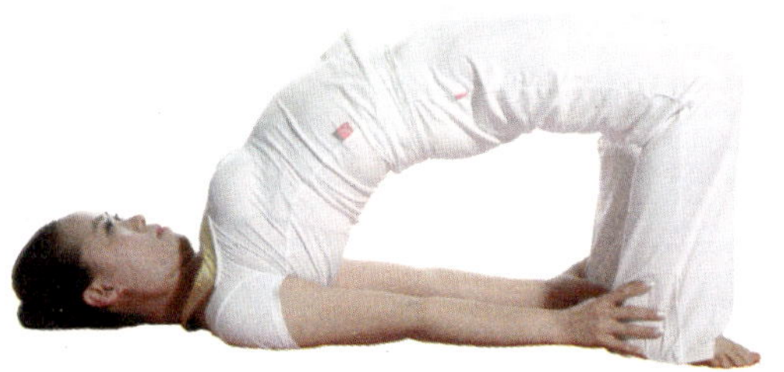

03 吸气，抬起臀部，背部，胯部向上用力。

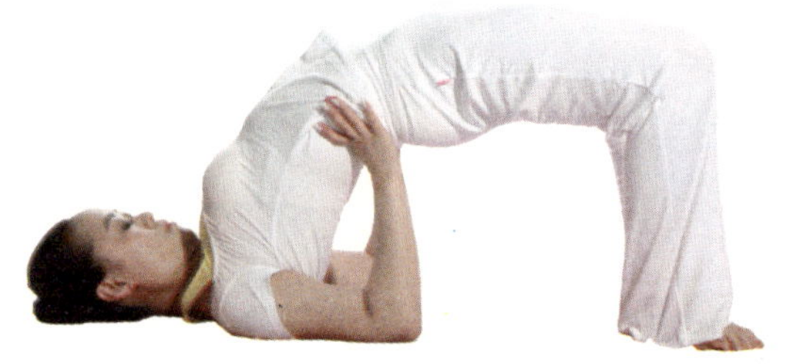

04 将双手放于后腰，肩胛骨尽量相触，用双肩和双脚支撑身体，下巴抵主锁骨，头部要放松。停留5个呼吸。还原时先还原手臂后，再放下背部臀部，伸直双腿。

魅力伽人一点通

桥式练习时不仅可以刺激肠胃运动、缓解便秘，还可以刺激肾脏，排出多余的水分和盐分，缓解浮肿。还有美型塑身之功效。仰卧，向上抬高的臀部和腰部可以锻炼身体躯干的机能，常练习让人拥有结实、美丽的腰腹部，而向上抬起的腿部可以加速身体的新陈代谢，加强心脏、肺部以及脸部、颈椎的血液循环。

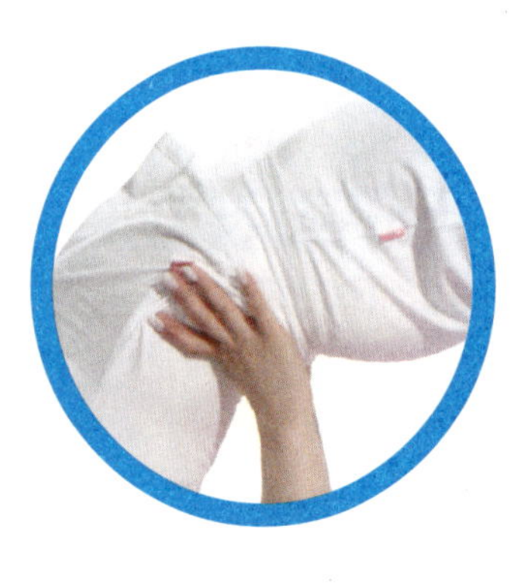

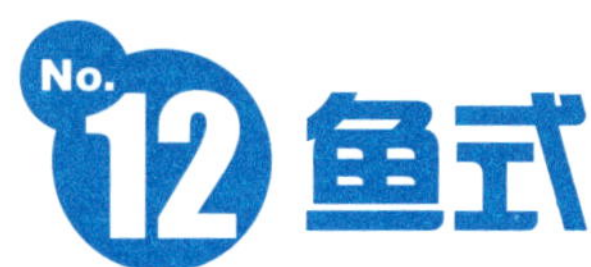

No.12 鱼式

瑜伽罗盘

功效：

刺激全身淋巴的分泌，减轻身体的负担，对胸腹部和甲状腺有益。强壮颈部和背部肌肉，增强脊柱弹性。

练习时间：任何时间段
练习场合：户外，室内
练习次数：3－5次
辅助工具：无
难易系数：★★★

注意：

动作过程中，绝对不要勉强。患有颈椎、腰椎病的人，用力不宜太大。

魅力伽人一点通

通过对鱼式的练习，能令你体内的沉积物顺利排出，真正做到如鱼得水，轻松自在的享受生活。

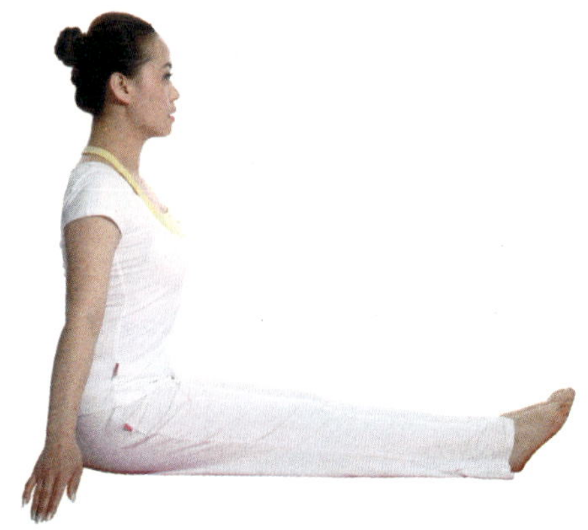

01 坐姿，双腿向前伸直。

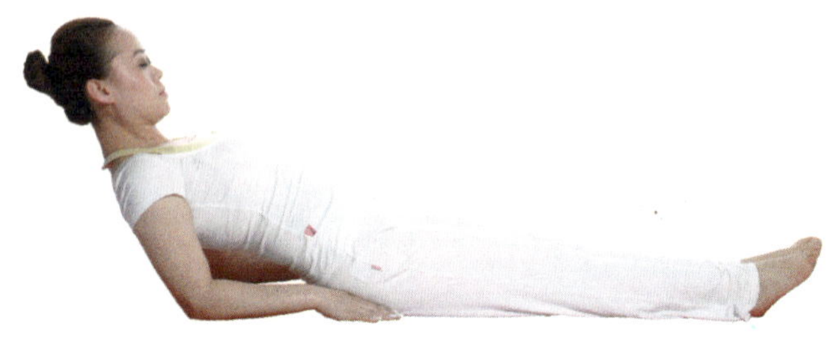

02 上身微微后倾，用双肘支撑身体，慢慢将头顶百会穴着地。

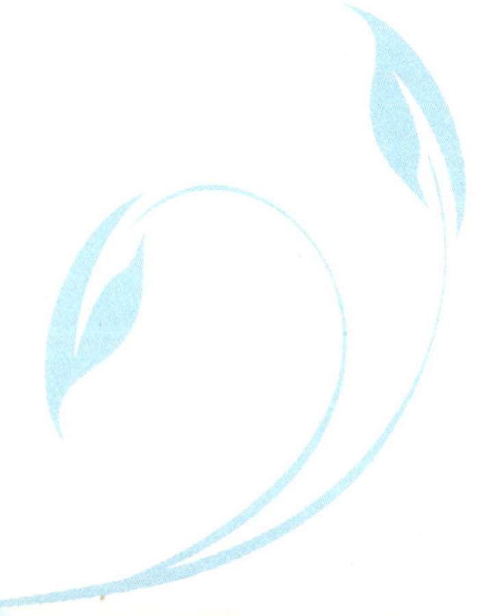

03 吸气时，双手合十于头顶上方伸展，无限延伸。保持2～3个顺畅的呼吸。

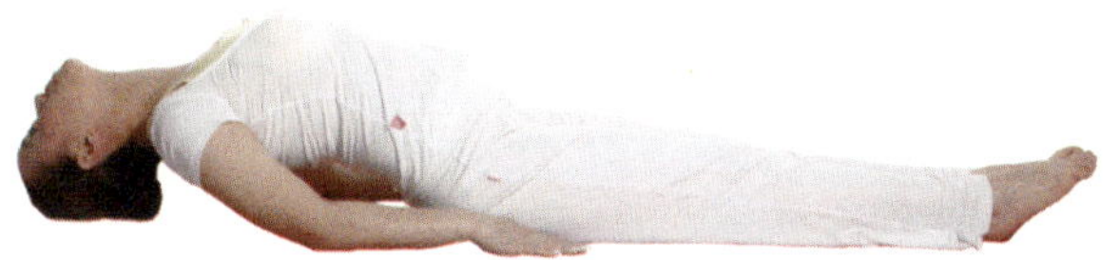

04 呼气，同时将双臂还原于身体两侧，用手肘支撑上半身还原。

问题独白：

便秘是我多年的老毛病了，药物、减肥茶、润肠茶吃的我快内分泌紊乱了，而且药量控制不好极易引发胃病，有没有健康绿色的方法来调理我这种症状呢？

瑜伽导师面对面：

经常练习鱼式益处多多：

1）使肠脏和其他内部器官得以伸展，对治疗一切腹部毛病都是有益的。

2）滋养和加强内分泌腺体，放松骨盆关节，刺激胰脏，促进消化过程。

3）先喝三杯水然后做这个练习有助于消除便秘。

4）这个姿势消除支气管的咳嗽痉挛，促进深长畅顺的呼吸。

5）调整甲状腺，脑下腺的松果腺都补充了精力，从而促进身体的正常发育。

6）这个姿势背部得以反拱，有助于纠正圆形或驮起的背部。

7）鱼式有助于治疗发炎或流血的痔疮，纠正不规则的月经，还是消除紧张的极佳姿势。

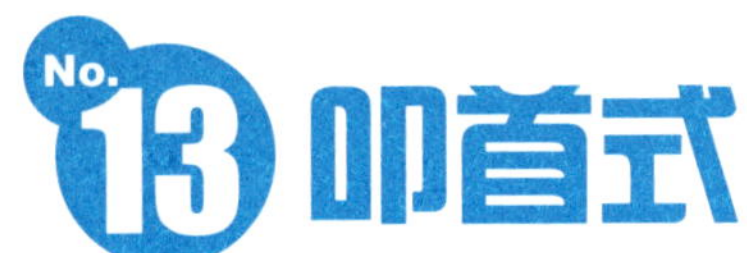

No.13 叩首式

瑜伽罗盘

功效：

按摩头顶百会穴，促进全身的血液循环，可缓解高度疲劳。

练习时间：任何时间段
练习场合：户外，室内
练习次数：3－5次
辅助工具：无
难易系数：★★★

注意：

做动作时，上半身肌肉要尽量放松。借地心引力下弯，不要勉强。患有脑血栓、高血压、眩晕病的人不宜练习。

问题独白：

一天下来，总共没做多少事情，却总觉得好累啊，工作累，做饭累，甚至连吃饭和睡觉都会觉得累，奇怪了，我到底怎么了？

瑜伽导师面对面：

叩首式，通过对百会穴的按摩，促使全身血液循环，从而缓解高度疲劳，让我们的工作生活更轻松。

这个动作每天练习3～5次完成式时停留约5秒。上半身弯曲时的放松与下垂。是做好此式的关键。

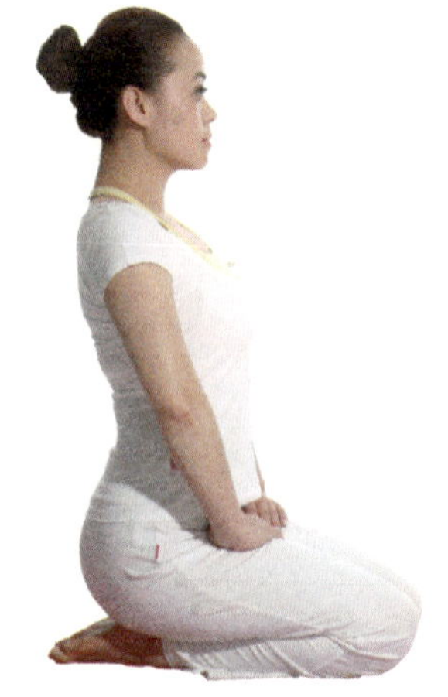

01 采取金刚坐姿，双手自然搭放，保持腰背挺直。

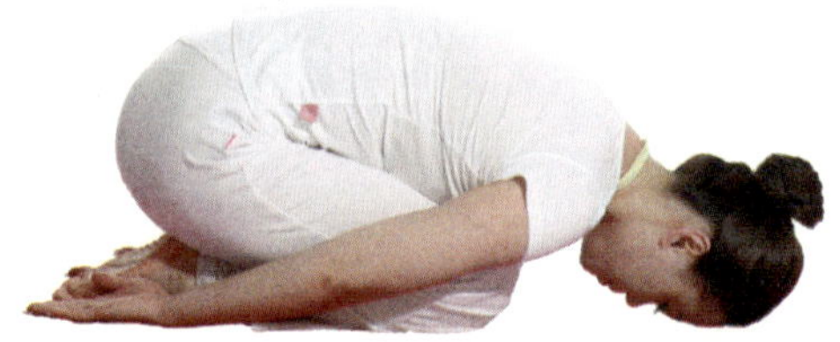

02 呼气时，上身向前向下前额点地。

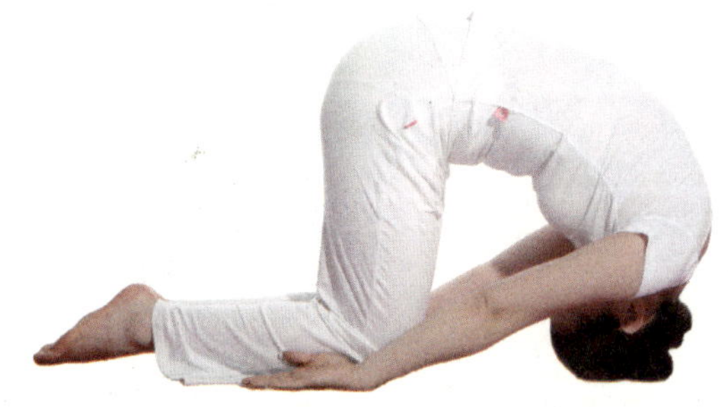

03 吸气时，臀部离开脚后跟，使头顶百会穴着地，大腿垂直于地面，在此姿势上停留2个呼吸。

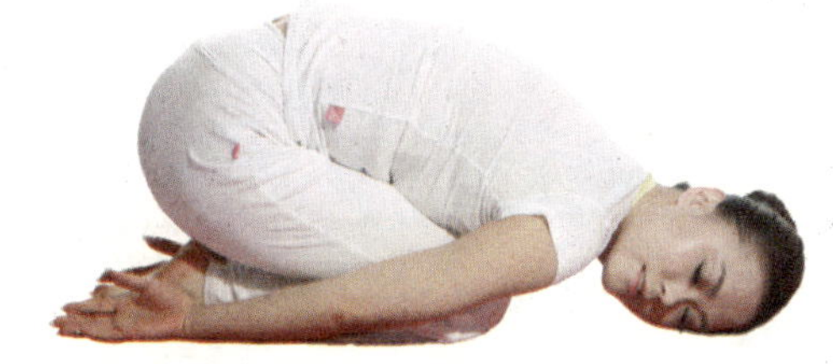

04 再次吸气时，臀部还原于脚后跟，放松调息。

魅力伽人一点通

叩首式还有你想不到的特色功效：红润细致、充满光泽的好皮肤肯定可以为你的五官和身材大大加分。叩首式头往下弯的伸展运动，能让血液回流至头部。具有改善气色，预防头昏失眠的效果，还可以使肌肤水润光泽，预防老化与减少细纹。

坚持练习吧，不久的将来，你一定会变成气质与美貌兼并的素颜美人的！

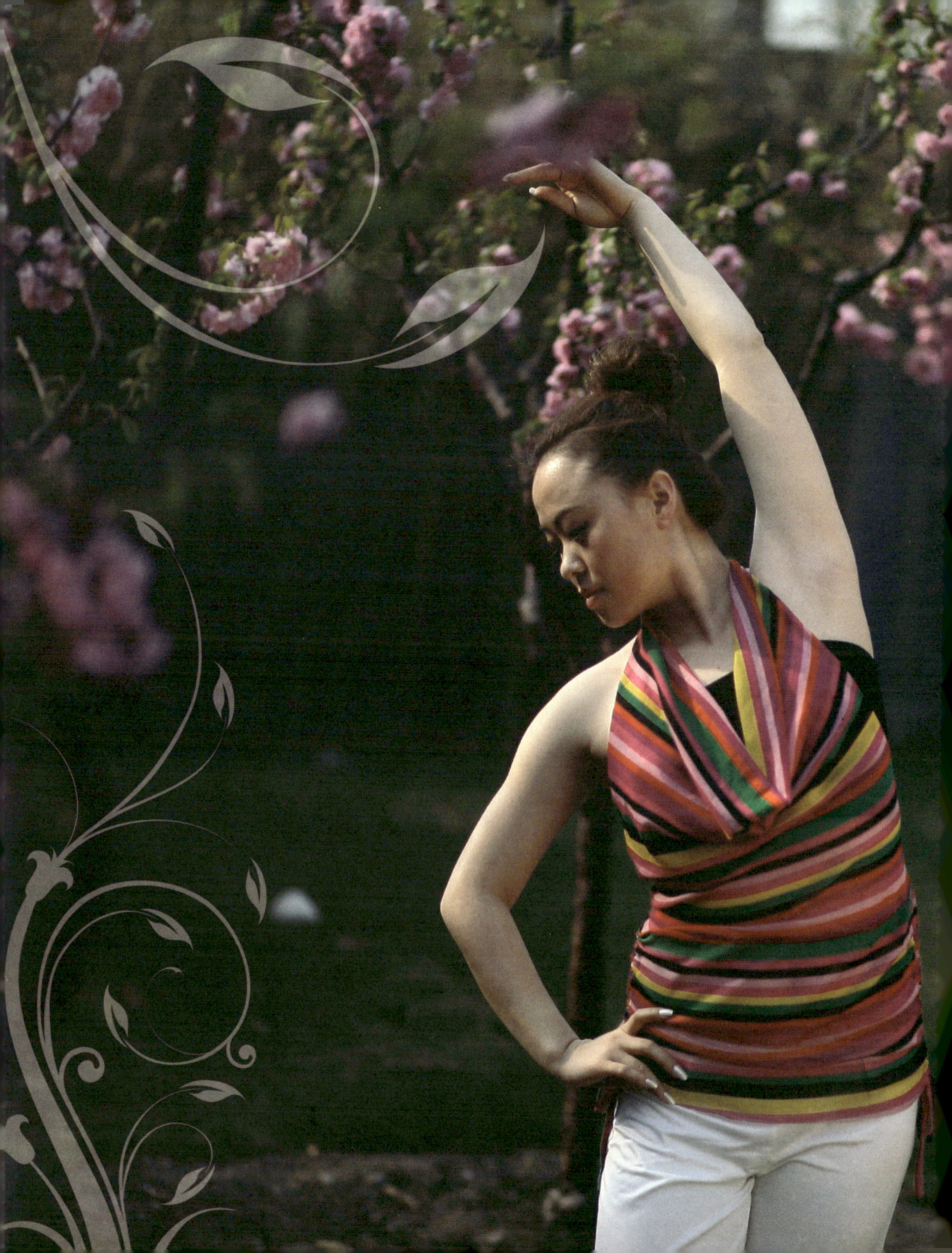

Chapter 10

第拾章

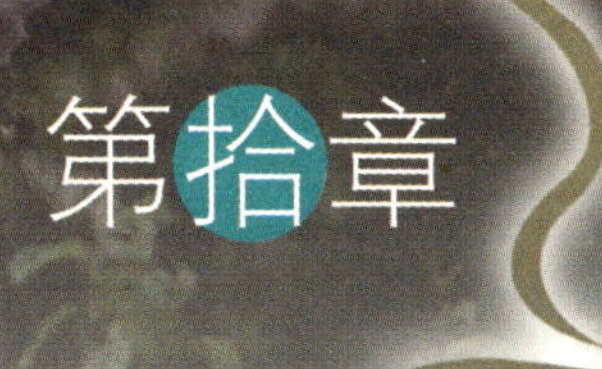

美丽养生之青春无敌期

女人的美，处处闪现着细节的光辉
注重细节的美女让人眼前为之一亮
那种美，让星辰和烛焰也黯然失色
美丽的细节，充盈着爱意，让每一个女人更接近完美
对细节的优雅与坚持
对美丽的向往和不懈的追求
让青春和美丽永恒驻足
让女人表现出摆脱年华束缚的风韵
超越时空的美，让时光女神也艳羡惊叹
练习瑜伽让你一“身”美丽，美丽一“生”
让你每一个今天都会比昨天更美

盘坐伸展式

瑜伽罗盘

功效：

刺激脚踝及坐骨神经，预防骨刺及辅助治疗，拉伸侧腰，减少侧腰脂肪，还能很好的调节激素功能，抑制激素过多。

练习时间：任何时间段
练习场合：户外，室内
练习次数：3－5次
辅助工具：无
难易系数：★★★

魅力伽人一点通

针对腰背部问题，必须保持背部肌肉的有力，臀部不能离地，保持两肩的平行。到40岁以后可以开始喝蜂王浆，可以让更年期延期，而且减轻更年期症状。安全补充雌激素效果最好的就是大豆了。

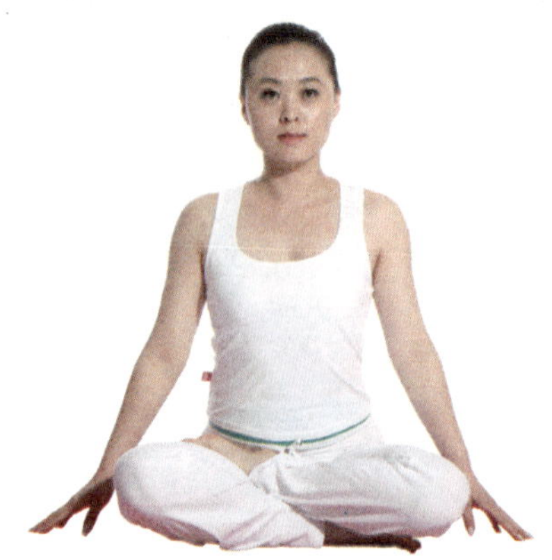

01 半莲花坐姿。

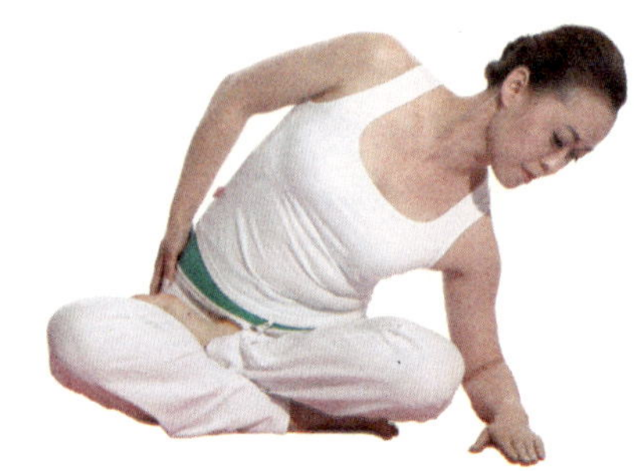

02 左手掌与前臂放于臀部左侧，吸气，右手向上伸展。

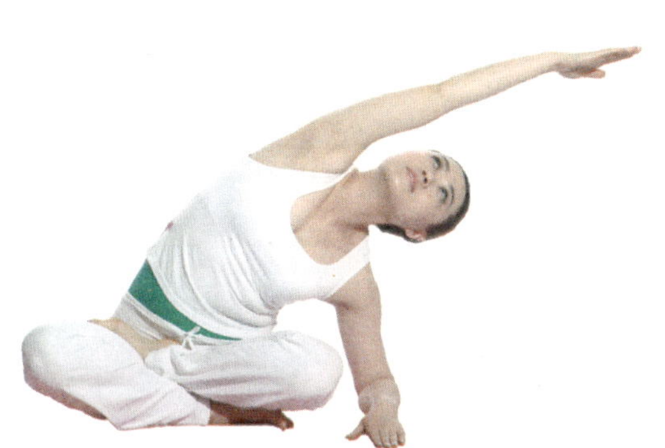

03 呼气，右手臂贴近右耳，眼睛看向右手的方向。

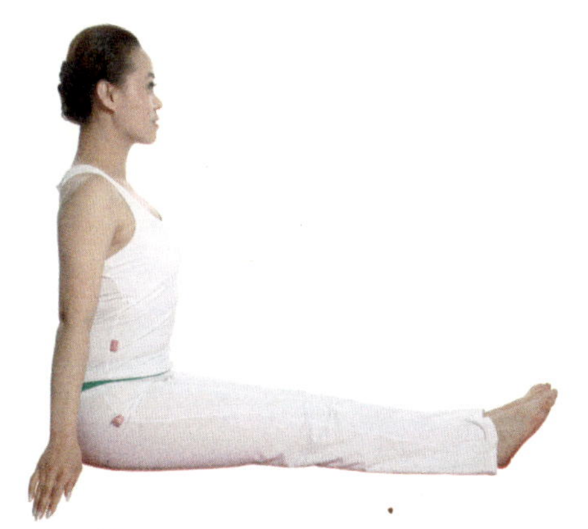

04 吸气，右臂带动身体还原。

05 呼气，放松双手及双脚。另一侧交替。

问题独白：

我认识一个女人40多岁了脸色比少女还漂亮，后来知道是得了重病不得已用激素治疗才会那样，后果造成乳腺和子宫的增生，这太极端了。

瑜伽导师面对面：

雌激素过高常见于子宫肌瘤、内分泌紊乱、乳腺病、子宫内膜病变等病症。肥胖有很多种原因，不一定是雌激素过高引起的，但是可以肯定的是：身体脂肪含量过高，易引起体内雌激素增加。

如果说大脑是身体的主宰者，激素就是钦差，一边执行大脑的命令，一边和各种外来刺激“谈判”，以维持人体平衡。但除了身体各器官自然分泌的激素，现代社会中大量化学物质的使用让人不得不摄入了多种多样的“环境激素”。

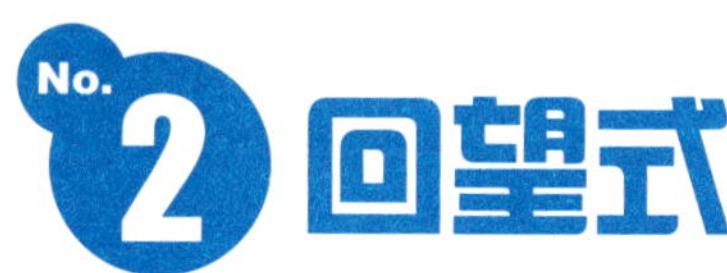

回望式

瑜伽罗盘

功效：

按摩腹内器官、滋养脊柱，强壮肾脏，缓解颈椎及肩部僵硬，调节内分泌以及新陈代谢功能。

练习时间：任何时间段
练习场合：户外，室内
练习次数：3－5次
辅助工具：无
难易系数：★★★

注意：

眼睛要看向后方，手臂带动上体大幅度的转动，要缓慢轻松的练习。

问题独白：

一个朋友说以前她的皮肤白嫩，28岁时看上去像22岁一样。身材也挺好。但今年以来，发现自身状况越来越差。皮肤有些暗黄，而且额头、太阳穴、下巴、和脖子交界的地方，经常长些痘，痘痘消了还会留下印子。皮肤看起来比原来也粗糙了。情绪似乎越来越不好，很容易为小事生气。

瑜伽导师面对面：

火气大是身体自主神经、内分泌以及新陈代谢功能旺盛的结果，就中医学理而言，则将火气大分为实火与虚火两种。会口干口渴，心烦失眠，大便乾硬，小便色黄腥臭难闻，皮肤粗糙长痘等现象。

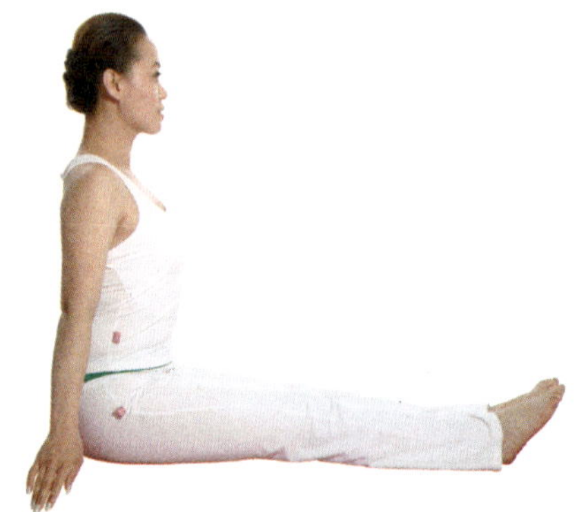

01 直角式坐姿。

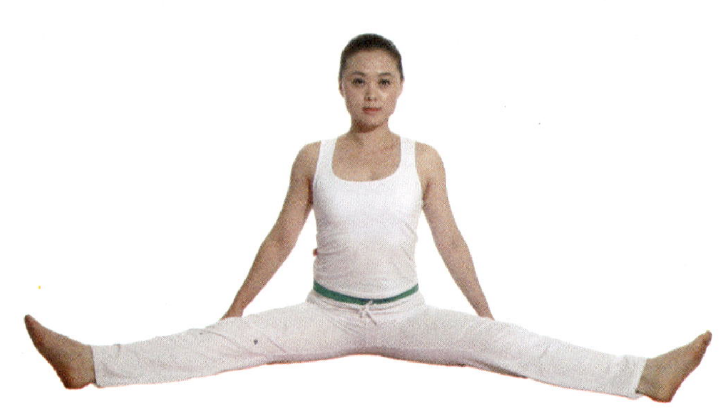

02 双腿大大分来。

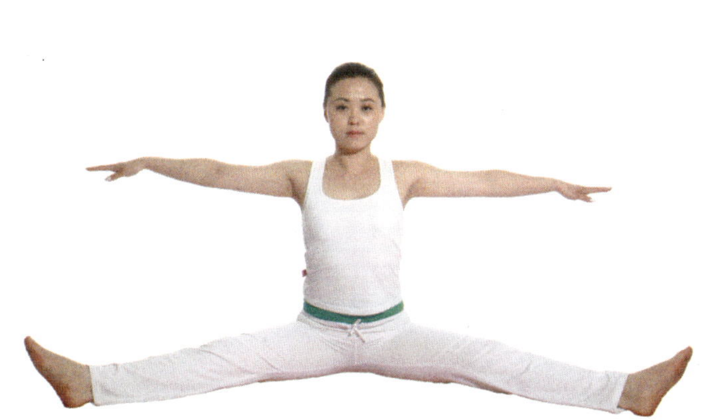

03 吸气，双手侧平举。

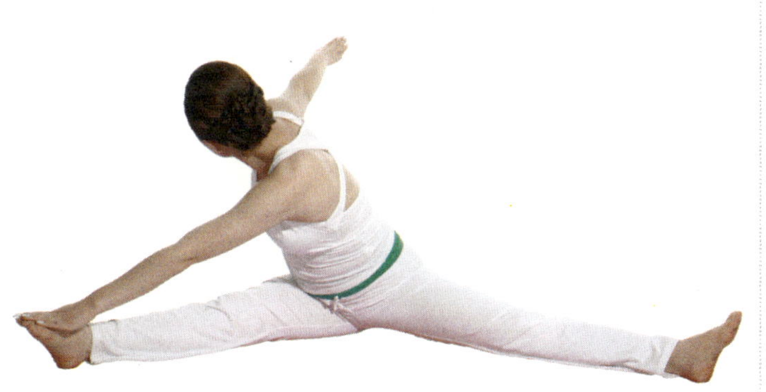

04 呼气，双手带动上身向左侧扭转，右手触碰左脚脚趾，左手向后伸展，眼睛看向左后方

05 吸气，身体还原。

06 呼气，放松双手，收回双腿，屈双膝，双手环抱住，低头调息。

魅力伽人一点通

回望式可以活动骨盆，让整个下腹部血液通畅，增加肠蠕动，促进肠胃的新陈代谢。跟三十以后长的所谓的熟女痘说拜拜！

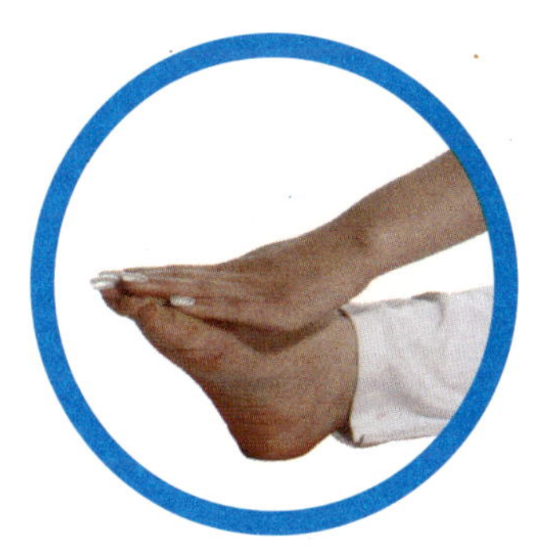

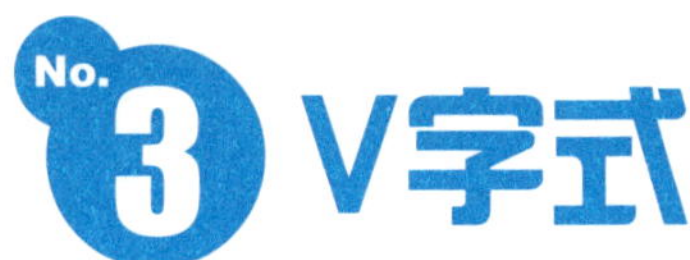

No.3 V字式

瑜伽罗盘

功效：

增强腹肌力量，消除腹部赘肉，能使大腿修长及腰变细。防止内脏下垂，改善胃肠功能，消除便秘及强化背部。具有放松身体和关节的效果，对胆小、容易冲动或神经质的人有帮助。

练习时间：任何时间段
练习场合：户外，室内
练习次数：3－5次
辅助工具：无
难易系数：★★★

注意：

不要急于求成，按照步骤练习。

魅力伽人一点通

V字式强壮腹部肌肉，改善内脏下垂，修正腰椎的扭曲，使荷尔蒙得以正常作用。消除腹部脂肪，有束臀的功效。促进颈部的血液循环，消除肩痛和偏头痛。

此外，对膀胱炎、前列腺疾病、性功能低下等病症也有良好疗效。

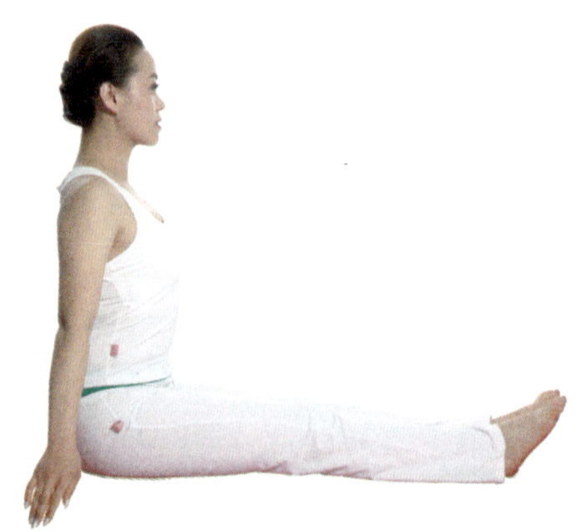

01 直角式坐姿。

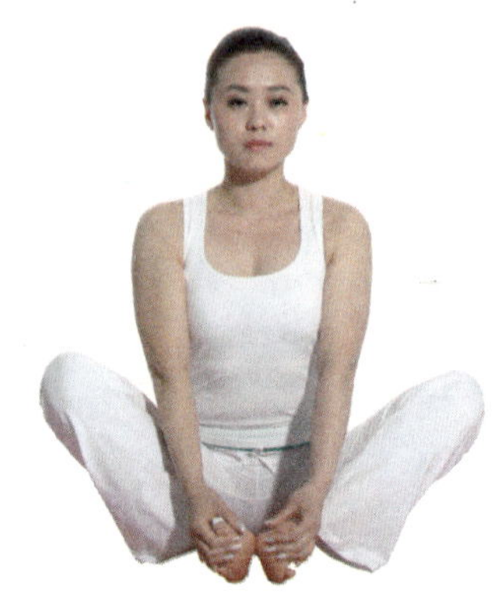

02 弯曲双膝，双手的中指食指扣住大脚趾。

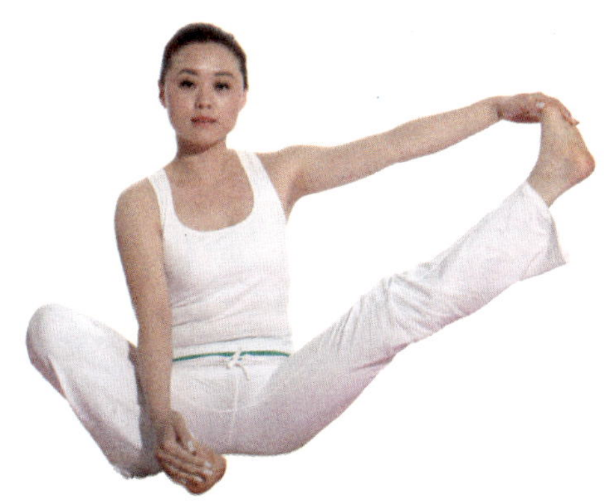

03 吸气，将左脚抬离地面，呼气，伸直膝盖向外向上蹬出。

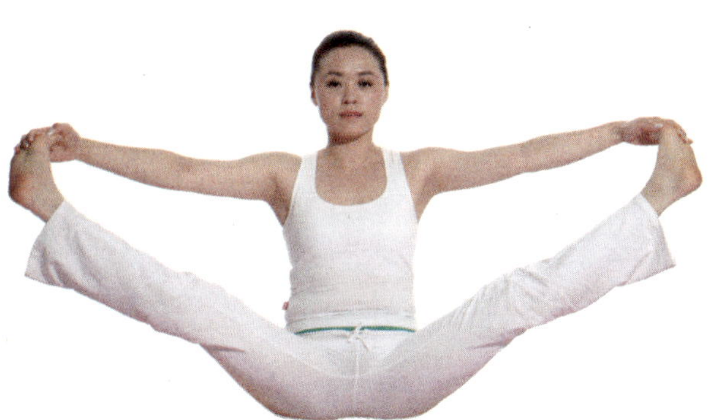

04 吸气，右脚抬离地面，呼气，向外同样打开拉伸。

05 自然呼吸保持，始终保持背部挺直稍后倾斜，以尾椎作为支撑点，双手尽可能的拉动脚趾向内。

06 呼气，依次弯曲双膝，收回双腿，双手抱腿，低头闭眼休息。

问题独白：

每当看到女明星们身着华丽的晚礼服，出席着一个接一个颁奖典礼是，总会感到一丝丝的自卑，同样是女人，为什么差距就这么大呢？

瑜伽导师面对面：

心静如水、宠辱不惊是许多哲学派别都推崇的人生境界，瑜伽也是一样。当然，不同的是，很多哲学派别通过语言、文字的阐述让人产生对宇宙、自然以及生命的彻悟，而瑜伽在此之外又多了一个手段，即通过身体的改变，促进心灵的升华。

V字式可以消除腹部赘肉，是腹部减脂的好帮手，同时它还可以消除人的精神紧张，克制其情绪冲动，使身心更加和谐、平静。

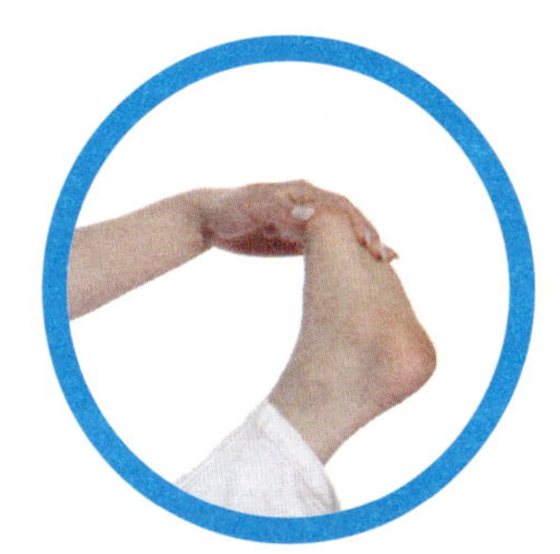

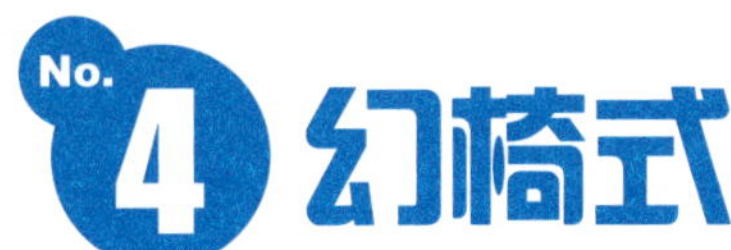

瑜伽罗盘

功效：

减少臂部侧腰脂肪，美化臀部、腿部，消除背部疲劳及僵硬，纠正驼背，调整腹部器官、横膈膜与心脏的功能，提高人体代谢作用并能加强身体的平衡能力。

练习时间：任何时间段
练习场合：户外，室内
练习次数：3—5次
辅助工具：无
难易系数：★★

魅力伽人一点通

水是常常被人们忽视的却又是人体所需的最基本的养分，代表了生命、健康、青春和活力。既然如此，我们就应养成每天摄取适量水的习惯，避免脱水。

手臂伸直夹两耳，大、小腿部下蹲有酸痛感，两条大腿应与地面几乎平行。患有关节炎者不宜练习时间太长。

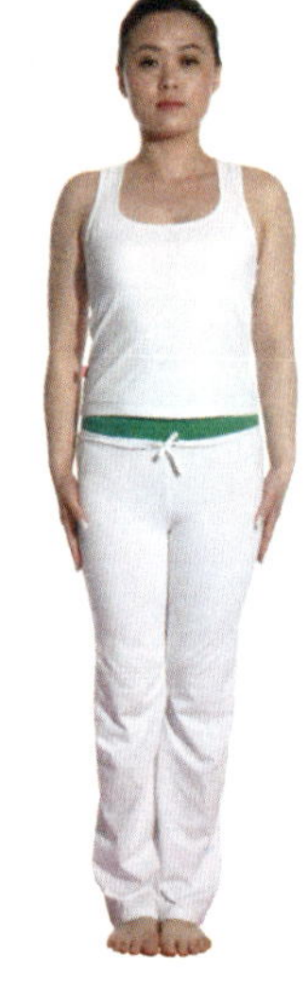

01 基本山式站立

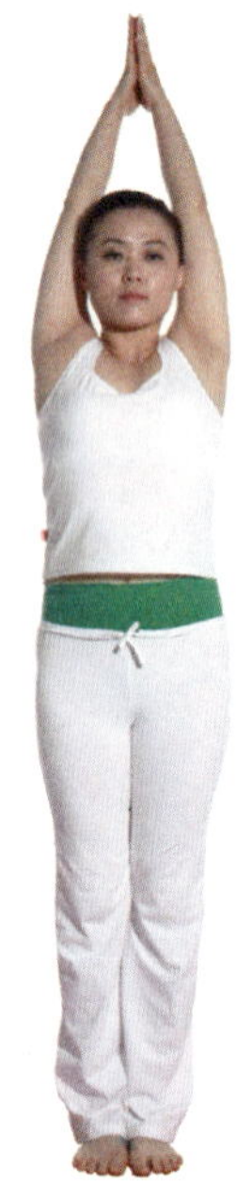

02 吸气，双手举过头顶合十向上伸张。

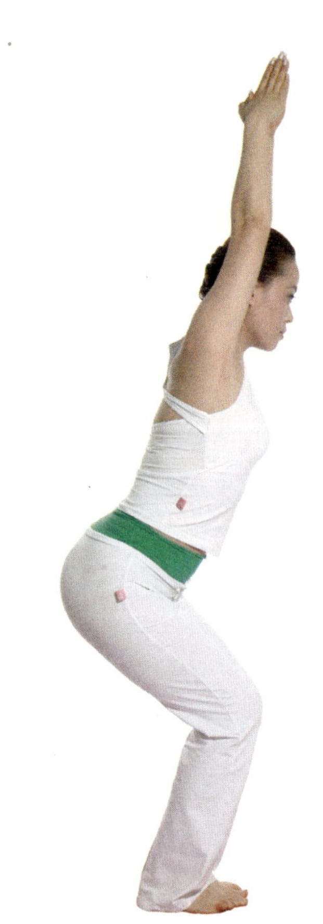

03 呼气，屈膝下蹲，始终保持背部向上延伸，想象臀部下方有一把椅子。

04 吸气，伸直膝盖。

05 呼气，放松双手，闭眼调息。

问题独白：

古人说女人是水。这水，可以是化学名H_2O的水，也可以是其它液体状物质，可以清澈见底，又可以模糊得让你看不透。这水，性情可柔可坚，可硬可软，易于流动，善于贴物，渗透肌肤，让你光洁亮丽，可见这水的厉害之处，更何况是漂亮女人？一张水水嫩嫩的脸，一张明目善媚的倾城容颜，总让人无限神往，总让人在眉宇间充满着怜惜，因为水做的女人水来养。

瑜伽导师面对面：

“水”，主掌体内一切与“消化”有关的程序，包括食物消化成为养分、想法消化成为观念等等。水的生理作用主要有：消化食物，以体液来溶解营养物质，传送养分到各个组织，担负吸收和搬运的任务；排泄人体新陈代谢产生的废物；保持细胞形态，提高代谢作用；调节体液粘度，改善体液组织的循环；调节人体体温，保持皮肤湿润与弹性。

侧腿平衡式

瑜伽罗盘

功效：

拉伸腿部下侧韧带，纤细双腿，并能加强身体的平衡能力，集中注意力等。

练习时间：任何时间段
练习场合：户外，室内
练习次数：3－5次
辅助工具：无
难易系数：★★★★

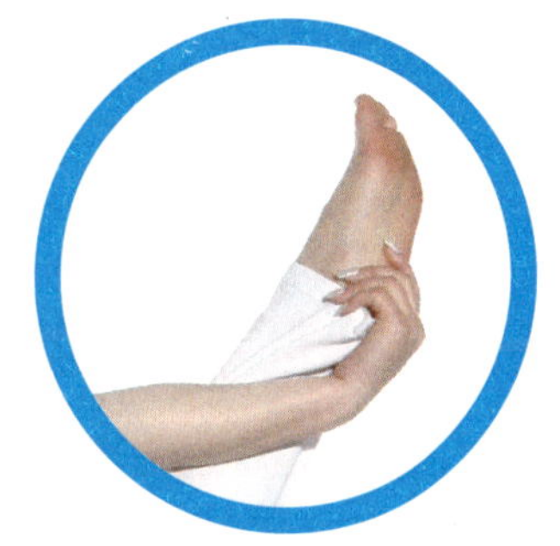

魅力伽人一点通

在保持所有平衡姿势时都应保持均匀缓慢的呼吸，同时用心来体会动作给身体带来的感受。提高精神集中力。放松上半身、加强下半身。

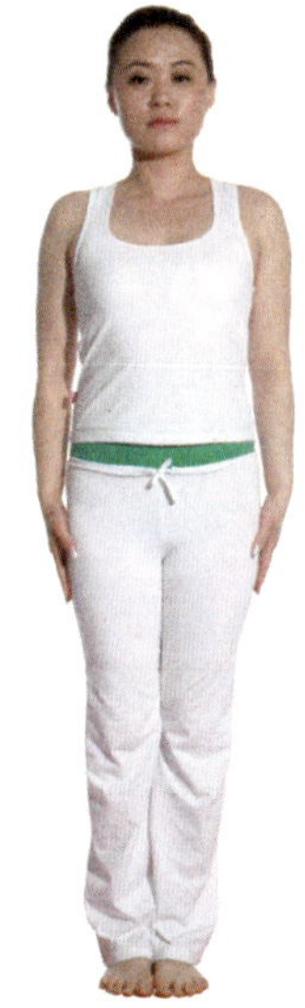

01 基本山式站立。

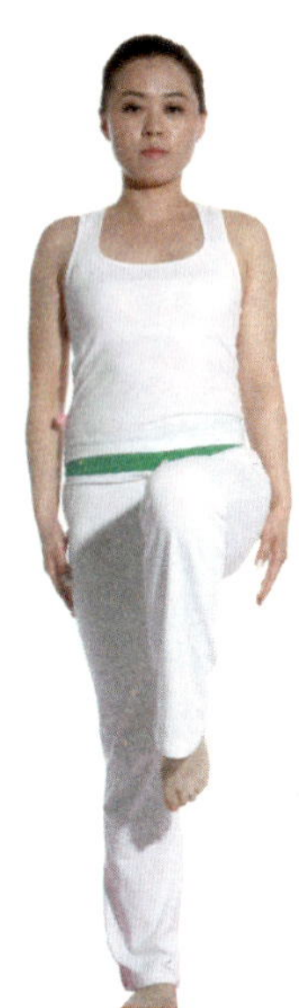

02 左腿向上抬高，小腿垂直地面。

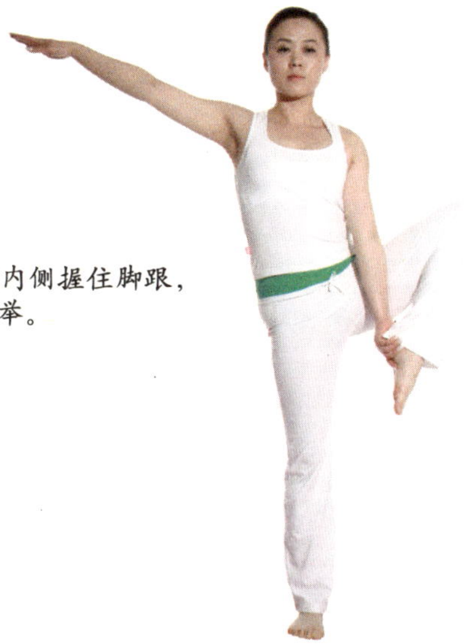

03 左手大腿内侧握住脚跟，右手侧平举。

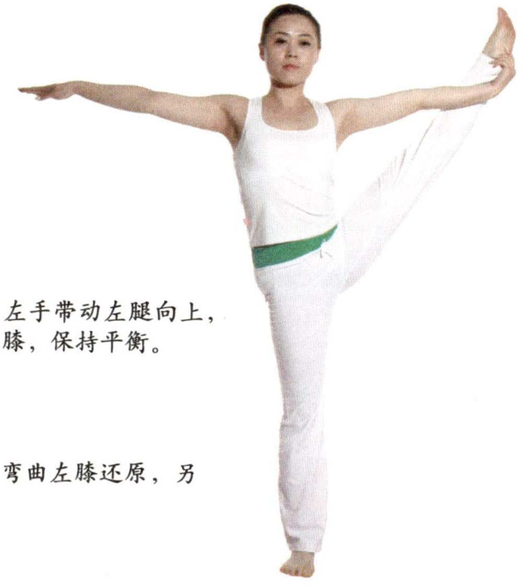

04 吸气，左手带动左腿向上，伸直左膝，保持平衡。

05 呼气，弯曲左膝还原，另一侧。

问题独白：

我们注意观察，你就会发现，一些看起来聪明、机灵的孩子成绩不好，甚至工作后在单位得不到重用，其中许多人是因为他们的注意力出现了问题，工作中总会出岔。

瑜伽导师面对面：

人的平衡感和自己内耳功能有关，在瑜伽练习中如何掌握平衡呢？首先是“注意力集中”，一般人都会这么说，但是说“注意力集中”容易，做到难。“注意力集中”的概念比较空泛，一般成年人注意力都容易分散，多半是因为脑筋转得快，瑜伽呼吸配合平衡的体位法可使心境能够进入平和状态，就可以有效地避免分心。

让自己轻松解压，也让你体验身心灵合而为一的美妙境界。

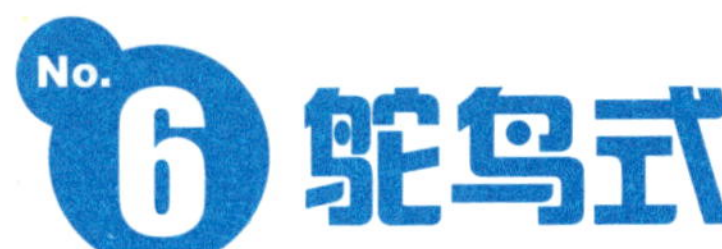

No.6 鸵鸟式

瑜伽罗盘

功效：

强化腿部韧带，消除颈部的细纹，美化和拉长颈部的功效。兴奋消化过程，以至肝脏和脾脏均受益，它补养和增强腹部器官，对于消除胃气胀和肠胃不适效果较好。让手心与脚掌气理相通相融，在呼吸中对心脏健康很有帮助，同时能够改善颈椎。

练习时间：任何时间段
练习场合：户外，室内
练习次数：3－5次
辅助工具：无
难易系数：★★★★

注意：

保持双腿的挺直，肩膀要放松，生理期禁止做此练习。

瑜伽作为一种生活方式，持之以恒练习很重要。

魅力伽人一点通

鸵鸟式从侧面来看，这个动作高高耸起的臀部正如鸵鸟的背，弯曲着脖子在四处探寻。这个体位可以很好地强化大腿内侧的韧性，伸长的脖颈有助于消除颈部的细纹，有美化和拉长颈部的功效。

鸵鸟式让手心与脚掌气理相通相融，在呼吸中对心脏健康很有帮助，同时能够改善颈椎疲劳。

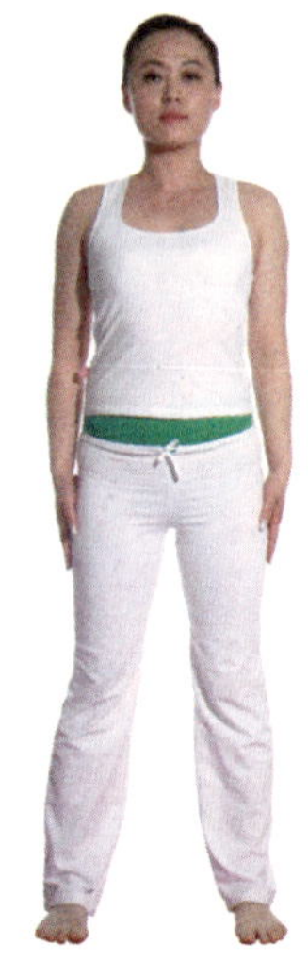

01 山式站立，双脚分开与肩膀同宽。

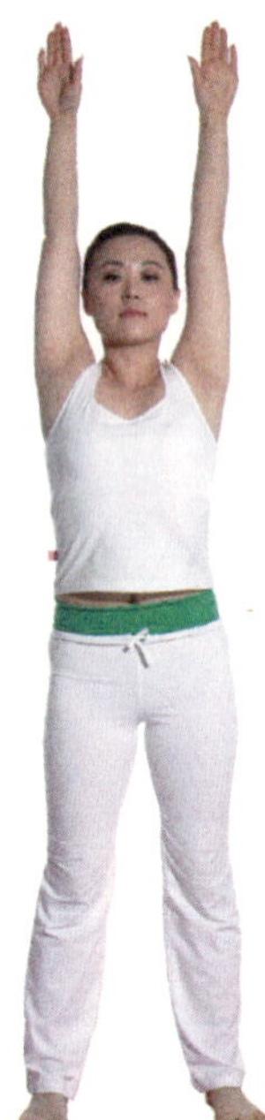

02 吸气，双手向头顶上方伸展，掌心向前。

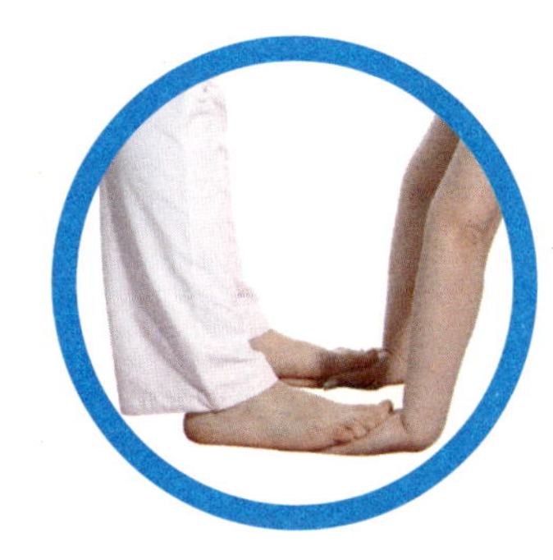

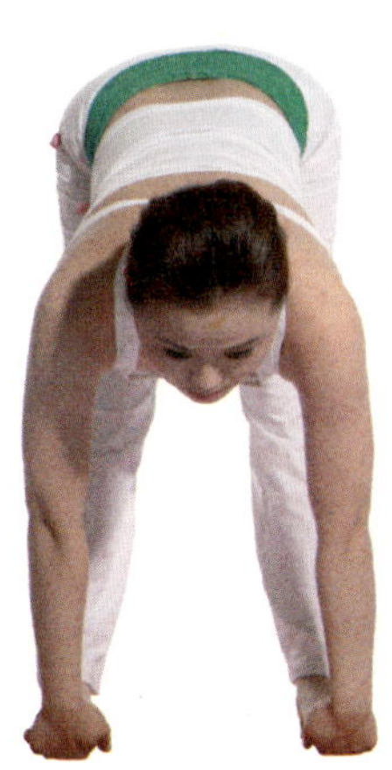

03 呼气，身体向前向下，双手掌心向上放在双脚下方。

04 吸气，抬头，增延脊柱，头尽可能向上抬起，去感受颈、背的紧张。

05 呼气，放松头部，身体向下，腹部贴上大腿，脊柱向地面延伸。

06 吸气，伸直双手，紧夹双耳，腰背部力量带动立直上身。

07 呼气，放松双手还原，闭眼调息。

问题独白：

工作一到下午，脑袋就开始变成一团浆糊，事一忙起来就开始转不开弯儿了，结果搞得一塌糊涂。不停的喝咖啡，喝到最后都胃酸了，总是这样我可怎么办呀！

瑜伽导师面对面：

练习鸵鸟式姿势上会有难度，脊柱僵硬弯不下腰，后群肌肉拉伸不开，这都没有关系，关键是你弯腰时带动到整个后群肌肉的积极协助配合拉伸的能力，特别是所有下肢的经络全部激活，下肢循环通畅，以腹股沟为中心的淋巴循环被激活加速体内毒素与水循环的代谢。

这个练习能帮助你醒脑明目，红颜肌肤，不要总坐在那，起身做作这个姿势吧！

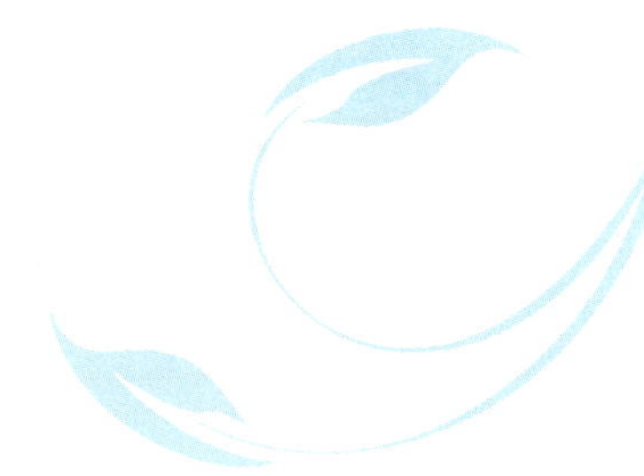

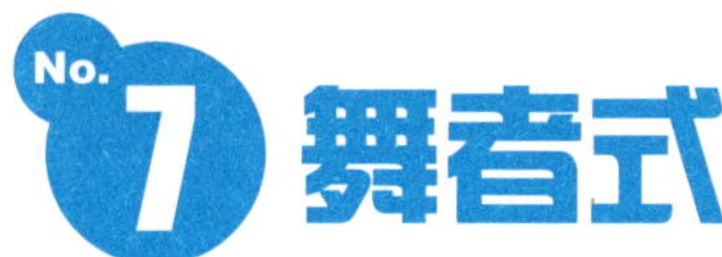

瑜伽罗盘

功效：

集中精神注意力，提臀、减少腿部脂肪，提高气质，增强人体平衡，强健神经系统。

练习时间：任何时间段
练习场合：户外，室内
练习次数：3—5次
辅助工具：无
难易系数：★★★★

注意：

保持呼吸的平稳，眼睛注视一个点。

问题独白：

我非常羡慕那些学过舞蹈的女孩子们，因为她们举手投足间都透着舞者的优雅气质，那么我可以通过什么方法来提升自己的气质呢?

瑜伽导师面对面：

此外，舞者式还可以收紧和抚平你的下腹部；使你的大腿内侧更加匀称；提高你的平衡性；收紧和调整你的双腿；提高你的核心力量。

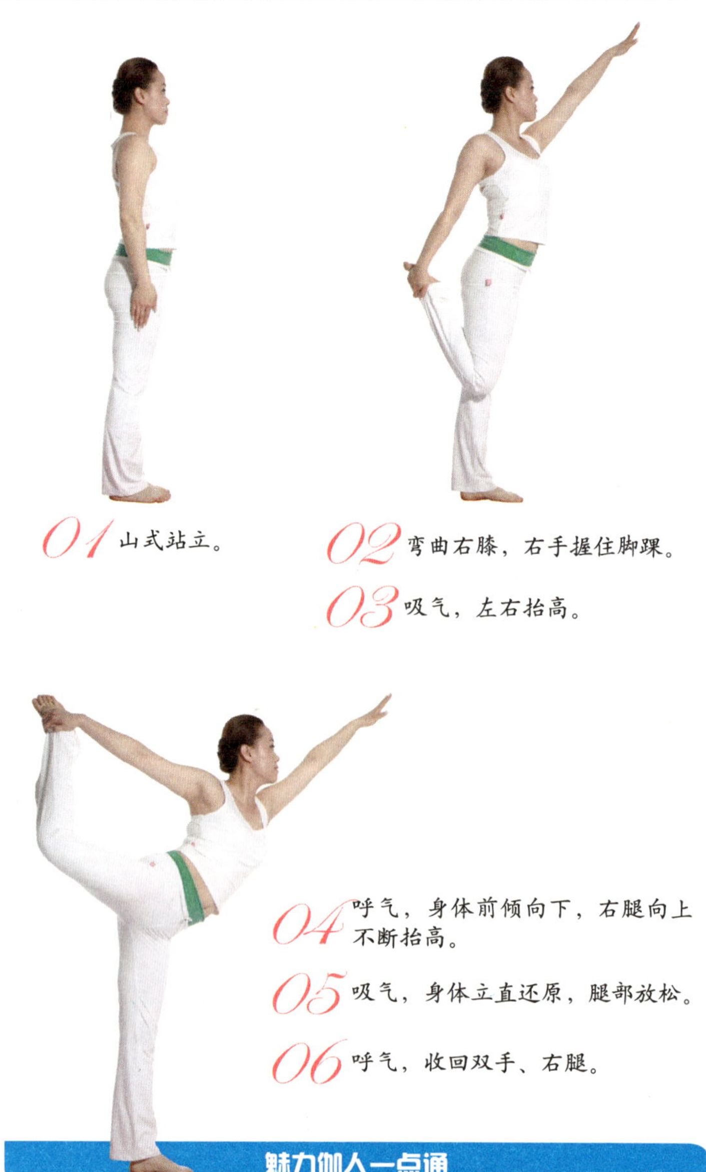

01 山式站立。

02 弯曲右膝，右手握住脚踝。

03 吸气，左右抬高。

04 呼气，身体前倾向下，右腿向上不断抬高。

05 吸气，身体立直还原，腿部放松。

06 呼气，收回双手、右腿。

魅力伽人一点通

想要变成气质美女，首先要从日常点滴开始，站坐行走，都要训练有素，形成一定的标准和习惯。随时随地，保持大方优雅的微笑，做到了这些，你会感觉自己和以前不一样了！

No.8 剪刀式

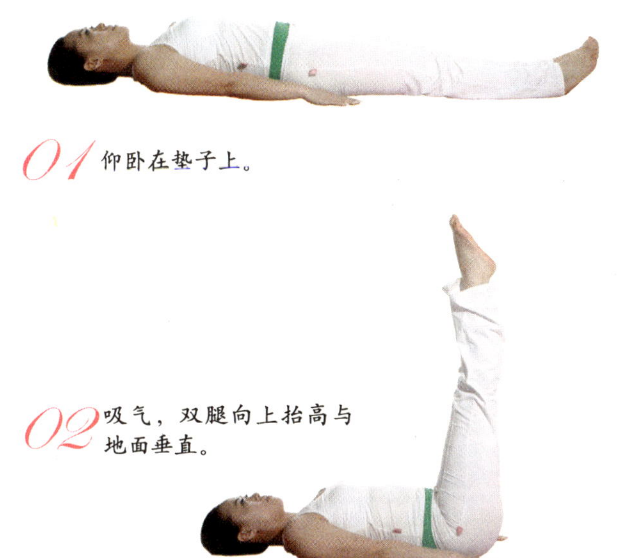

01 仰卧在垫子上。

02 吸气，双腿向上抬高与地面垂直。

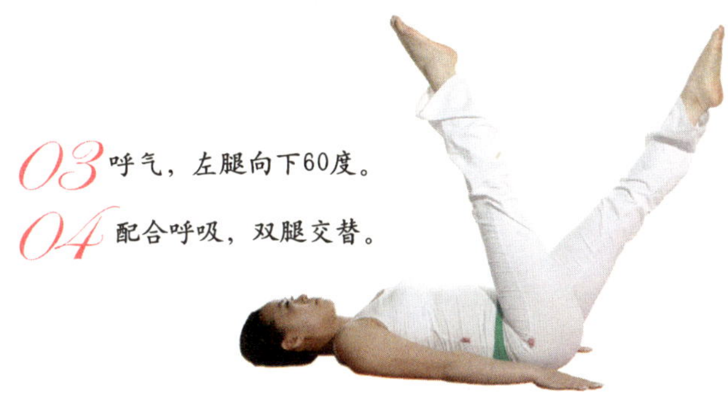

03 呼气，左腿向下60度。

04 配合呼吸，双腿交替。

魅力伽人一点通

剪刀式的功能非常强大能消除腹部、腿部赘肉，增加腰部弹力，对于增加抵抗力、预防肥胖、腰部脂肪聚积、产后腰酸背痛都有效果。消除囤积在体内的毒素，调整荷尔蒙正常分泌，让皮肤拥有由里面透出的柔滑感。此外可以消除腰，背部的疼痛喝多余脂肪，强壮肝，肾等腹部器官。

瑜伽罗盘

功效：

减少腹部深层脂肪，强健肾脏、肝脏，美化双腿，及减少腿部脂肪。

练习时间：任何时间段
练习场合：户外，室内
练习次数：3—5次
辅助工具：无
难易系数：★★★

注意：

腰部放松，腹部用力控制双腿。最后以屈膝放松。生理期禁做。

瑜伽导师面对面：

1）当你做动作时，应将注意力集中在做这动作时身体产生的感觉上。时刻要记住，每个动作都应做得缓慢，步骤分明，千万不可匆匆忙忙做。

2）练习过程中，你也许会听到或感到骨节发出“咯咯”声，别担心，这是身体正在变得松动，灵活的信号。

3）饮食以清淡为宜，不吃煎炸喝脂肪含量高的食物，少吃甜食，时常记住正餐二三个小时后才可以做这些练习。此外练习后15到30分钟后可沐浴，30分钟后可进食。

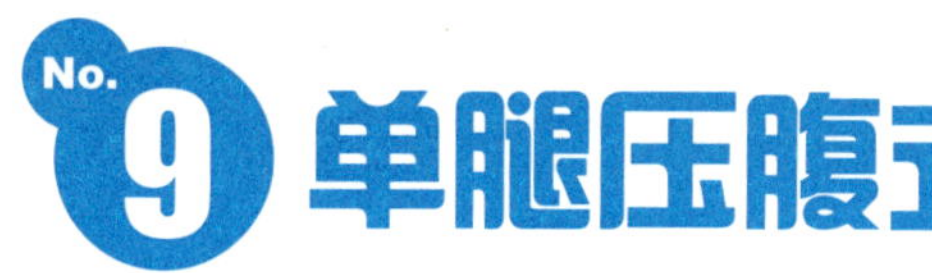

No.9 单腿压腹式

瑜伽罗盘

功效：

柔韧腿部内侧韧带，减少腿部下侧脂肪，按摩腹内器脏，促进肠胃蠕动。

练习时间：任何时间段
练习场合：户外，室内
练习次数：3－5次
辅助工具：无
难易系数：★★★★★

注意：

患有严重胃溃疡者不宜做。

问题独白：

一到夏天，比基尼、迷你裙就给我很大的打击，一没纤腰，二没瘦腿，这样的身材叫我如何敢露啊！

瑜伽导师面对面：

单腿压腹式，能够有效地柔韧腿部内侧的韧带，较少腿部下侧脂肪，按摩腹内器脏，促进肠胃蠕动，从而打通了消化系统，使你能够顺畅的排毒，这也是消除腿部浮肿的一个关键因素。

但要切记：患有严重胃溃疡者不宜做此体位。

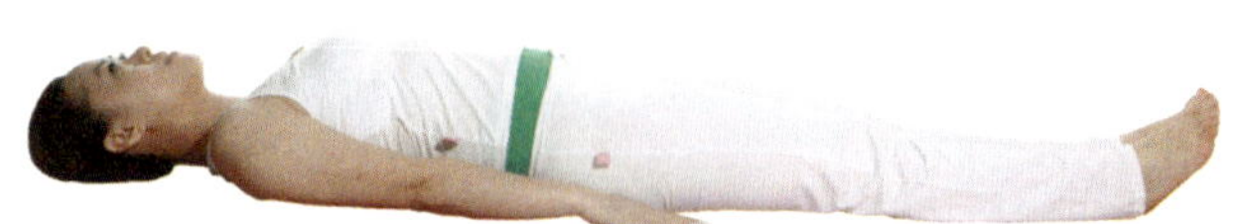

01 仰卧在垫子上。

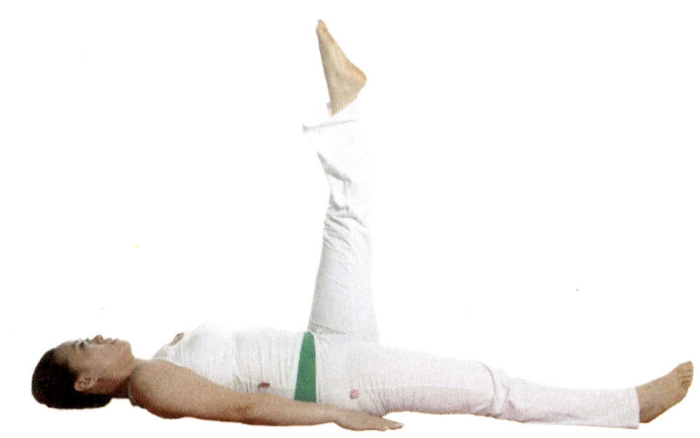

02 吸气，左腿向上抬高，垂直地面。

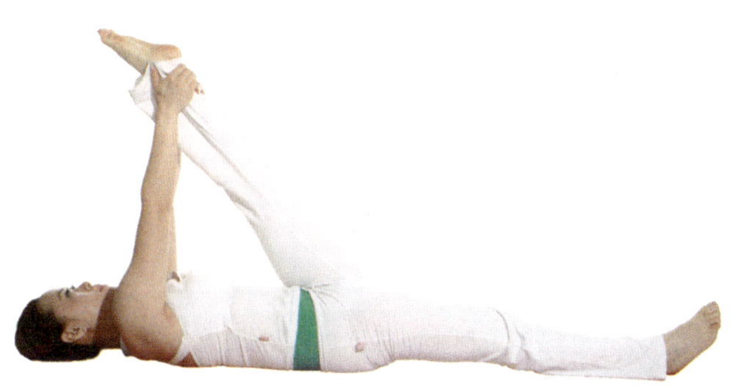

03 吸气伸直双臂，双手抓住左脚踝。

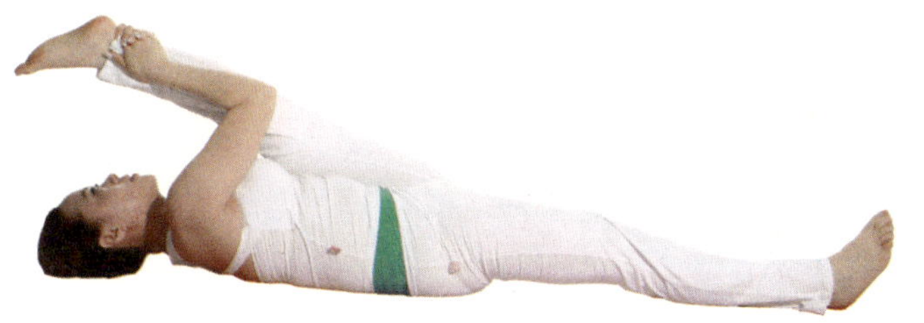

04 呼气，弯曲手肘，将左腿贴近腹、胸、额头。

05 呼气，放松双手、左腿，交替另一侧。

魅力伽人一点通

做这个动作要抓住要领，当下巴接触到膝盖时，要注意另一条腿不要抬离地面，并使肩部离开地面，保持2～3次呼吸。

经常练习就会达到收紧腹直肌、腹外斜肌，消除松弛、凸出的小肚腩，让你获得光滑、紧致的美腹；挤压股直肌、股外斜肌、腓肠肌，拉伸腿部肌肉，紧致大腿，修长小腿，让你轻松秀出迷人的美腿。

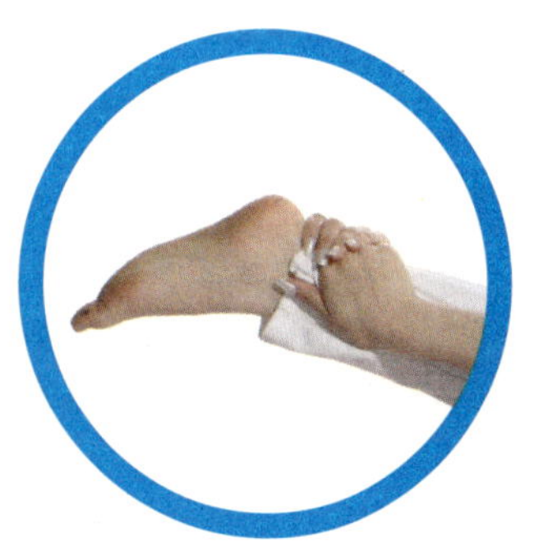

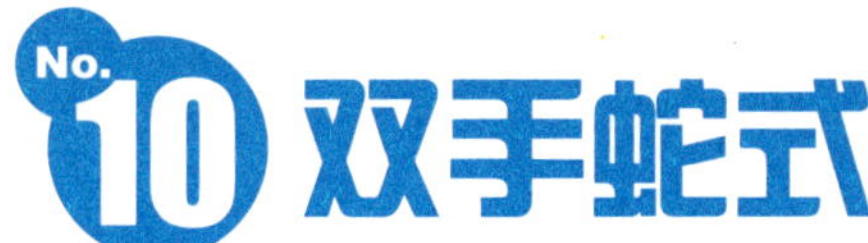

No.10 双手蛇式

瑜伽罗盘

功效：

这是一个力量型的动作，强壮臂肌，放松关节，腹部、骶部、胃、肾、脾得到很好的按摩，对糖尿病有好处，刺激胰腺，分泌胰岛素。

练习时间：任何时间段
练习场合：户外，室内
练习次数：3—5次
辅助工具：无
难易系数：★★★★★

瑜伽导师面对面：

双手蛇式，可使在人体内循环流动的血液，将营养物质输送到全身各处，并将人体内的废物收集起来，排出体外。当血液流出心脏时，它把养料和氧气输送到全身各处。当血液流回心脏时，它又将机体产生的二氧化碳和其他废物，输送到排泄器官，排出体外，使身体主动热起来。

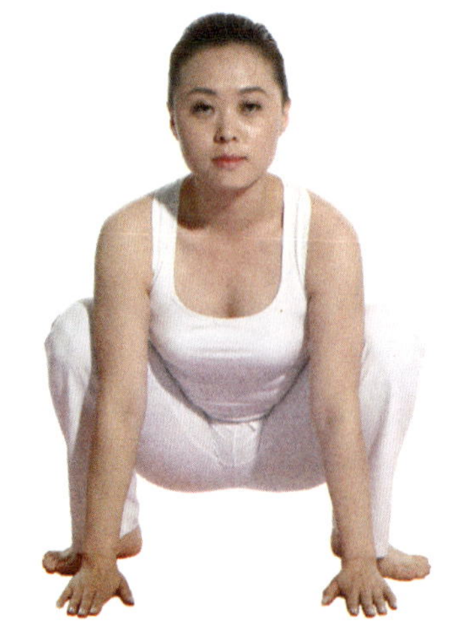

01 蹲在垫子上，双腿双脚约分与肩同宽，双膝向外打开，双手扶地。

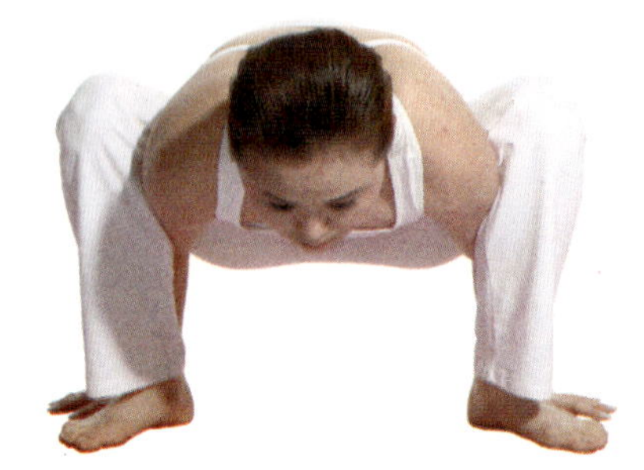

02 身体前倾，双手腿部内侧绕过放在双脚外侧。

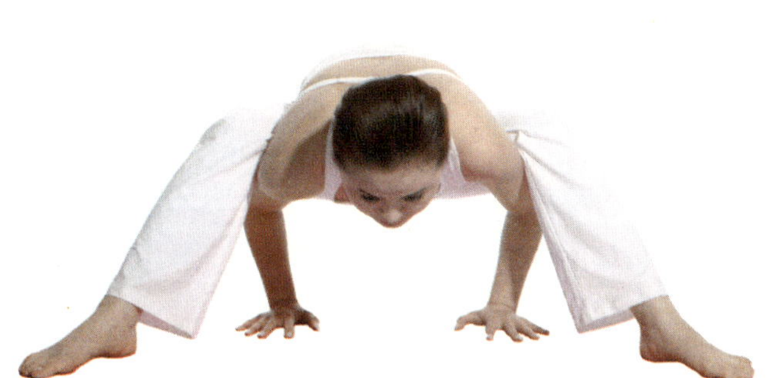

03 双脚慢慢向外挪动。

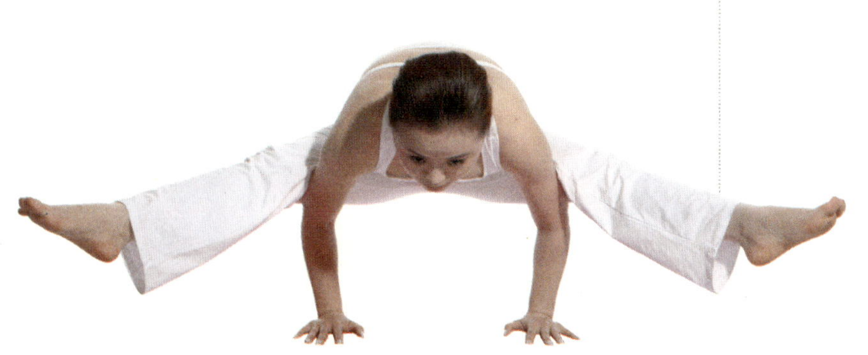

04 吸气，抬头，双腿向上抬离地面，保持3～5次呼吸。

05 呼气，屈双膝接触地面，还原。

魅力伽人一点通

做这个动作时，千万注意不要起得过猛，避免手腕一时承受不住压力而造成运动损伤，做时要动作轻缓，到达极限就可以了，避免运动带来不必要的伤害，撑起时背部和臀部成平行，重心向前倾，意念要放在平衡上，保持时间越长越好，但不要扭伤。

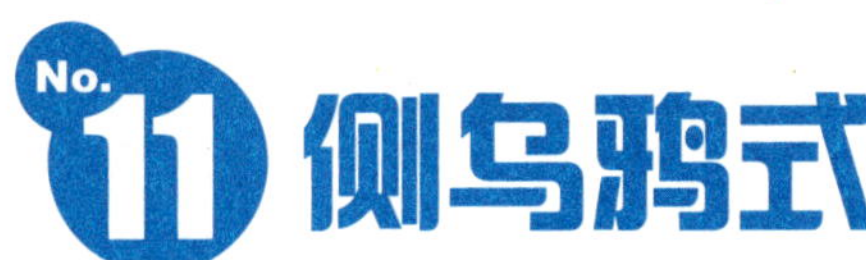

No.11 侧乌鸦式

瑜伽罗盘

功效：

增强腹部力量，减少腹部脂肪，强健大小肠、肝脏、脾、肾、胰腺，加强手臂力量，预防及消除下肢肥胖。

练习时间：任何时间段
练习场合：户外，室内
练习次数：3—5次
辅助工具：无
难易系数：★★★★★

注意：

两手分开一肩宽，重心向斜前方倾斜，手臂成直角。

问题独白：

我的平衡能力不好，做事情也很难集中精神，感觉做什么事情都好像是心有余而力不足，能够通过什么来缓解呢？

瑜伽导师面对面：

侧乌鸦是俗称，学名叫八字扭转式或双腿圣哲康迪亚式。

经常练习能够加强腹部器官，排除毒素。使脊柱更有弹性，颈部和手臂更有力量。

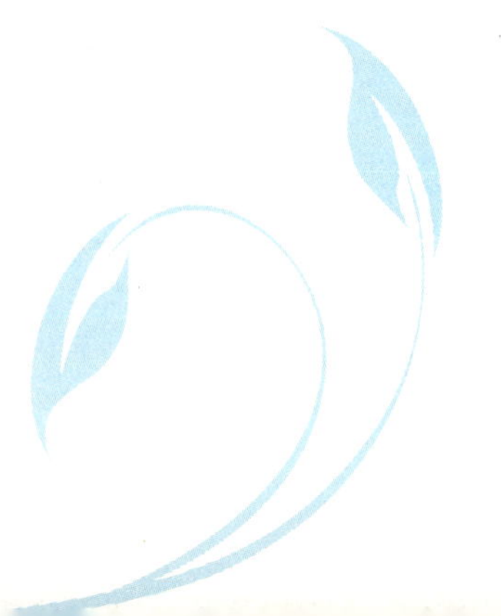

01 蹲在垫子上，双手放在身体一侧。保持自然呼吸。

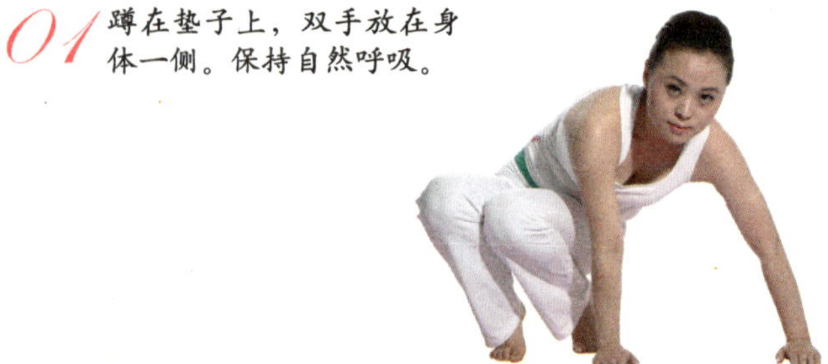

02 将腿部外侧与手臂作为支撑点将下侧腿部抬起。

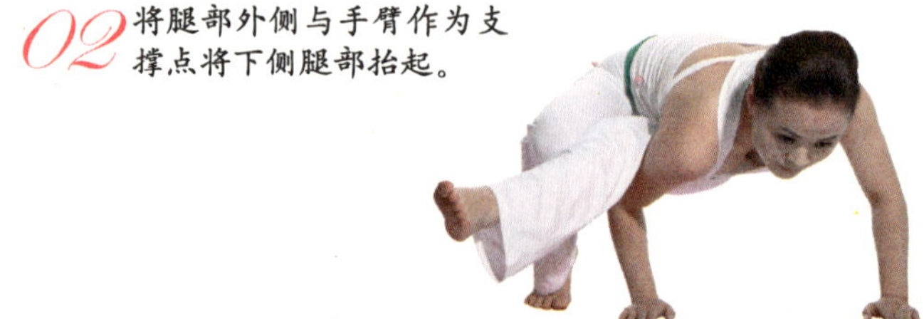

03 依次将双腿抬离地面，眼睛看向前方。

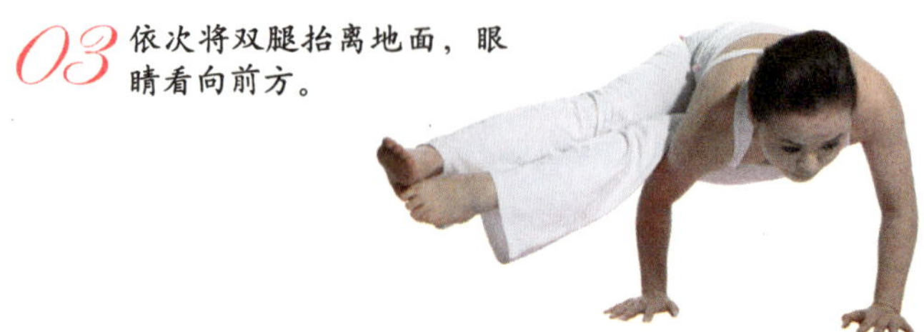

04 慢慢还原，臀部坐在垫子上，抱住双膝，低头调息。重复另一侧。

魅力伽人一点通

练习瑜伽能助你提高身体的平衡性，而当人的身体、精神和心理都达到平衡状态时，你才能活动健康的体魄。侧乌鸦式主要训练腹部核心与整体身体的稳定度。属于较进阶的体位法，女生通常比较没力气不要勉强，慢慢起身，尽量使自己的身体达到极限就好。

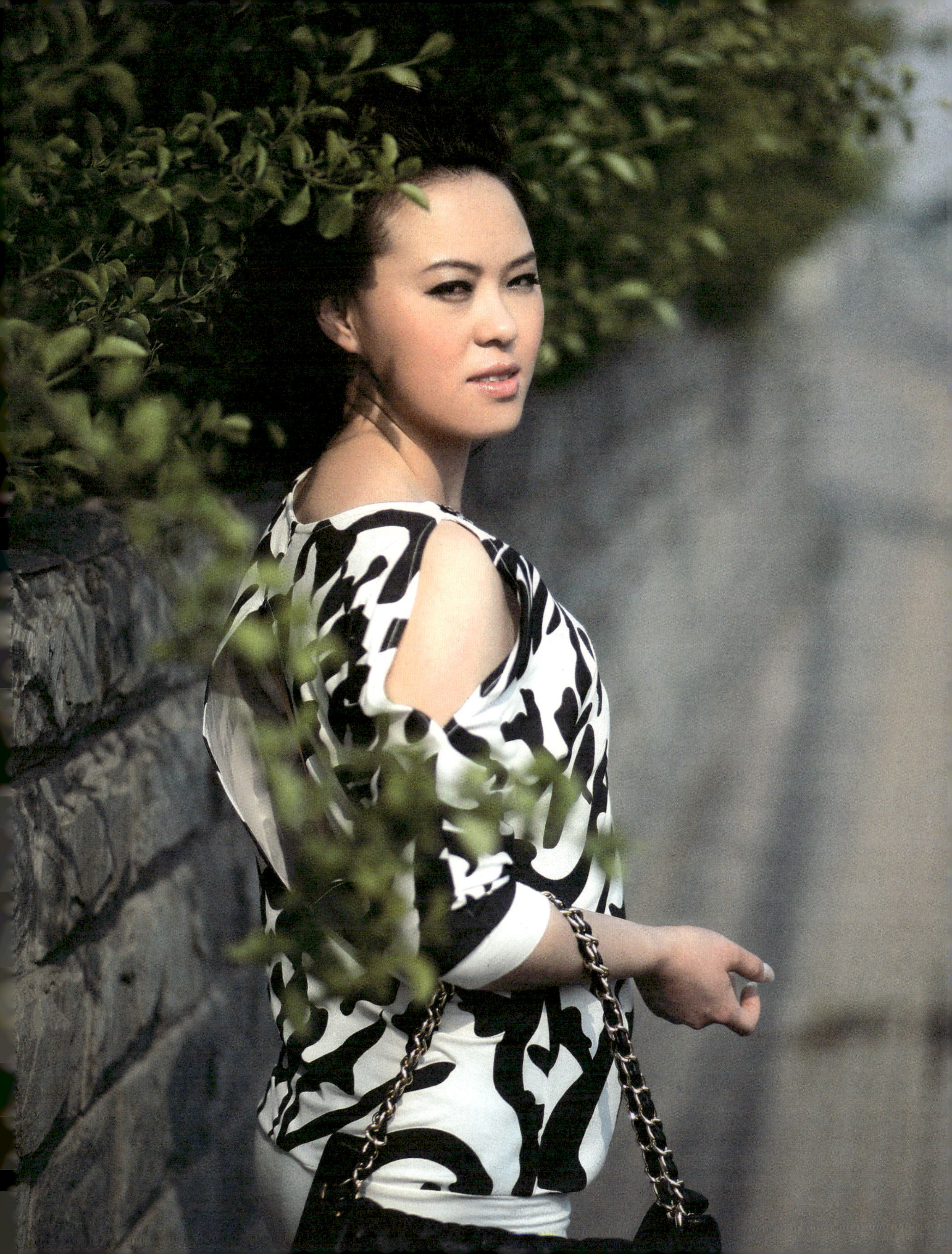

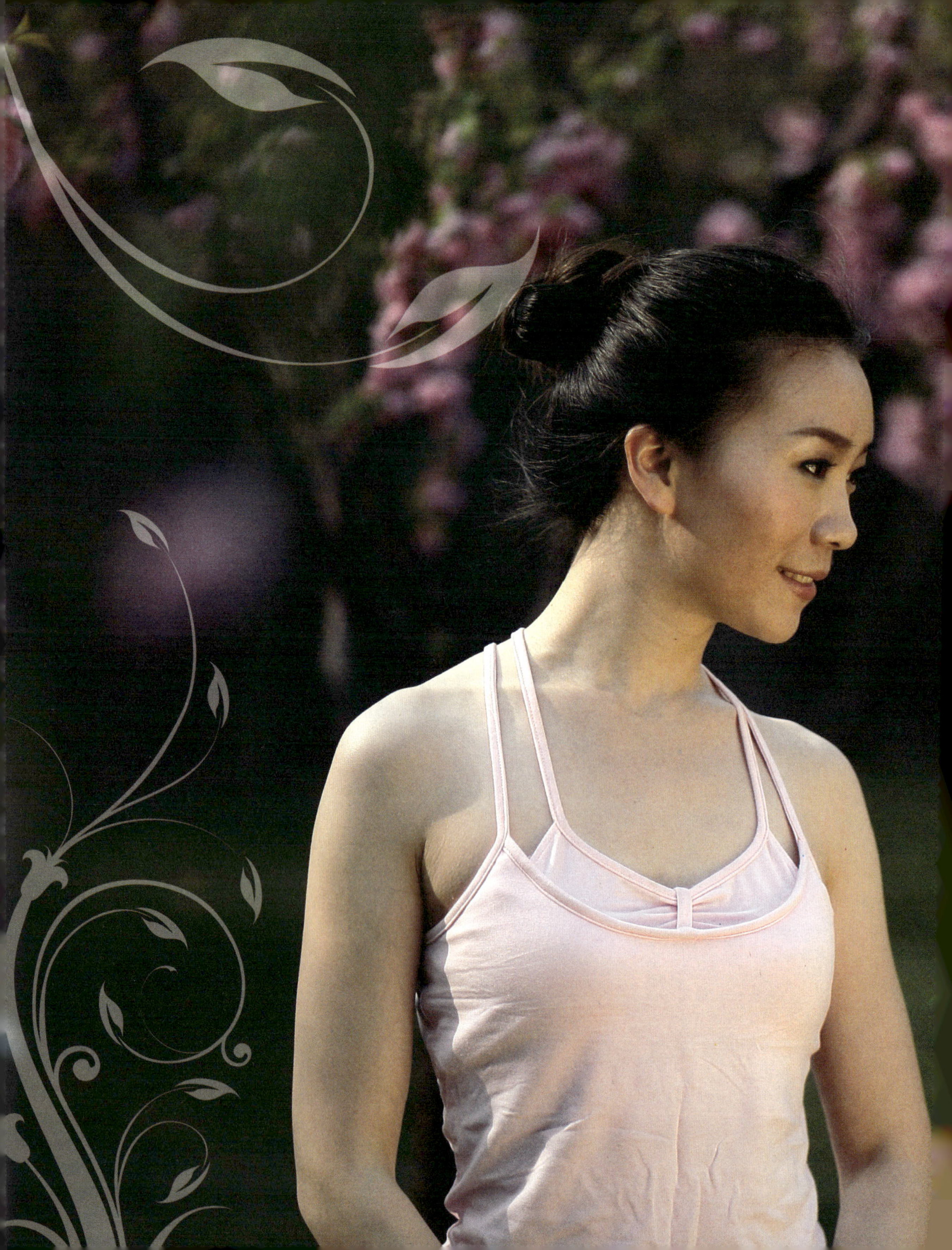

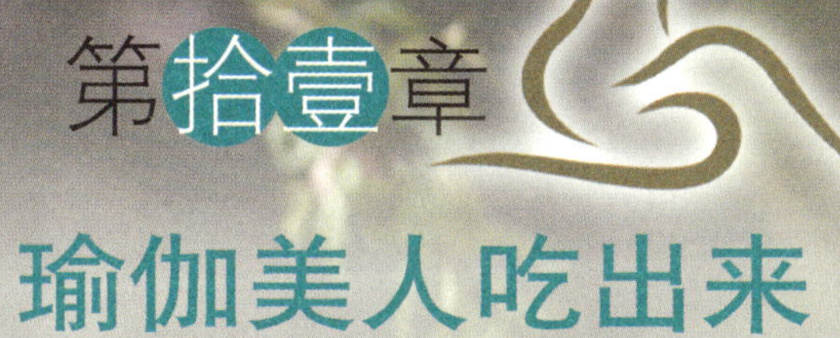

第拾壹章 瑜伽美人吃出来

瑜伽，为了得到身、心、灵的净化
在轻盈的呼吸和曼妙的姿势外
也十分注重饮食
一个人吃的食物不仅影响生理
同时也影响心灵和意识
彻底了解瑜伽养生饮食
针对自己的体质
找到合适自己的养生食谱
能让你的心灵更澄静，身体更健康

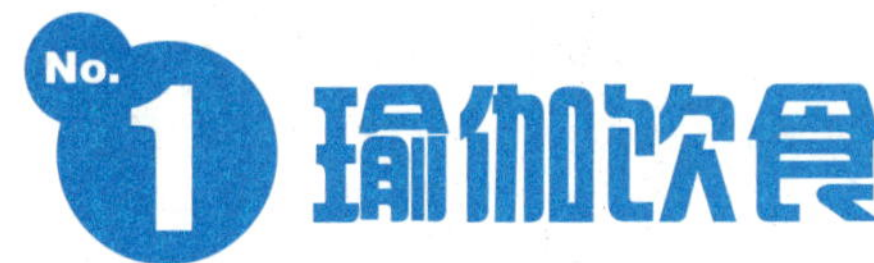

瑜伽饮食

瑜伽提倡健康纯净的生活方式，健康的生活方式最重要的就是健康的饮食习惯，所以我们应该对自己的饮食有一个正确的认识，你是不是经常暴饮暴食，大鱼大肉，是不是饮食不规律呢，瑜伽会教给你健康的饮食方式，我们要均衡的摄入人体真正需要的营养成分，瑜伽认为人吃东西就是从食物中获取生命之气，瑜伽中把食物分成三种类别，分别是悦性食物，变性食物和惰性食物。

悦性食物：

这类食物是最健康，最完整的食物，包括各种新鲜干净的蔬菜，水果以及谷物，豆类食品和牛奶等。这类食物使人身心轻松、纯净、性情平和。

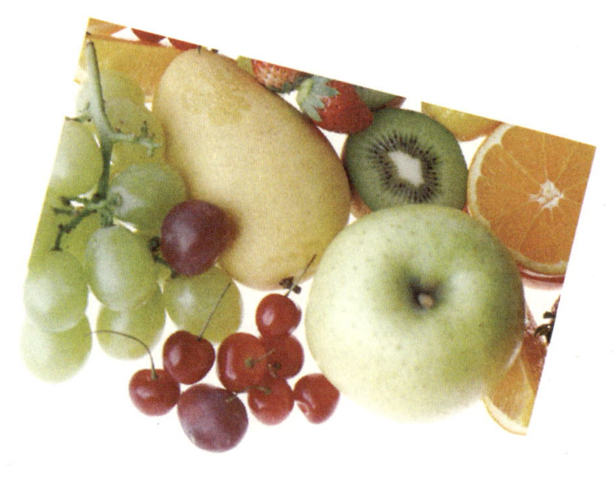

惰性食物：

这类食物包括煎、烤、炸的食物以及肉类、酒类、咖啡等刺激性食物，此类食物扰乱身心安宁，使人易怒，易妒，变懒惰萎靡等。

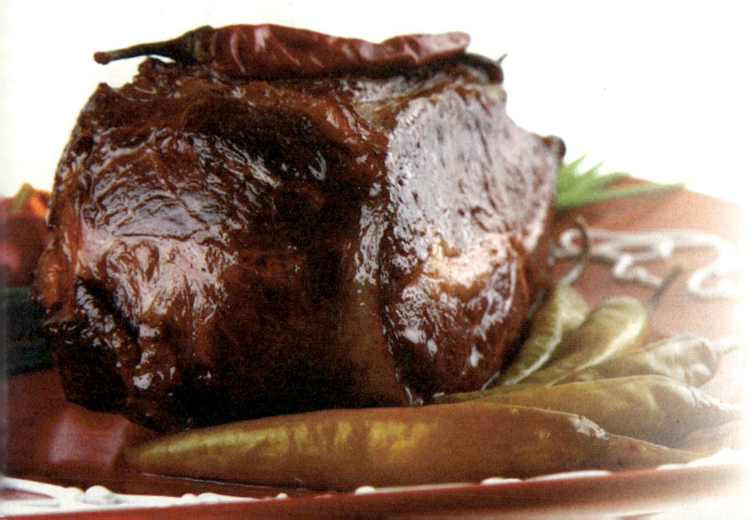

变性食物：

这类食物包括各种刺激性强的调味品和不新鲜的腐烂食品（如罐头，冷冻食品等）以及洋葱、大蒜、辣椒等具有强烈味道的食物，此类食物能刺激内分泌和神经系统使人变的性情暴躁缺乏耐心。

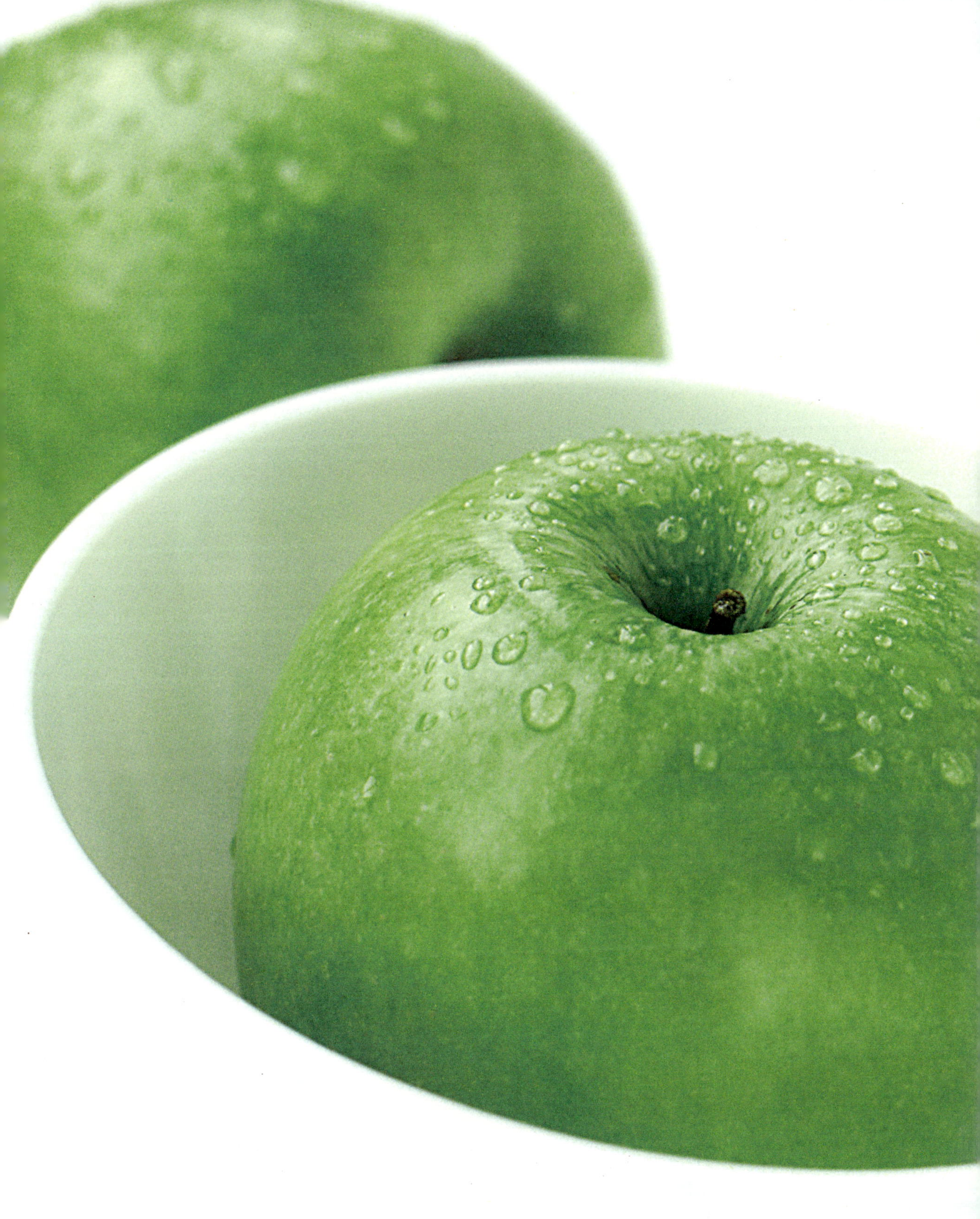

养生食谱——四款特色养生菜

绿豆汤

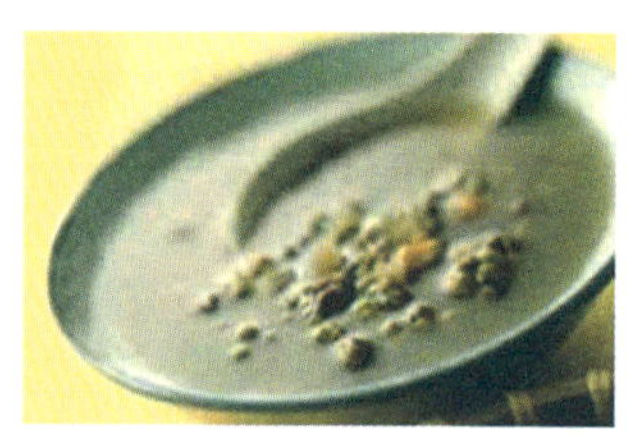

绿豆汤有清热解毒、止渴消暑的功效。绿豆的营养成分比较丰富，是经济价值和营养价值较高的一种豆类。绿豆汤是中国民间传统的解暑佳品。绿豆汤有各种煮法，口味繁多，最主要的有薏仁绿豆汤，百合绿豆汤，南瓜绿豆汤和海带绿豆汤等。专家提醒，体质虚寒的人不能天天喝绿豆汤。盲目喝绿豆汤,会导致腹泻或消化系统免疫力降低。

夏季暑热盛行，绿豆汤是中国民间传统的解暑佳品。绿豆的清热之力在皮，因此，如果只是想消暑，煮汤时将绿豆淘净，用大火煮沸，10分钟左右即可，注意不要久煮。这样熬出来的汤，颜色碧绿，比较清澈。喝的时候也没必要把豆子一起吃进去，就可以达到很好的消暑功效。如防中暑可以喝绿豆银花汤：绿豆100克、金银花30克，水煎服用。

清炖乌鸡

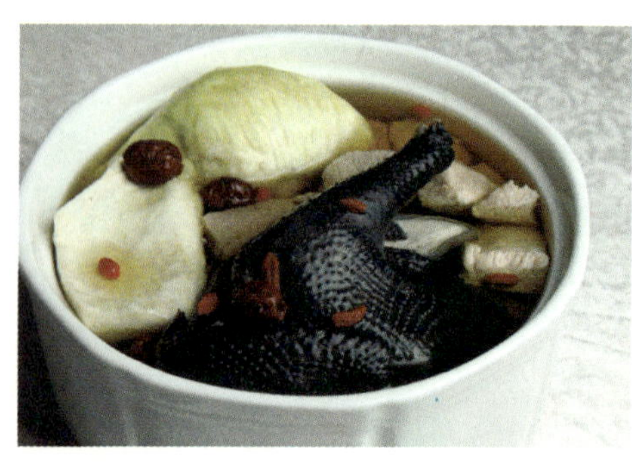

功效：气血双补食谱 延缓衰老，壮腰健肾，骨质疏松。

口味：咸鲜味

工艺：清炖

清炖乌鸡的制作材料：

主料：乌骨鸡750克。

调料：料酒20克,大葱7克,姜7克,盐10克。

教您清炖乌鸡怎么做：

1）将乌鸡宰杀洗净后，从颈剖刀口处取出内脏，剁去翅尖和爪尖等；

2）葱切段、姜切片待用；

3）将净乌鸡放入沸水锅中氽一下，捞出用温水洗净；

4）将鸡内脏中的鸡肫用刀剖开，去掉内膜黄皮及杂物，连同鸡肝、鸡心用水洗净，入沸水锅中氽一下，捞出用温水洗净；

5）将锅置于旺火上，放入乌鸡块、鸡肫、鸡肝、鸡心、料酒、葱段、姜片和清水1500毫升烧沸；

6）撇净浮沫，盖上锅盖，改用小火炖至乌鸡肉酥烂后，撒入精盐再炖片刻即可。

手撕包菜

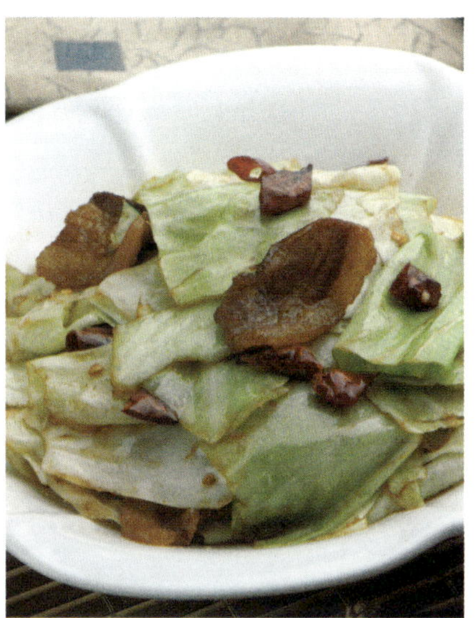

功效：家常菜谱，延缓衰老，防癌抗癌，动脉硬化。

口味：咸酸味

工艺：炒

手撕包菜的制作材料：

主料：圆白菜300克。

调料：大蒜（白皮）5克，大葱10克，植物油15克，盐3克，味精2克，鸡精2克，酱油5克，醋10克。

手撕包菜的特色：爽脆微酸，口味鲜美。

教您手撕包菜怎么做：

1）包菜手撕成大片过水备用；

2）放入植物油，蒜片炒香，下过水的包菜同炒；

3）续下调味料、高汤烧开，勾芡出锅装入干锅，撒葱段即可。

牛奶窝蛋莲子汤

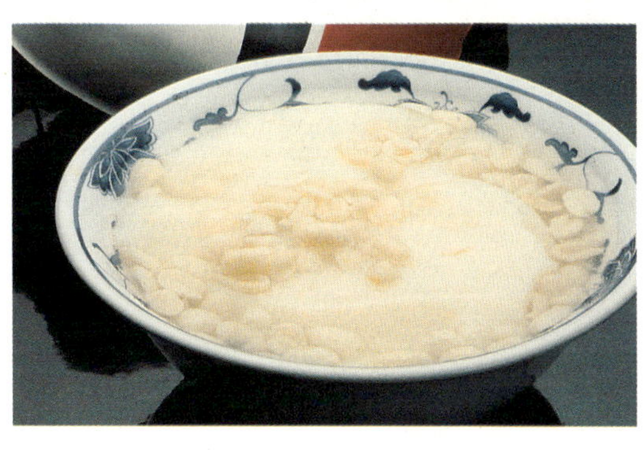

功效：神经衰弱，美容，益智补脑。

口味：甜味

工艺：煮

牛奶窝蛋莲子汤的制作材料：

主料：鸡蛋100克，莲子100克。

辅料：西谷米50克，牛奶500克。

调料：姜2克，冰糖15克。

教您牛奶窝蛋莲子汤怎么做：

1）西谷米用清水浸15分钟，略洗，沥干水分，备用；

2）莲子去芯、洗净；

3）将适量清水注入煲中，放入莲子和姜片，用慢火将莲子煮软；

4）捞出姜片弃掉，加入冰糖煮溶；

5）注入牛奶煮开后，放入西谷米，要不停地搅，煮约10～15分钟直到发现西谷米已变得透明或西谷米粒内层无任何乳白色圆点，再将鸡蛋逐个打入，再次开锅即可。

No.3 养生小常识

乳腺癌常饮红酒

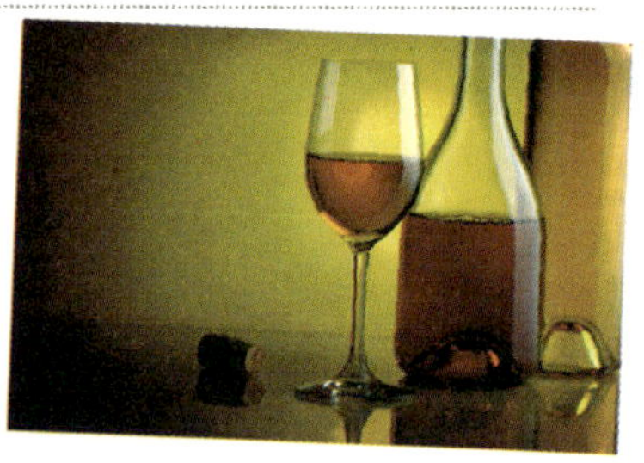

研究表明，红葡萄皮和葡萄籽里含有一种天然的抗癌物质，可避免雌激素水平过高，刺激乳腺组织，使其发生恶变。因此，女性每天喝适量的红葡萄酒(一小杯即可)或吃一些葡萄，其中的天然成分有助女性预防乳腺癌，同时还可预防心脏病。

宫颈癌摄取叶酸

通过对患宫颈癌高发地区的女性进行调查发现，体内叶酸含量明显不足的女性，不仅在怀孕时容易引起胎儿的神经器管发生畸形，还会使她们患宫颈癌的危险增大。因此，女性应当适量补充叶酸，包括服用叶酸补充制剂和摄取富含叶酸的食物，如动物肝肾、菠菜、小白菜、苋菜、韭菜、鱼、蛋、谷、豆制品、坚果等，从而有效预防和减少宫颈癌的发病率。

专家特别提醒，由于叶酸不耐热，烹调时温度稍高就会被破坏，因此，做菜时温度不宜过高，烹调时间也不宜太长。

女性贫血补充高铁食物

因为周期性失血以及生育等原因，约有三成以上的女性都存在轻度缺铁性贫血。

长期贫血容易导致卵巢功能下降，对女性健康造成影响。

补血养血可谓是女性一生的“功课”。动物肝脏、瘦肉、菠菜等食物不仅含铁量高，而且容易吸收。

经期不适喝些加蜜热奶

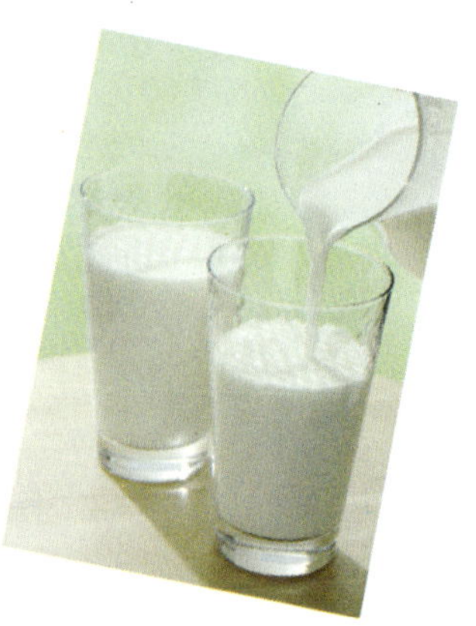

下腹疼痛、腰膝酸软、身体倦怠、睡眠不安及情绪烦躁等症状，是女性经期经常遭遇的身体不适。妇产科专家最近发现，女性在月经期间每晚临睡前喝一杯加蜂蜜的热牛奶，可减轻或消除经期的种种不适。因为牛奶中的钾可以舒缓情绪，并具有减轻腹痛、防止感染、减少经血量的作用；蜂蜜中所含的镁可镇定中枢神经，帮助消除女性在经期中的紧张情绪，减轻心理压力。

痛经吃点香蕉

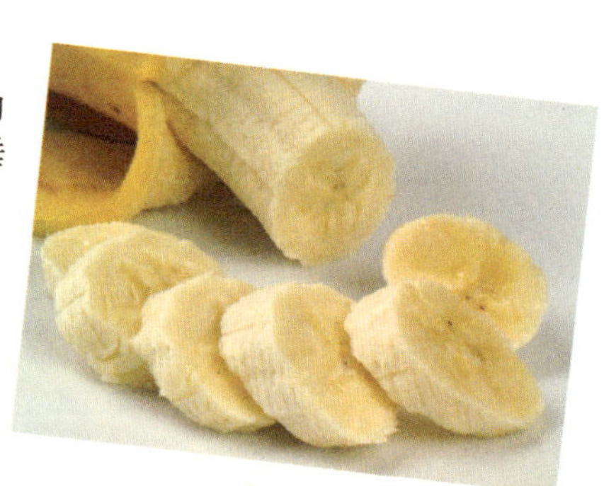

香蕉中含有丰富的维生素B_6，而维生素B_6具有安定神经的作用，不仅可以稳定女性在经期的不安情绪，还有助于改善睡眠、减轻腹痛。

偏头痛多吃含镁食物

好发于育龄女性，特别是从事脑力工作的女性。研究发现，有些偏头痛患者的血液中镁含量极低，如果在饮食上注意摄取富含镁的食物，如小米、荞面、豆类、香蕉、坚果及海产品等，可减少偏头痛的发作。

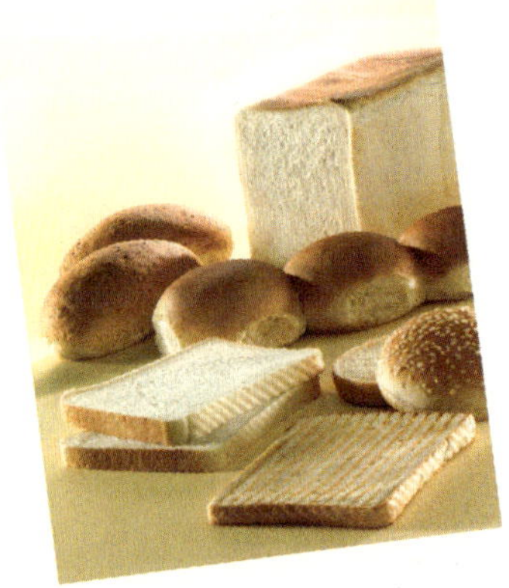

乳腺病多吃全麦食物和海带

一项研究发现，育龄女性在饮食中多摄取全麦食品，能使雌激素在血液循环中保持适宜水平，避免雌激素水平过高而引发诸多乳腺疾病。

海带中含有大量的碘，能刺激垂体前叶分泌黄体生成素，促使卵巢滤泡黄体化，降低体内的雌激素水平。因此，经常食用海带有助于预防和治疗乳腺增生。

妇科肿瘤多吃红皮蔬果

红苹果、红辣椒等红色蔬果中含有某种天然植物化学成分，可以有效抑制一些妇科肿瘤细胞的生长，同时降低它们对雌激素的反应性，因而具有预防妇科肿瘤的作用。此外，洋葱、紫葡萄等蔬果也具有类似的功效。

卵巢癌多吃高钙食物

大量调查发现，摄取足量钙质的女性比摄取钙质较少者患卵巢癌的概率减少54%。因为充足的钙质有助于控制癌细胞的生长和扩散。因此，女性应注意适当补充高钙的食物，特别是绝经后妇女和老年妇女每天钙的摄入量应达到1000毫克。这就需要每天坚持喝牛奶或奶制品，常吃豆制品、小虾皮、小鱼、海带及荠菜等食物。

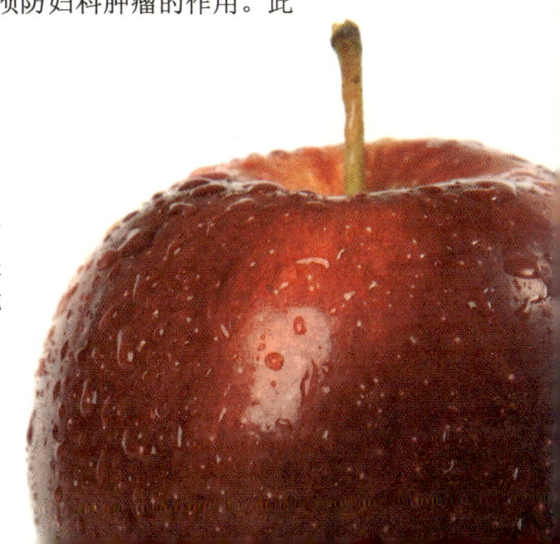

本丛书编委成员

本书动作示范教练

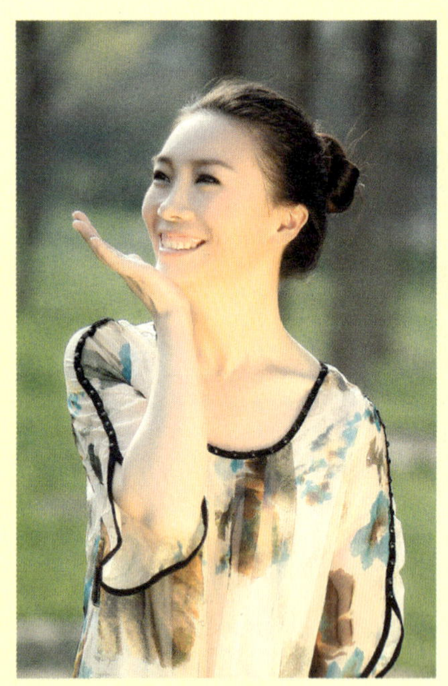
郭莲

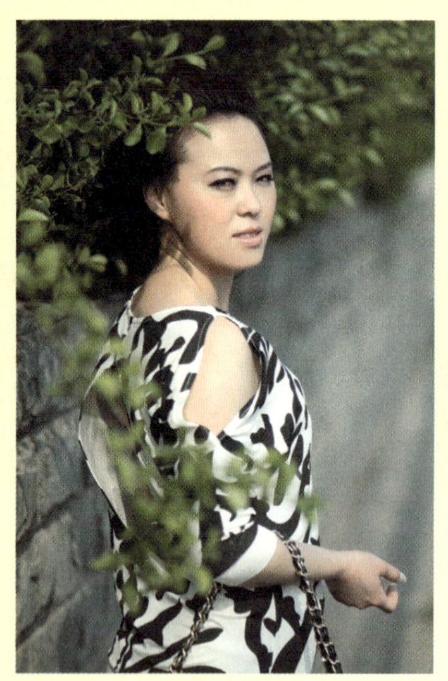
赵晓飞

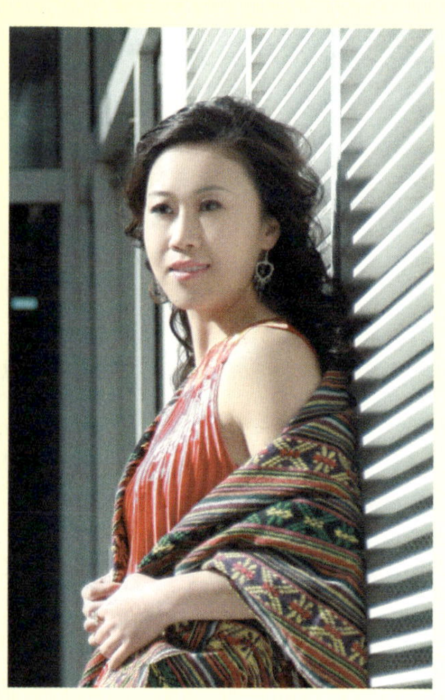
宋静华

本书摄影：东唐国际　**摄影总监：**周家宝
摄影师：周　涛　**造型师：**陈　辉　**数码美工：**王　宇

持本书可免费体验、惊喜价报名学习

城市	瑜伽会馆名称	地址	网址	电话
北京	凭海听风瑜伽银泉会馆	海淀区北洼路西里11号银泉大厦	www.china-yoga.cn	010-88583447 010-88584011
	凭海听风瑜伽私教会馆	朝阳区朝阳北路天鹅湾社区		
	南校区：中国瑜伽行业协会培训基地	海淀区北洼路世纪新景一层		
	北校区：凭海听风培训连锁	海淀区首师大附属楼四层		
内蒙古包头	凭海听风培训连锁包头分校	包头市昆区钢铁大街33号 万豪国际写字楼1-717		15024761255
湖北武汉	凭海听风武汉分校			15110208081
贵州贵阳	凭海听风培训连锁贵州分校	贵阳市南明区文化路96号贵阳学院（文化路校区）四楼	www.gyphtf.cn	15885536181
湖北宜昌	凭海听风培训连锁宜昌分校	宜昌市CBD中央大街气象台 小区61-102		0717-6730085
河北张家口	凭海听风张家口分馆	张家口市宣化区工程二分厂 小区3#4—601		13932375833
安徽芜湖	中国瑜伽行业协会安徽芜湖分校 康妮拉玛瑜伽馆	芜湖市黄山西路花园商城1号	www.whknlm.com	0553-3813451
浙江杭州	中国瑜伽行业协会杭州分校 妮玛瑜伽	杭州市萧山区金城路天汇园	www.nimayujia.cn	15906667666
河北邯郸	中国瑜伽行业协会邯郸分校 上善若水瑜伽养生会所	邯郸市丛台路487号		15830066663
山东青岛	中国瑜伽行业协会青岛禅林分校	会所：青岛市市南区漳州二路9号3号楼1-502 学校：青岛市四方区南昌路19号4楼	www.clyoga.com	0532-80690409
山西运城	中国瑜伽行业协会运城分校 三三时尚瑜伽	运城市槐东南路88号 金鑫大酒店3楼	www.33ess.com	13935904833

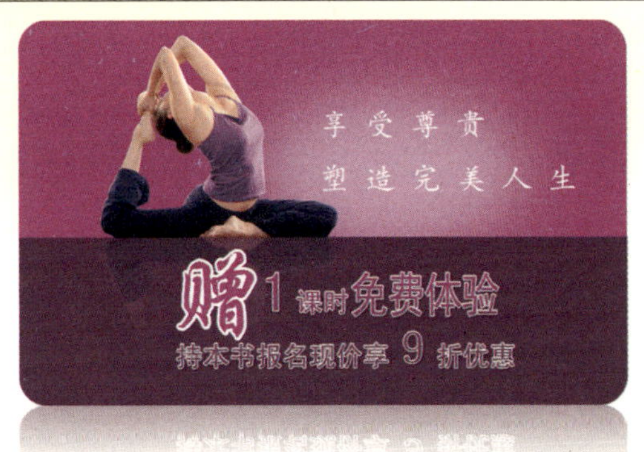

图书在版编目(CIP)数据

健康生活之养生瑜伽/赵晓飞，矫林江主编. —北京：中国铁道出版社，2010.9

(瑜珈生活方式)

ISBN 978-7-113-11826-6

Ⅰ. ①健… Ⅱ. ①赵… ②矫… Ⅲ. ①瑜珈术-基本知识 Ⅳ. ①R214

中国版本图书馆CIP数据核字（2010）第160025号

书　　名：**健康生活之养生瑜伽**
作　　者：赵晓飞 矫林江 主编

责任编辑：黄　山
策划编辑：田　军
版式设计：鑫联必升文化
责任印制：郭向伟

出版发行：中国铁道出版社（北京市西城区右安门西街8号　　邮码：100054）
印　　刷：北京精彩雅恒印刷有限公司
版　　次：2010年9月第1版　　2010年9月第1次印刷
开　　本：787mm×1000mm　1/16　　印张：11.5　　字数：260千字
书　　号：ISBN 978-7-113-11826-6
定　　价：39.80元
